中医经典名著入门导读系列

《神农本草经》入门导读

主编◎张登本

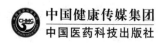
中国健康传媒集团
中国医药科技出版社

内 容 提 要

　　《神农本草经》是我国现存最早的药物学专著。全书共收载药物 365 种，其中植物药 252 种，动物药 67 种，矿物药 46 种，并按药物的功效和主治分为上、中、下三品。本书作为《神农本草经》的通俗读本，在保留原著原有体系的前提下，集注释、导读于一体，并从现代药理研究成果和临床实用研究价值入手，用通俗易懂的语言对每味药物进行论述。本书内容翔实，适合中医药院校师生、中医药临床工作者及广大中医药爱好者参考阅读。

图书在版编目（CIP）数据

　　《神农本草经》入门导读 / 张登本主编. – – 北京：
中国医药科技出版社，2024. 8. – –（中医经典名著入门
导读系列）. – – ISBN 978 – 7 – 5214 – 4698 – 2

　　Ⅰ. R281. 2

　　中国国家版本馆 CIP 数据核字第 20240SL170 号

美术编辑　　陈君杞
版式设计　　诚达誉高

出版　**中国健康传媒集团** | 中国医药科技出版社
地址　北京市海淀区文慧园北路甲 22 号
邮编　100082
电话　发行：010 – 62227427　邮购：010 – 62236938
网址　www. cmstp. com
规格　787×1092mm ¼₆
印张　14¼
字数　279 千字
版次　2024 年 8 月第 1 版
印次　2024 年 8 月第 1 次印刷
印刷　北京印刷集团有限责任公司
经销　全国各地新华书店
书号　ISBN 978 – 7 – 5214 – 4698 – 2
定价　**45. 00 元**

获取新书信息、投稿、
为图书纠错，请扫码
联系我们。

丛书编委会

本书编委会

主　编　张登本

副主编　黄以蓉　许　霞　闫文理

编　委　（按姓氏笔画排序）

王　军　　（陕西中医药大学附属医院）

刘　静　　（陕西康惠制药股份有限公司）

闫文理　　（西安市鄠邑区中医医院）

许　霞　　（安康市中医医院）

杨文静　　（西安易简方舟科技有限公司）

张　辉　　（陕西中医药大学制药厂）

张文君　　（陕西康惠制药股份有限公司）

张登本　　（陕西中医药大学）

黄以蓉　　（安康市中医医院）

总前言

本套丛书之所以遴选《黄帝内经》（以下简称《内经》）等 10 部中医经典名著进行注解导读，是缘于这些论著为现代中医药学奠定了坚实的理论基础和基本的临床思维路径。这套《中医经典名著入门导读系列》包含《〈黄帝内经·素问〉入门导读》《〈黄帝内经·灵枢〉入门导读》《〈难经〉入门导读》《〈神农本草经〉入门导读》《〈伤寒论〉入门导读》《〈金匮要略〉入门导读》《〈针灸甲乙经〉入门导读》《〈中藏经〉入门导读》《〈脉经〉入门导读》《〈温病条辨〉入门导读》，可用"理、法、方、药"四字概之。

理，是指中医药学科的理论根基和知识架构，由《素问》《灵枢》和《难经》相互羽翼，共同奠定了中医药学的理论基础（包括中医药学的基本概念、基本原理、基本知识体系），并且在构建中医学理论体系时，不仅将精气–阴阳–五行–神论等中华传统文化的基因作为解释生命现象的认识方法和思维路径，而且将其直接移植于所构建的医学理论之中，渗透于中医药学的所有领域和各个层面，并与相关的生命科学知识融为一体，自此成为中医药学的文化基因并在其各个知识层面都有充分的表达和广泛的应用。如果要使中医药学科得以普及和使中医药文化知识得以传承，让广大读者能够明白中医中药之理，就必须用易懂而通俗的语言讲解《素问》《灵枢》《难经》。

法，法则、方法之谓。此处之"法"，分为治病之法和诊病之法。就治病之法而言，张仲景撰著的《伤寒杂病论》（后世分为《伤寒论》和《金匮要略》），以其所载方药予以呈现；华佗的《中藏经》载有医论 49 篇，联系脏腑生理病理分析内伤杂病的症状、脉象，辨治各脏腑疾病的虚实寒热，治疗时方剂配伍严密，重视服药方法；皇甫谧撰著的《针灸甲乙经》，将《内经》所载不足 140 穴增至 349 穴，记载了 880 余病证的治疗、配穴、针刺操作，蕴涵丰富的针刺、艾灸之法；《温病条辨》为吴瑭多年来温病学术研究和临床总结的力作，他创立了温病的三焦辨证体系，阐述风温、温毒、暑温、湿温等病证的治疗，条理分明。就诊病之法而言，王叔和撰著的《脉经》作为现存最早的脉学专著，应属于中医诊断方法的重大总结和成果，本书采撷《内经》《难经》及张仲景、华佗等有关诊病知识，搜集后汉以前的医学著作，阐述 24 种脉象，并论述了脏腑、经络、病证、治则、预后等，联系临床实际详述脉理，使脉学走向临床。

方，即方剂，是根据病情的需要将药物按照一定的规则进行组合运用。《内经》将这种把多种药物组合在一起的法则以"君臣佐使"规范之，张仲景则践行了《内经》的组方原则并将其付之于临床实践，以经典名方垂范后人如何进行组方，怎样随证遣方用药，使这些方剂至今仍作为研究方剂的典范。

药，即防治疾病的药物。《神农本草经》是最早的中药学著作，载药 365 种，首次遵循《内经》的旨意，从理论上总结出了药物的四气五味、主治功效、七情合和，其中虽然未明言药物的升降浮沉，但在其记述药物主治功效中深刻地蕴涵着这一命题。毫无争议地说，《神农本草经》是中药学科的发端和源头。虽然其中的义理并不深奥，但古人以写实的方法记录了应用药物所治病证及其功效，文字晦涩，不注不译不讲解，今人难以通晓明白，广大民众更会因其神秘而感到困惑。

方和药物是用来治病的，理论和治法是指导人们如何将药物组成有效方剂而对临证所见各种病证施加干预的，而《伤寒论》《金匮要略》《中藏经》以及清代《温病条辨》就是践行中医理论，运用《神农本草经》及其开创的中药学传载的诸种药物于临床治疗活动的具体体现。《伤寒论》和《温病条辨》所论以外感诸病的辨证施治为务，《金匮要略》《中藏经》则是以内科诸疾和妇科病证为主，从临床实践的角度阐述和发挥着《内经》《难经》及《神农本草经》所开创的中医中药学之宏伟事业。这些典籍，专业性强，义理深奥，中医中药专业人士习读尚且吃力，如果不注不译，不使其通俗易懂，那将使它们永远蒙上让广大读者难识其庐山真面目的神秘面纱，这就是我们要通俗讲解这些典籍的动因。

由于编著中医经典名著通俗解读版本是一件非常严肃而又审慎的工作，团队每个成员均勤勤勉勉，不敢有丝毫的懈怠，在选题、立题、注译、讲解各方面，历时数年，都是一丝不苟。要使全套 10 本中医经典名著的通俗讲解符合"信、达、雅"的最高境界绝非易事，整个团队顶住了重重压力，完成了这一艰巨的任务，尽管如此，仍有未尽人意之处，敬祈广大读者不吝赐教，以待再版时完善。

陕西中医药大学　张登本
2023 年 12 月 12 日

编写说明

　　《神农本草经》是我国现存最早的一部药物学专著，为我国早期临床用药经验的第一次系统总结。全书共分为三卷，载药 365 种，其中植物药 252 种，动物药 67 种，矿物药 46 种，分为上、中、下三品。本书作为《神农本草经》的通俗读本，在保留原著原有体系的前提下，集注释、导读于一体，从现代药理研究成果和临床实用研究价值入手，用通俗易懂的语言对每味药物进行论述，为读者提供具有实用价值的中药知识。

　　本书的编写原则如下。

　　1. 底本和参校本

　　本书以清代孙星衍、孙冯翼合辑本《神农本草经》为底本，以尚志钧辑校的《神农本草经校点》和南北朝陶弘景所著的《本草经集注》为参校本。

　　2. 原文

　　（1）凡目录与正文药物名称不一致时，则根据正文内容予以统一径改，不出注。

　　（2）明显属于因形致误、因传抄致误、因读音相近或相同而致误者，结合上下文意和相关校本径改，不出注。

　　（3）繁体字、异体字、古今字一律改为现行通用简化字。

　　（4）全书标点的处理，主要依文意而定，一律遵循当前行文中标点符号的使用规则。

　　3. 注释

　　（1）本书的注释原则为"注释为主，校勘为从"。

　　（2）同词在全书不同位置出现，注释会根据上下文意思做出相应调整，旨在更方便读者理解。

　　（3）凡病证名称的注释，均简要指出其主要病机和主要症状特征。

　　（4）凡生僻字，一律在字或词后加注汉语拼音。

（5）书中对 365 种中药均予以注释，以便读者进行古今对照学习和考察。

（6）对于药物主治病证中出现频率较高的术语进行注释。

4. 导读

（1）导读是本书的重要特征，限于时代原因，原著对药物主治病证的表述言简意赅，加之时代迁移，人们对药物临床主治功效的研究也会有一定的变化，所以导读部分即以当今对药物的研究成果和审视角度予以平实、通俗、准确地叙述。

（2）为了避免与注释重复，导读选择从药物的药理研究、临床应用、名方举例等方面予以解读。

（3）导读中所引用的文献资料，主要出自《本草经集注》《新修本草》《证类本草》《诸病源候论》《〈本草纲目〉研究》《全国中草药汇编》《中药大辞典》《中华本草》《中华人民共和国药典》等著作。

为方便读者查阅，后附"药名笔画索引"。

本书是编者对《神农本草经》进行的入门解读，在注释的基础上，对《神农本草经》的相关知识进行了较深刻的探析和阐释，并以通俗易懂的语言简明扼要地予以表达。由于编者水平所限，书中难免存在不足之处，敬请各位专家和同道不吝赐教。

陕西中医药大学　张登本
2023 年 12 月谨识于古都咸阳

目　录

下　品

4

序　录

【原文】上^[1]药一百二十种，为君^[2]。主养命以应天^[3]。无毒^[4]，多服、久服不伤人，欲轻身益气，不老延年者，本上经^[5]。

【注释】

[1] 上：上品。《神农本草经》将365味药物按《素问·至真要大论篇》精神分为上、中、下三品，又按其内容分为上、中、下三卷。

[2] 君：方剂中的君药，又称主药。《素问·至真要大论篇》：“主病之谓君。”

[3] 天：喻指药物的上品，因天在上。

[4] 毒：药物的毒副作用或药物强烈的攻邪功能。

[5] 本上经：即“本经上”，指《神农本草经》的上卷。历代医家常将该书简称为《本经》或《本草经》。下文“本中经”“本下经”仿此。

【导读】此节开宗明义，分为三节，讲述了本书将365味药物分为上、中、下三品的理由和依据。将药物按其功效、毒副作用、组方时适宜担负的“角色”分为“三品”，依从了《素问·至真要大论篇》中制定的规则。“上品”类药物120味，其功效为“养命”“轻身益气，不老延年”，由于其毒副作用小，故可“多服、久服”而“不伤人”，临证时，宜选为“君”药进行组方。所谓“轻身”，是指此类药物既能“益气”，又能调理脏腑功能，因而使人的机体轻巧灵便，功能旺盛，状态良好。

【原文】中药^[1]一百二十种，为臣^[2]。主养性^[3]以应人^[4]。无毒、有毒，斟酌其宜^[5]。欲遏病补虚赢^[6]者，本中经^[7]。

【注释】

[1] 中药：《神农本草经》卷中所载的中品药物。

[2] 臣：方剂中的臣药，有辅助君药的功用。《素问·至真要大论篇》：“佐君之谓臣。”

[3] 养性：调养身体，用以治病。

[4] 人：指人类生命活动规律，也喻指“中品”类药物。

[5] 宜：适宜。此处指卷中所载120种药物的适应证。

[6] 遏病补虚赢：卷中所载药物，有的可以抑制病邪，阻遏病情的发展；有的可以扶助正气，补益虚弱的病体。

[7] 本中经：《神农本草经》的中卷。

【导读】“中品”类药物也是120味，具有“养性”“补益虚赢”“遏病”（抑遏病邪，阻止病情的加重或恶化）之功效，在临证时，建议将此类药物作为“臣”药进行组方。该类药物大多有毒副作用且易损伤正气，所以在临床施方用药时，要根据病情，选择适宜的药物，还要斟酌所用药物的剂量，做到扶正不留邪，祛邪不伤正。这就是"斟酌其宜"之意。

【原文】下药[1]一百二十五种为佐使[2]，主治病以应地[3]。多毒[4]，不可久服。欲除寒热邪气，破积聚愈疾者，本下经[5]。

【注释】

[1] 下药：《神农本草经》卷中所载的下品药物。

[2] 佐使：方剂组成中的佐药和使药。《素问·至真要大论篇》："应臣之谓使。"

[3] 地：地在下，喻指下品药物。

[4] 多毒：该卷所载药物大多有毒副作用且易损伤正气。

[5] 本下经：《神农本草经》的下卷。

【导读】"下品"类药物共125种，具有祛除病邪、促进病情痊愈的功用，还有祛除外感寒热诸疾、破积消聚之功效。此类药物大多有毒副作用且易损伤正气，因而不宜久服。临证治病时，建议将此类药物作为佐药或使药。所谓"寒热邪气"，依据《内经》旨意，当为外感六淫、温病之气等外邪。"寒热病"多指外感诸疾，包括疟疾等。

【原文】三品合[1]三百六十五种，法[2]三百六十五度[3]。一度应一日，以成一岁[4]。倍其数合七百三十名也[5]。

【注释】

[1] 合：合计、共计。

[2] 法：取法、效法。

[3] 度：古人认为日、地运行的轨迹，分为365又1/4度，一度约为一日。《神农本草经》所载365种药物之数取法于日地运行规律。

[4] 一岁：太阳回归年，即365日。

[5] 倍其数合七百三十名也：此处十字为衍文，与上下文意及书中所载药物之数不符。

【导读】本书载药365种缘于一个太阳回归年之整数为365日之故。依据全书内容，"倍其数合七百三十名也"10字，系后人辑录时误将陶弘景整理《神农本草经》而著述的《本草经集注》中内容窜入所致。

【原文】药有君、臣、佐、使，以[1]相宣摄合和[2]，宜一君二臣三佐五使[3]，又可一君三臣九佐使也。

【注释】

[1] 以：而，而且。

[2] 宣摄合和：宣摄，有的药物在组方中担当统摄全方所有药物的作用，即"君药"；有的药物在组方中担当辅助、配合的作用，即臣药、佐药、使药。

[3] 宜一君二臣三佐五使：此为君、臣、佐、使的组方举例。《素问·至真要大论篇》有"君一臣二，奇之制也；君二臣四，偶之制也；君二臣三，奇之制也；君二臣六，偶之制也"的论述，医者临证时不必拘泥。

【导读】《素问·至真要大论篇》中有"方制君臣何谓也？岐伯曰：主病之谓

君，佐君之谓臣，应臣之谓使，非上下三品之谓也"。"君一臣二，奇之制也；君二臣四，偶之制也；君二臣三，奇之制也；君三臣六，偶之制也"。又说："君一臣二，制之小也；君一臣三佐五，制之中也；君一臣三佐九，制之大也。"显然，此节强调了《内经》所创立的组方法度，还提出了临床组方时要"宣摄合和"，灵活应用的思路。

【原文】药有阴阳配合[1]，子母兄弟[2]，根茎[3]花实[4]，草石[5]骨肉。

【注释】

[1] 阴阳配合：属性不同的药物可以在同一方剂中配伍应用。

[2] 子母兄弟：药物的关系，如植物药中的根茎与枝叶、花蕾与籽实、果肉与果核等。

[3] 茎：植物药的枝干、花叶。一本作"叶"。

[4] 花实：入药的花蕾、花序和果实。

[5] 草石：植物药和矿物药。

【导读】《素问·至真要大论篇》："五味阴阳之用何如……辛甘发散为阳，酸苦涌泄为阴，咸味涌泄为阴，淡味渗泄为阳。六者或收或散，或缓或急，或燥或润，或软或坚，以所利而行之，调其气，使其平也。"这就是本节所说的"阴阳配合"，即在临床组方时，依据病情需要，将不同性味、不同阴阳属性的药物组成最佳的治疗方剂。

【原文】有单行[1]者，有相须[2]者，有相使[3]者，有相畏[4]者，有相恶[5]者，有相反[6]者，有相杀[7]者。

凡此七情，合和视之。当用相须、相使者良，勿用相恶、相反者。若有毒宜制，可用相畏、相杀者，不尔勿合用也。

【注释】

[1] 单行：组方中所用药物之间的药理作用，有七种情形，简称"七情"或"七情合和"。"单行"属七种情形之一，其意有二：一指所组方药物的治病功效协同，药力的作用方向一致；二指单用一味药物治病。

[2] 相须：组方中的药物性能和功效类似，能增强药物的治病功效。须，指用，相互为用。

[3] 相使：所组方剂中的药物性能和功效在某些方面有共性，或者治疗目标一致。这种组方药物的关系就称为相使。

[4] 相畏：七情之一，组方中某种药物的毒副作用可以被组方中另一种药物消除或减轻。

[5] 相恶（wù）：七情之一，组方中两种药物配伍应用时，一种药物能使另一种药物的功效降低或丧失，这两种药物之间的关系就称为相恶。

[6] 相反：七情之一，组方中某两种药物合用时，其作用相反或产生新的毒副作用。

[7] 相杀：七情之一，组方中某种药物能减轻或消除另一种药物的毒性或副作用。

【导读】此节确立并开创了"七情合和"的概念。"情"即情况、状况。"七情"即"单行""相须""相使""相畏""相恶""相反""相杀"这七种组方中药物之间可能发生的药理反应。这种药理反应是多方面的，有的对人体有益，有的对人体有害。

"单行"，指组方后药力单一、"靶点"一致，还指单味药独立为方剂，或具有"正向"协同（"相须""相使"）的效果，或具有"副向"拮抗（"相畏""相恶""相反""相杀"）的作用。本节将这些反应进行归纳并称之为"七情和合"。李时珍曾精辟概括为"独行者，单方不用辅也；相须者，同类不可离也；相使者，我之佐使也；相畏者，受彼之制也；相杀者，彼之毒也；相恶者，夺我之能也；相反者，两不相合也。凡此七情，合而视之，当用相须相使者良，勿用相恶相反者。若有毒制宜，可用相畏相杀者，不尔不合用也"（《本草纲目·叙例第一·神农本经名例》）。究其实质，"七情合和"指组方中的药物间存在着协同和拮抗两种作用。

【原文】药有酸、咸、甘、苦、辛五味，又有寒、热、温、凉四气[1]，及有毒[2]、无毒，阴干、暴[3]干，采造时月生熟[4]，土地所出[5]，真伪陈新，并各有法[6]。

【注释】

[1] 四气：四性，药物所具有的寒、热、温、凉四种性质。

[2] 毒：药物的毒副作用。

[3] 暴：通"曝"，日晒使其干燥。

[4] 采造时月生熟：药物的采集有一定的季节，炮制加工后的药物为熟药，没有炮制加工的药物为生药。造，别本作"治"，即炮制，也作"炮炙"。

[5] 土地所出：不同产地药物的功效是有差异的，"药出道地"的观点源于此。

[6] 并各有法：不同的药物有不同的炮制方法，同一种药物的功效可因炮制方法不同而有区别。

【导读】所谓"四气"，即药物的寒、热、温、凉四种属性。《内经》中将药物的性质称为"气"，如"阳为气，阴为味"（《素问·阴阳应象大论篇》）之"气"即是如此。寇宗奭认为"凡称'气'者，是香臭之气。其寒、热、温、凉，是药之性"（《本草衍义》）。李时珍认为"寇氏言寒、热、温、凉是性，香、臭、腥、臊是气，其说与《礼记》文合。但自《素问》以来，只以'气味'言，卒难改易，姑从旧尔"（《本草纲目·叙例第一·神农本经名例》）。《本草纲目》中所载药物皆以"四气"论之。

【原文】药性[1]有宜丸者[2]，宜散者[3]，宜水煮者，宜酒渍者，宜膏煎[4]者，亦有一物兼宜[5]者，亦有不可入汤[6]酒者，并随药性不得违越[7]。

【注释】

[1] 药性：药物的功效特征，非上文寒、热、温、凉四种性质。

[2] 有宜丸者：有的药物适宜做成丸剂。

丸，动词，制作成丸剂。

[3] 宜散者：有的药物适宜做成散剂。散，用作动词，即制作成粉末入散剂。

[4] 膏煎：煎煮成膏状的剂型。

[5] 一物兼宜：一种药物可以用几种炮制方法进行加工。

[6] 汤：热水。

[7] 并随药性不得违越：药物的炮制加工方法和选择的剂型，要根据药物的特征而定，不能违背，也不能超越其限度。

【导读】 由于药物的性能及功效不同，所以各种药物在临床应用时适用于不同的剂型，合适的剂型能最大限度地发挥其治病效能。而后世医家则结合临床实践将本节观点加以发挥，有人认为"疾有宜服丸者，宜服散者，宜服汤者，宜服酒者，宜服膏煎者，亦兼参用，察病之源，以为其制"（《本草经集注·叙例》），还有人以药物不同剂型之效能为解，认为"汤者荡也，去大病用之；散者散也，去急病用之；丸者缓也，舒缓而治之；㕮咀者，古制也。古无铁刃，以口咬细，煎汁饮之，则易升易散而行经络也"（《兰室秘藏》）。

【原文】 欲疗病，先察其源[1]，先候[2]病机。五脏未虚，六腑未竭，血脉未乱，精神未散，服药必活[3]。若病已成，可得半愈。病势已过[4]，命将难全[5]。

【注释】

[1] 源：病源，指病因。

[2] 先候：一本作"候其"，可从。先审察疾病的病机。

[3] 活：病愈，使病情好转。

[4] 病势已过：病情很严重，超过了用药物控制的限度。

[5] 全：《说文通训定声》中："'全'字，亦作'痊'。"

【导读】 此节强调临床治病用药的前提是要精细地察病，准确地辨识疾病发生的病因和就诊时的病机，辨清疾病的病位、病性、邪正盛衰之进退，在此基础上精准施治，才能取得理想疗效。寇宗奭在《本草衍义》中说："夫不可治者有六失：失于不审，失于不信，失于过时，失于不择医，失于不识病，失于不知药。六失之中，有一于此，即为难治……黄帝有言曰：'凡治病，察其形气色泽，观人勇怯，骨肉皮肤，能知其情，以为诊法。'若患人脉病不相应，既不得见其形，医人只据脉供药，其可得乎……可谓难也。"

【原文】 若用毒药疗病，先起[1]如黍粟[2]，病去[3]停止。若不去倍[4]之，不去十之，取去为度。

【注释】

[1] 先起：刚刚用药之时。

[2] 黍粟：此借"黍粟"颗粒小之意，言药物用量轻。

[3] 病去：病愈或者明显见效。下文"去"即"病去"，意同此。

[4] 倍：加倍（指用药量）。

【导读】此节论述毒副作用较强药物的使用原则和具体用法。《素问·五常政大论篇》指出："大毒治病，十去其六；常毒治病，十去其七；小毒治病，十去其八；无毒治病，十去其九；谷肉果菜，食养尽之。无使过之，伤其正也。"治疗疾病的实质是祛除致病因素，调整人体功能。祛邪之法只有用之得当，才能除病；用之不当，反而会戕害正气。因此，必须权衡所感病邪之轻重、深浅，并根据药性峻猛程度，即根据大毒、常毒、小毒、无毒之分，决定所用方药的轻重。攻邪不可过剂，应留有余地。药物只是在病邪炽盛时用来顿挫其势的一种手段，一旦病邪已衰，当停止用药。特别是作用猛烈的药物，使用时以除病而不伤正为度。在用药物攻邪的同时，还应结合食疗，随五脏所宜来进食谷肉果菜等，以扶助正气，尽除余病。这样，才能最大限度地保存正气，消除病邪，收到良好的疗效。

【原文】疗寒以热药[1]，疗热以寒药[2]；饮食不消[3]，以吐下药；鬼疰[4]、蛊毒[5]以毒药[6]；痈肿疮瘤以疮药；风湿[7]以风湿药。各随其所宜。

【注释】

[1] 疗寒以热药：治疗寒证用热性药物。即"寒者热之"之意。以，用也。

[2] 疗热以寒药：治疗热证用寒性药物。即"热者寒之"之意。以，用也。

[3] 不消：不消化，食滞。

[4] 鬼疰：古病名。又名痨瘵，又有劳极、劳尸、使尸之名。因劳伤正气又感染痨虫所致，症见恶寒、潮热、咳嗽、咯血、食少、消瘦、乏力、盗汗。死后可传染他人。

[5] 蛊毒：古病名。多因感染变惑之气而致。此病症状复杂，变化不一，病情严重，预后凶险。

[6] 毒药：药力峻猛之品。因为此类药物的毒副作用也较大，故谓之毒药。

[7] 风湿：病证名。因感染风寒湿邪而致的痹证。

【导读】此节讲述了临证时根据病情的需要选择性味、功效适宜的药物进行组方的意义。李时珍应用"气味有薄厚，性用有躁静，治保有多少，力化有浅深"（《素问·至真要大论篇》）之原文精神，表述此节原文之意。

所谓"蛊毒"，其形态主要表现为四种：毒虫蛊、动物蛊、植物蛊、物品蛊。"蛊毒"与特定时代的意识形态特征、社会生产力水平以及畜蛊者的目的有直接关系。《素问·玉机真脏论篇》中说"脾传之肾，病名曰疝瘕，少腹冤热而痛，出白，一名曰蛊"，当时的蛊疾主要是指肾病、血吸虫病、肝炎等。

【原文】病在胸膈以上者，先食后服药；病在心腹以下者，先服药而后食；病在四肢、血脉者，宜空腹而在旦[1]；病在骨髓者，宜饱满[2]而在夜。

【注释】

[1] 旦：平旦，指早晨 5～7 时（指空腹服药时间）。

[2] 饱满：饭后（服药）。

【导读】此节举例论述临证时依据患病部位选择不同的给药时间，说明临床给药时机不同，其临床疗效有别。这是古人长期临床实践经验的结晶，至今仍然有实用价值。

目前普遍认为，补养药、补肝肾、续筋骨、止血安胎药等，宜饭前服用；植物叶类药，宜清晨服用；健胃药，宜饭后服用；安神药，宜睡前服用；泻下药，宜空腹服用；滋阴养血药，宜入夜服用；对胃肠有刺激作用的药，宜饭后服用；驱虫药，宜隔夜服用；治疗肠道疾病的药，宜饭前服用；治疗脾胃病的药，宜餐间服；治疗心肺胸膈病证，或对消化道有刺激作用的药，或毒性较大的药，均宜在饭后服用，以免吸收太快而发生副作用；治疗肝肾虚损或腰以下的疾病，宜在饭后服用，可使药性上行；补心脾、安心神、镇静安眠的药物，以及患者有积滞、胸膈病等，服药后宜仰卧；有头、口、耳病的患者，服药后宜去枕而卧等。这些临床用药方法都是中医临床工作者在长期医疗实践中总结的宝贵经验。

【原文】夫大病之主有中风[1]，伤寒[2]，寒热[3]，温疟[4]，中恶[5]，霍乱[6]，大腹水肿[7]，肠澼[8]，下痢，大小便不通，贲豚[9]上气[10]，咳逆，呕吐，黄疸，消渴，留饮[11]，癖食[12]，坚积，癥瘕[13]，惊邪[14]，癫痫，鬼疰，喉痹[15]，齿痛，耳聋，目盲，金疮[16]，踒折[17]，痈肿，恶疮，痔，瘘，瘿[18]瘤[19]，男子五劳七伤[20]，虚乏羸瘦，女子带下[21]，崩中[22]，血闭[23]，阴蚀[24]。虫蛇蛊毒所伤。此大略宗兆[25]，其间变动枝叶[26]，各宜依端绪[27]以取之。

【注释】

[1] 中风：病证名。风邪袭表，症见恶寒、发热、汗出、头痛、鼻塞、脉浮缓等症状。又称表虚证。

[2] 伤寒：病证名。寒邪袭表，症见恶寒、发热、无汗、头身疼痛、脉浮紧等症状，又称表寒证。

[3] 寒热：寒热邪气及其所致的病证。本书论"寒热"，除指寒热病外，还指恶寒发热症状、疟疾等。

[4] 温疟：病名。以发热为主的疟疾。

[5] 中恶：病名。《诸病源候论·中恶候》："中恶者，是人精神衰弱，为鬼神之气，卒中之也……其状，卒然心腹刺痛，闷乱欲死……腹大而满者，诊其脉。紧大而浮者死……吐血数升，脉沉数细者死……中恶者差后，余势停滞，发作则变成注。"

[6] 霍乱：病名。以上吐下泻为特征的病。相当于急性胃肠炎。

[7] 大腹水肿：病证名。《诸病源候论·水肿病诸候》："而大腹水肿者，或因大病之后，或积虚劳损，或新热食竟，入于水，自渍及浴，令水气不散，流溢肠外，三焦闭塞，小便不通，水气结聚于内，及腹大而肿，故四肢小，阴下湿，手足逆冷，腰痛，上气，咳嗽，烦疼，故云大腹水肿。"

[8] 肠澼：病名。一指腹泻，二指痢疾。

[9] 贲豚（tún）：病名。多因肾脏虚寒之气上逆，或肝经气火冲逆所致，发作时见有气从少

腹上冲至胸腔、咽喉，疼痛剧烈，或有腹痛，或往来寒热，痛延日久，可见咳逆、骨痿、少气等。

[10] 上气：《圣济总录·上气候》："所谓上气者，盖气上而不下，升而不降，痞满膈中，胸背相引，气道奔迫，喘息而有声者是也。"

[11] 留饮：痰饮病之一。因饮邪日久不化，留而不去，故名留饮。其表现症状随饮邪停留部位不同而有区别。

[12] 癖食：《诸病源候论·癖食不消候》："此由饮水结聚在于膀胱，遇冷热气相搏，因而作癖，癖者，冷气也。冷气久乘于脾，脾得湿冷则不能消谷，故令食不消，使人羸瘦不能食，时泄利，腹内痛，气力乏弱，颜色黧黑是也。"

[13] 癥瘕：病名。凡腹腔包块质硬固定，病在血分者为癥；凡腹腔包块时聚时散，病位不定，病在气分者为聚、为瘕。

[14] 惊邪：《诸病源候论·小儿杂病诸候》："小儿惊者，由血气不和，实热在内，心神不定，所以发惊，甚者掣缩变成痫。"

[15] 喉痹：病名。泛指咽喉肿痛，吞咽困难的病证。

[16] 金疮：泛指被金属所伤，但其表现各异，初期表现为出血、肿胀、疼痛等，感染化脓后，亦属金疮范畴。

[17] 踒（wō）折：骨折、扭伤。踒，今多指软组织损伤。

[18] 瘿：病名。因水土不服或情志所伤，肝气郁结，气滞痰停，痰气搏结所致，症见颈部形成肿块（甲状腺肿大）。《诸病源候论·瘿候》："瘿者，由忧恚气结所生，亦曰饮沙水，沙随气入于脉，搏颈下而成之。初作与樱核相似，而当颈下也，皮宽不急，垂捶捶然是也。"

[19] 瘤：病名。多指皮肤肌表有质地较硬的肿块。《诸病源候论·瘤候》："瘤者，皮肉中忽肿起，初如梅李大，渐长大，不痛不痒，又不结强。言留结不散，谓之为瘤。"

[20] 五劳七伤：五劳多指久坐、久行、久立、久卧、久视五种引起劳伤的病因（《素问·宣明五气篇》），或为肝劳、心劳、脾劳、肺劳、肾劳，或为气劳、血劳、筋劳、肉劳、骨劳五种虚损病证。七伤，指七种病因或病机，即食伤、忧伤、饮伤、房室伤、饥伤、劳伤、经络营卫伤。

[21] 带下：病名。妇女阴道分泌物的色、质、量、气味异常的病。《诸病源候论·带下候》："带下者，由劳伤过度，损动经血，致令体虚受风冷，风冷入于胞络，搏其血之，所成也……秽液与血相兼，连带而下，冷则多白，热则多赤，故名带下。"

[22] 崩中：病名，又称崩证。女子阴道大出血的病证。

[23] 血闭：病名。妇女经闭。亦可指血脉阻塞的病机。

[24] 阴蚀：病名。妇女外阴溃疡。因肝脾湿热下注于阴，外阴红肿溃烂如虫食。

[25] 宗兆：指临证用药的源头和切入点。宗，本原，根源。兆，始，开初。

[26] 枝叶：病证的轻微变化。

[27] 端绪：渊源，本源。引申指疾病的本质（即病机）和疾病变化的规律。

【导读】此节意在说明本书所载药物能够医治当时人们所患疾病，所以此处列举的约30种病证仅为举例，不可拘执于此。陶弘景在《本草经集注》中云："药之所主，止说病之一名，假令中风乃有数十种，伤寒证候亦有二十余条，更复就中求其类例，大体归其始终，以本性为根宗，然后配证以合药耳。病之变状，不可一概言之。所以医方千卷，犹未尽其理。"

上　品

丹　砂

【原文】丹砂[1]，味甘，微寒。主身体五脏百病[2]，养精神[3]，安魂魄[4]，益气明目，杀精魅邪恶鬼[5]。久服通神明，不老。能化为汞。

【注释】

[1] 丹砂：朱砂，又名辰砂，为天然矿石，其主要成分为硫化汞。入心经。具有安神定惊、解毒之功效。可用来治疗惊痫、癫狂、心悸、失眠。外用可治疗疮疡肿毒、疥疮、咽喉肿痛。本品不宜久服和过量服用，肾功能不全者慎用，不可火煅。

[2] 百病：多种疾病之意。百，虚数，非指整数，言多之意。

[3] 精神：神志，心神之意。

[4] 魂魄：古人认为魂是伴神、魄活动而存在的一种精神。魄指依附于人的形体但又能独立存在的一种精神。

[5] 杀精魅邪恶鬼：指引起病状怪异，人们又无法解释的不明原因。精，鬼怪之意。魅，鬼怪之意。邪，妖怪之意。恶，坏。鬼，古人认为人死后魂灵为鬼。

【导读】上卷收载药物 120 种，有矿物药、植物药及动物药。之所以称为"上品""上药"，是基于前人在当时对药物的认识和评价。

云　母

【原文】云母[1]。味甘，平。主身皮死肌[2]，中风，寒热[3]，如在车船上[4]。除邪气，安五脏，益子精[5]，明目。久服轻身，延年。一名云珠，一名云华，一名云英，一名云液，一名云砂，一名磷石。

【注释】

[1] 云母：别名云母石，为硅酸盐类矿石云母的柱状晶体。入肺经。具有益肺、平喘、镇惊、止血、敛疮之功效。临证可用于治疗虚喘、惊悸、眩晕、寒疟、久痢及带下病。外敷可治疗外伤出血。

[2] 身皮死肌：肌肉如同死亡的肌肉一样没有感觉。

[3] 中风，寒热：指伤风之恶寒发热。

[4] 如在车船上：指患者头晕目眩的症状。

[5] 子精：生育繁衍后代之精。子，滋生。

精，使男女具有繁殖后代能力的物质，即男精子　　及女卵子。

【导读】云母是云母族矿物质的统称，是钾、铝、镁、铁、锂等金属组成的硅酸盐，由于云母所含元素不同，故又有黑云母、金云母、白云母、锂云母、绢云母、绿云母、铁锂云母多种，这就是陶弘景所说"案《仙经》云母乃有八种：向日视之，色青白多黑者名云母，色黄白多青者名云英，色青黄多赤者名云珠，如冰露乍黄乍白者名云砂，黄白晶晶（xiǎo）者名云液，皎然纯白明澈者名磷石。此六种并好服，各有时月；其黯黯纯黑，有文斑斑如铁者名云胆，色杂黑而强肥者名地涿，此二种并不可服。炼之有法，惟宜精细；不尔，入腹大害人"（《本草经集注·云母》）。

玉　泉

【原文】玉泉[1]，味甘，平。主五脏百病[2]，柔筋强骨[3]。安魂魄[4]，长肌肉，益气。久服耐寒暑[5]，不饥渴[6]，不老神仙。人临死服五斤，死三年色不变。一名玉札[7]。

【注释】

[1] 玉泉：玉的别称，是矿石类中药。

[2] 主五脏百病：能治疗五脏的多种疾病。百病，言病种类较多。

[3] 柔筋强骨：使人体筋柔且骨质刚强。

[4] 安魂魄：安神定志，使人魂魄安宁。

[5] 久服耐寒暑：长期服用，使人身体康健，对寒热的耐受力增强。

[6] 不饥渴：可以使人增强对饥饿和口渴的耐受力。饥，原作"肌"，据文意及《证类本草》改。

[7] 札（bǐ）：一本作"桃"。

【导读】玉泉，蓝田玉的一种，是古人用来辟邪、治病、炼制丹药的原料之一。玉泉为何物？《新修本草》注云："玉泉者，玉之泉液也。"但陶弘景说："蓝田……旧出美玉此当是玉之精华，白者质色明澈，可消之为水，故名'玉泉'。"据此推测，玉泉可能为玉加工后的一种物质。《抱朴子·辨问》有："服毂（jué）玉有捣如朱粒，乃以苦酒辈消令如泥，亦有合为浆者。"《新修本草》注曰："饵玉，当以消作水者为佳。"《本草蒙筌·玉屑》言："玉屑一升，地榆草一升，稻米一升。三物，取白露二升，置铜器中煮米熟，绞取汁。玉屑化为水，名曰玉液。以药内杯中美醴，所谓神仙玉浆也。"由此可知玉屑是玉如麻豆者，即矿物软玉的碎粒，玉泉乃玉屑和他物混合加工之物。服其"不老神仙"是古人的美好愿望和追求。

石钟乳

【原文】石钟乳[1]，味甘，温。主咳逆上气[2]。明目，益精[3]。安五脏，通百节，利九窍，下乳汁。

【注释】

[1] 石钟乳：钟乳石之别名，又名滴乳石、鹅管石、乳石等，为碳酸盐类矿物。入肺、肾经。具有温肾、壮阳、下乳之功效。可用来治疗虚劳咳喘、寒性咳嗽、阳痿、腰脊疼痛、乳汁不下。由于本品是古代炼制丹药的原料之一，故谓其有"安五脏，通百节，利九窍"之功效。

[2] 咳逆上气：阵发性咳喘，伴有吸气困难，烦闷。

[3] 益精：补益肾精。

【导读】石钟乳，后世多称为钟乳石。李时珍认为，其为山石"溜汁所成，如乳汁，黄白色，空中相通"，又名"虚中"。陶弘景认为石钟乳"轻薄如鹅翎管"者品质最优，故又名"鹅管石"。此节认为，石钟乳性温通和利，能温通肺气而治咳嗽上气，还能补肾阳，下乳汁。另外，《名医别录》中"不炼服之，令人淋"，提示《神农本草经》中的"利九窍"当是生钟乳石的功效。这是古人在取象比类（因其形态中空多孔）思维下，结合临床实践总结的临床功效。

矾　　石

【原文】矾石[1]，味酸，寒。主寒热，泻痢，白沃[2]，阴蚀[3]，恶疮[4]，目痛。坚骨齿，炼[5]饵服之，轻身，不老，增年。一名羽涅。

【注释】

[1] 矾石：指白矾、明矾，为天然矾石经过加工提炼而成的结晶，主要成分为含水硫酸铝钾。入肺、胃、脾经。具有燥湿祛痰、止血收敛、杀虫止痒之功效。

[2] 白沃：流出白色像水一样的物质。泛指女子白带多，男子遗精。

[3] 阴蚀：病名。阴部溃疡等症。阴，指男女生殖器。蚀为被虫咬之意。

[4] 恶疮：病名。指疮疡初起红肿灼痛肿胀，溃破后久不敛口并流脓水者。

[5] 炼：用火冶炼。

【导读】矾石是一种矿物类药物，天然矾石是透明状结晶体，有白、青、黄、黑、绛五种，白色者俗称明矾。药用矾石均为天然明矾石炼制而成，其主要成分为含水硫酸铝钾。内服可用来治疗癫痫、喉痛、便血、崩漏、久痢、久泻、白带。外用可用来治疗湿疹、疥癣、急慢性中耳炎、外伤出血。针剂注射可治疗各种类型的痔疮。经研究，低浓度的矾石溶液有消炎、收敛、防腐作用，高浓度的矾石溶液可引起腐烂。矾石，用火煅后称为枯矾，其味酸而收敛，性寒而清热，故其有清热收敛之功，可治湿证、热证。

矾石多内服，枯矾多外用。后世对矾石的运用较多，如《本草图经》中载用矾石治蛇咬伤、脓疮均有较好的疗效。

李时珍总结矾石的功用有四条：一是因其酸，有涌泄之力，故能"吐利风热之痰涎"；二是有收敛之力，故能"治诸血痛、脱肛、阴挺、疮疡"；三是能"治痰饮、泄利、崩带、风眼"；四是因其有解毒之力，故能"治喉痹、阴蛋、中蛊、蛇虫伤螫"。

消　石

【原文】消石[1]，味苦，寒。主五脏积热，胃胀闭[2]。涤去蓄结饮食[3]，推陈致新[4]，除邪气。炼之如膏，久服轻身。

【注释】

[1] 消石：即芒硝，又名盆硝。为矿物芒硝经煮炼而成的精制结晶体，主要成分为含水硫酸钠。

[2] 胃胀闭：病证名。胃腹胀满疼痛，口臭，不欲饮食的病证。

[3] 蓄结饮食：聚集在胃肠不消化的食积病证。

[4] 推陈致新：促进消化及排泄功能，增进食欲，通肠排泄。

【导读】硝石为矿物硝石经加工炼制而成的无色透明六角斜方形柱状晶体，或为白色晶状粉末。《本草经集注》中认为硝石"又云一名芒硝，今芒硝乃是炼朴硝之"。据此，硝石、芒硝在当时为同名异物。《新修本草》认为："盖以能消化诸石，故名消石，非与朴硝、芒硝同类。"但根据《神农本草经》中言其所治病证，后世医家多认为是芒硝。

临床研究认为，本品具有破坚散积、利尿泻下、解毒消肿的功效。能治疗痧胀、心腹疼痛、吐泻、黄疸、淋病、便秘、目赤、喉痹、疔毒、痈肿等病。也有人应用本品治疗慢性肝炎、肝硬化等，以等量消石、矾石研粉装胶囊内服。

朴　消

【原文】朴消[1]，味苦，寒。主百病，除寒热邪气[2]，逐六府积聚[3]，结固留癖[4]。能化七十二种石[5]。炼饵服之，轻身神仙。

【注释】

[1] 朴消：别名皮硝，矿物芒硝经加工而成的粗制结晶，主要成分为含水硫酸钠。入胃、大肠经。具有泻热通便、润燥软坚之功效。临床可用来治疗实热积滞、腹胀、肠燥便秘、小儿食积（外敷脐部）。化水外敷可治疗乳痈、痈疡初起。其精制品为玄明粉或田芒硝，可口服。孕妇忌用。

[2] 除寒热邪气：消除寒邪之气和热邪之

气。也可以理解为消除引起寒热病之邪气。

[3] 逐六府积聚：消除六腑中的积病和聚病。

[4] 结固留癖：久聚不散且难以治愈的痞块。结，凝聚之意。固，通"痼"，指久治难愈之疾。结固，应为结痼，即凝聚而久治难愈之疾。癖，腹内有积聚而成块之疾。

[5] 能化七十二种石：能化解身体一切结石病。七十二，形容数量多，并非具体数字。

【导读】 朴消又名朴硝石（《吴普本草》）、消石朴（《名医别录》）、海末（《石药尔雅》）、朴硝（《太平惠民和剂局方》）、盐消、皮消、水消（《本草纲目》）等，为矿物芒硝经加工而成的粗制结晶，具有泻热软坚、解毒消肿之功效。主治实热疳滞、腹胀便秘、目赤肿痛、喉痹、痈癌肿毒、停痰积聚、妇人失血腹痛等病证。

滑　石

【原文】 滑石[1]，味甘，寒。主身热，泄澼[2]，女子乳难[3]，癃闭[4]。利小便，荡胃中积聚，寒热[5]，益精气[6]。久服轻身，耐饥，长年[7]。

【注释】

[1] 滑石：为含水硅酸镁矿石的块状体或粉末。入胃、膀胱经。具有清热解毒、利水渗湿之功效。

[2] 泄澼：大便泻下如水，喻腹泻较重。

[3] 乳难：难产。

[4] 癃闭：病名。小便点滴而下谓之癃，点滴不下谓之闭。

[5] 荡胃中积聚，寒热：可以荡涤胃肠中的积聚和寒热湿邪。

[6] 益精气：补益精气。

[7] 长（zhǎng）年：增长寿命。

【导读】 滑石是已知最软的矿物，通常由含镁的岩石经过变质而成。其质地松软，可以用来绘画，故寇宗奭认为"滑石今谓之画石，因其软滑可写画也"（《本草衍义》）。李时珍认为其"性滑利窍"，故可以治疗癃闭之证。滑石经过历代临床研究，其功效拓展为利尿通淋、清热解暑、祛湿敛疮。内服可用于治疗热淋、石淋、尿热涩痛、暑湿烦渴、湿热水泻；外用可治疗湿疹、湿疮、痱子。若用于治疗小便不利、淋漓涩痛等症，可配车前子、木通等；若用于湿热引起的水泻，可配合茯苓、薏苡仁、车前子等。治暑热病证可配合生甘草、鲜藿香、鲜佩兰等；治湿温胸闷、小便短赤，可配合生薏苡仁、通草、竹叶等。此外，本品外用治疗湿疹、痱子等，可配石膏、炉甘石、枯矾等。医生临证时，当注意脾虚气弱、滑精、热病律伤者忌服，孕妇慎服，故《本经逢原》指出"元气下陷，小便清利及精滑者勿服"。

空 青

【原文】空青[1]，味甘，寒。主青盲[2]，耳聋。明目，利九窍，通血脉，养精神[3]。久服轻身，延年不老。能化铜、铁、铅[4]、锡作金[5]。

【注释】

[1] 空青：又名空油羽、杨梅青，为碳酸盐类矿物蓝铜矿的矿石。归肝经。具有明目去翳、祛风和络之功效。

[2] 青盲：病名。外眼完好，但丧失视力的病证。青光眼及视网膜病而丧失视力者同此。

[3] 养精神：长养精神。

[4] 铅：同"铅"。

[5] 金：合金，非黄金。

【导读】空青具有凉肝清热、明目去翳、活血利窍的功效。空青石又名营浆石，由于生成条件特殊，是一种罕见的奇特矿石。空青石内部含有液体，视之如水滴，摇动则上下流动。

临床可用空青治疗青盲、雀目、翳膜内障、赤眼肿痛，也可以治疗中风后遗症之口眼喝斜、肢体麻木不仁。治疗眼病多水飞后点眼。由于本品性寒，多治疗热邪所致的诸证。就本品治目疾功效而言，《药性论》言"瞳人破者，再得见物"。《日华子本草》认为："内有浆酸甜。能点多年青盲，内障翳膜。"《本草图经》言"今治眼翳障，为最要之物"。《本草衍义》称空青为杨梅青，治翳极有功。从这些文献中不难看出，空青治疗目疾效果甚佳。除此之外，《药性论》中还认为其"能治头风，镇肝"。

曾 青

【原文】曾青[1]，味酸，小寒。主目痛，止泪，出风痹[2]，利关节，通九窍，破癥坚、积聚。久服轻身，不老。能化金[3]铜。

【注释】

[1] 曾青：炼丹原料之一，又名朴青、层青，为碳酸盐类矿物蓝铜矿的层状矿石，其成分为硫酸铜。入肝经。具有清热明目、平肝祛风之功效。

[2] 风痹：病名，痹证之一。风邪偏盛所致的痹证，症状以疼痛游走不定为特征，又名行痹。

[3] 金：含铜的合金，非黄金。

【导读】李时珍认为"曾，音层。其青层层而生，故名"。临床可用来治疗风热导致的目赤肿痛、涩痒、羞明流泪、睑缘赤烂。治目疾多化水或水飞点眼。治疗头风、惊痫、风痹等多入丸、散服用。曾青性寒，擅治热邪所致的目疾。本品能破癥瘕积聚，说明活血作用较强。本品还能治热痹，一般而言，痹证多为气血流通受阻，本品有活血、祛风热作用，治疗热痹甚效，但不宜久用。因本品为矿石药，久服易伤正，故"久服轻身，不老"仅仅是古人的美好愿望和期盼，不足为凭。

禹余粮

【原文】禹余粮[1]，味甘，寒。主咳逆，寒热[2]，烦满[3]。下赤白[4]，血闭[5]，癥瘕[6]，大热[7]。炼饵服之不饥，轻身，延年。

【注释】

[1]禹余粮：又名禹粮石、太乙禹余粮等，主要成分为碱式氧化铁，并含有多种磷酸盐。入脾、胃、大肠经。具有涩肠、止泻、止血、止带的功能。临床可用以治疗虚寒性久泻、久痢、便血、崩漏、带下等病证。代表方剂如禹余粮丸。

[2]寒热：病证名。一指外感病总称，因外感病初期均有恶寒发热症状；二指疟疾，因疟疾有寒热往来的特征；三指引起瘰疬的病因，其病程中也可出现恶寒发热表现；四指恶寒发热的症状；五指寒热之邪及其所致的病证。

[3]烦满：心胸满闷而烦乱。满，通"懑"，音闷。

[4]下赤白：女子赤带和白带。也指痢疾便下黏液和血液，似指前者。

[5]血闭：一指女子闭经；二指血脉运行不畅或瘀阻的病机。

[6]癥瘕：病名。因气滞血瘀引起腹腔有形或无形包块的病证。

[7]大热：病证名。因阳盛而致的实性热证。

【导读】禹余粮为氢氧化物类矿物褐铁矿。《本草图经》记载："世传昔禹治水，弃其所余食于江中，而为药也。"李时珍认为，其形"细粉如面，故曰'余粮'，俗呼为'太一禹余粮'"。据其性，其所治咳逆、烦闷，当为热邪袭内所致，热邪郁肺，肺失肃降，故见咳逆，邪正相争而有冷热，热邪客于胸中则有烦闷。本品性寒故能清热，又因本品为石药能重镇，所以能除烦闷。《经验方》中用本品治产后烦躁，但后世多不用。原文"下赤白"可从两个方面去理解，一为带下有赤白，二为下痢有赤白，故本品可用来治疗下痢及带下二证。后世对本品性寒多持否定态度，认为本品性平，且有涩味，因为涩主收敛，故可治"下赤白"。

其"轻身，延年"可能为本品煅后产生了二氧化铁，被吸收入血后促进了红细胞的新生。因此,《本草纲目》曰:"禹余粮,手、足阳明血分重剂也。其性涩,故主下焦前后诸病。李知先诗曰:'下焦有病人难会,须用余粮、赤石脂。'《抱朴子》云:'禹余粮丸日再服,三日后令人多气力,负担远行,身轻不极。'"

太一余粮

【原文】太一余粮[1],味甘,平。主咳逆上气[2],癥瘕,血闭,漏下[3]。除邪气[4]。久服耐寒暑,不饥,轻身,飞行千里神仙。一名石脑。

【注释】

[1] 太一余粮:太一余粮为氢氧化物类矿物褐铁矿。

[2] 咳逆上气:病证名。咳嗽伴有气喘、呼吸困难之症。

[3] 漏下:病证名。女子不在月经期间,阴道持续淋漓不断地出血,病势较缓。

[4] 除邪气:祛除邪气,可治邪气盛实之病。

【导读】陈藏器认为"太一者,道之宗源。太者大也,一者道也。大道之师,即理化神君,禹之师也。师尝服之,故有太一之名"(《本草拾遗》)。本品具有涩肠、止血、止带功效。临床多用于治疗久泻、久痢(如《伤寒论》中赤石脂禹余粮汤;《太平圣惠方》中神效太乙丹)、妇人崩漏带下等。

白石英

【原文】白石英[1],味甘,微温。主消渴[2],阴痿不足[3],咳逆[4],胸膈间久寒。益气,除风湿痹[5]。久服轻身,长年。

【注释】

[1] 白石英:氧化硅类矿物(二氧化硅)石英的纯白矿石。入肺、肾、心经。具有温肺肾、安心神、利小便之功效。临床可用来治疗肺寒咳嗽、气喘、阳痿、消渴、惊悸、小便不利诸证。

[2] 消渴:病证名。一指以多饮、多食、多尿为症状特点的病证;二指以多饮、多尿、尿甜为特征的糖尿病;三指以口渴为主症的病证,如《伤寒论》五苓散证。

[3] 阴痿不足:病证名。阴茎不能勃起或勃起无力,不能正常性交的病证。

[4] 咳逆:病证名。因邪盛所致的咳嗽气壅、呼吸困难的病证。

[5] 风湿痹:病名。一指因风寒湿邪所致的痹病证候;二指风痹和湿痹,此处指前者。

【导读】本品性温,有温补及散寒的作用,可治诸虚寒之证,而不宜治阴虚火旺之消渴。消渴证的后期，有阳痿之象，本品有壮阳道之功，所以说"益气"，在《外台秘要方》中亦有佐证。"久服轻身，长年"为古人的美好期盼，不足为凭，因《本草图经》有载，"而罕济者，诚不可轻饵也"。《本草衍义》亦有客观评价，"未闻久服之益"。可见，古人经过长期的实践证明服金石药，非但不能轻身长年，反而会损寿。

白石英味甘性温，具有温肺肾、安心神、利小便之功用，能治肺寒咳喘、阳痿、消渴、心神不安、惊悸善忘、小便不利、黄疸、石水、风寒湿痹等诸疾。《千金翼方》中说本品能治风虚冷痹、诸阳不足、肾虚耳聋，还能益精保神等。

紫石英

【原文】紫石英[1]，味甘，温。主心腹咳逆邪气[2]，补不足[3]，女子风寒在子宫，绝孕十年无子[4]。久服温中[5]，轻身，延年。

【注释】

[1] 紫石英：含氟化物类矿物萤石族萤石。入心、肝经。具有镇心、温肺、暖宫的功效。临床多用来治疗心悸、怔忡、惊痫、肺寒咳喘上气、妇人子宫虚寒不孕症等。

[2] 主心腹咳逆邪气：祛邪气在心腹之病和邪气犯肺所致的咳嗽气逆之证。

[3] 补不足：本品甘温，所以有扶助正气之功用，故曰"补不足"。

[4] 女子风寒在子宫，绝孕十年无子：治疗寒邪侵犯子宫而致长期不孕的病证。十年无子，言患不孕症的病程较长。

[5] 久服温中：长期服用，有祛散寒气、温煦内脏之效。

【导读】紫石英又名萤石、氟石，为氟化物类矿物萤石族萤石，主要含氟化钙（CaF_2）。采挖后，除去杂石。本品甘、温，归心、肺、肾经，具有镇心安神、温肺、暖宫之功效。临床常用于治疗失眠多梦、心悸易惊、肺虚咳喘、宫寒不孕等症，但阴虚火旺者忌服。《神农本草经疏》中认为"紫石英，少阴主心，属阳而本热，虚则阳气衰而寒邪得以乘之，或为上气咳逆，或为气结寒热心腹痛，此药温能除寒，甘能补中，中气足，心得补，诸证无不瘳矣。惊悸属心虚……得镇坠之力，而心气有以镇摄，即重以去怯之义也。其主女子风寒在子宫，绝孕无子者，盖女子系胎于肾及心包络，皆阴脏也，虚则风寒乘之而不孕，非得温暖之气，则无以去风寒而资化育之妙。此药填下焦，走肾及心包络，辛温能散风寒邪气，故为女子暖子宫之要药。补中气，益心肝，通血脉，镇坠虚火使之归元，故又能止消渴，散痈肿……紫石英其性镇而重，其气暖而补，故心神不安，肝血不足及女子血海寒虚不孕者，诚为要药。然只可暂用，不宜久服，凡系石类皆然，不独石英一物也"。

此处是"子宫"词语最早的出处，此前的医书均遵《内经》"女子胞"的称谓。

五色石脂[1]

【原文】青石、赤石、黄石、白石、黑石脂等，味甘，平。主黄疸[2]，泄痢[3]肠澼脓血，阴蚀[4]，下血赤白[5]，邪气痛肿，疽，痔，恶疮[6]，头疡，疥瘙。久服补髓益气，肥健不饥[7]，轻身延年。五石脂，各随五色补五脏[8]。

【注释】

[1] 五色石脂：石脂有青、赤、黄、白、黑五色，均为硅酸盐类矿物，多水高岭石族。

[2] 黄疸：病证名。有阳黄、阴黄之分。阳黄多因湿热蕴脾或肝胆所致，以身、目、尿俱黄，色泽鲜明，病程短，伴有热象为特点。阴黄多因阳黄病久转化而成，或因寒湿困脾所致，病程长，色泽晦暗，伴寒象者。

[3] 泄痢：病名。一指泄泻和痢疾，二仅指痢疾。

[4] 阴蚀：病名。肝脾湿热下注于外阴，症见妇人阴户肿胀疼痛溃烂，伴有白带或赤带。

[5] 下血赤白：指阴道分泌物，或为白带，或为赤带（即血性分泌物）。

[6] 恶疮：病名。疮疡突然发生，局部红肿灼痛或痒痛，溃烂后脓水不止，久不敛口。

[7] 不饥：无饥饿感。别本多作"不肌"，含义不明，故据文意及从孙本径改。

[8] 五石脂，各随五色补五脏：这是古人遵循五行归类理论，认为五色之石脂分别入五脏而有调治五脏病证之功效，因而能治疗五脏之病，间接达到助益五脏的作用。"补五脏"，非狭义滋补之"补"意。

【导读】五色石脂，本品质似石而性黏，故名五脂。有青石脂、黄石脂、黑石脂、白石脂、赤石脂等不同的类别，总称为"五色五脂"。药用以赤石脂最多，白石脂少用，青石脂、黄石脂、黑石脂三种都不入药。李时珍认为五石脂皆属阳明药也。其味甘，其气温，其体重。其性涩，涩而重，所以能收湿止血而固下；甘而温，故能益气生肌而调中。中者，肠胃、肌肉、惊悸、黄疸也；下者，肠游、泻痢、崩带、失精也。五种主要疗法，大抵相同。所以在本经中不分条目，但是说随五色补五脏。《名医别录》虽然分五种，但以五味配五色为异，亦是强分尔。赤、白二种，一入气分，一入血分。故时用尚之。张仲景用桃花汤治下痢便脓血，取赤石脂之重涩，入下焦血分而固脱；干姜之辛温，暖下焦气分而补虚；粳米之甘温，佐石脂，以干姜润肠胃。

菖 蒲

【原文】菖蒲[1]，味辛，温。主风寒痹，咳逆上气。开心孔[2]，补五脏[3]，通九窍，明耳目[4]，出音声[5]。久服轻身，不忘[6]，不迷惑[7]，延年。一名昌阳。

【注释】

[1] 菖蒲：菖蒲又称石菖蒲，为天南星科草本植物石菖蒲的根茎。别名昌阳、尧韭、水剑草、药菖蒲等。

[2] 开心孔：开心窍，指本品有醒神开窍之功效，可治疗热病昏迷、痰厥等神识昏蒙之证。

[3] 补五脏：治疗内脏病证，达到病去五脏安和的效果，助益了五脏功能，故此之"补"为泛泛之义。

[4] 明耳目：明目、聪耳之功效。

[5] 出音声：一指醒神开窍，使昏迷患者神清能说话；二指利咽喉，使音哑者发声正常。

[6] 不忘：治疗健忘而达到最佳效果。

[7] 不迷惑：使人清醒，脱离昏迷。又能开心窍，益心志，使神志清爽而不迷乱困惑。

【导读】李时珍："菖蒲，乃蒲类之昌盛者，故曰菖蒲。"又《吕氏春秋》云："冬至后五旬七日菖生。菖者，百草之先生者，于是始耕。"菖蒲、昌阳取此意也。本品辛、温，入心、肝、脾经，具有开窍豁痰、化湿和中之功效，可治疗热病神昏、癫痫、痰厥、健忘、耳聋、胸闷、腹胀痛、噤口痢等。《名医别录》中"一寸九节者良"，将菖蒲称为九节菖蒲，但今华北地区所用的九节菖蒲为毛茛科植物阿尔泰银莲花的根茎，菖蒲和九节菖蒲都有节状，但据二者产地和生态环境分析，九节菖蒲并非为《神农本草经》记载之品，不可不察。

菊 花

【原文】菊花[1]，味苦，平。主诸风头眩[2]，肿痛，目欲脱[3]，泪出，皮肤死肌[4]，恶风[5]，湿痹[6]。久服利血气，轻身，耐老，延年。一名节华。

【注释】

[1] 菊花：别名甘菊，菊科植物菊的头状花序。入肝、肺经。具有疏风、清热、平肝、明目、解毒之功效。

[2] 诸风头眩：无论外风、内风，皆可引起头晕目眩之症。

[3] 目欲脱：病状名。患者眼珠胀痛，如同脱出之状，多因肝阳上亢或肝火上炎引起。

[4] 皮肤死肌：患者肌肤感觉丧失，如同死尸肌肤一般。

[5] 恶风：病名。又称大麻风、癞风。因麻风邪毒侵入，症见肌肤麻木不仁，后期见须眉脱落，有传染性。

[6] 湿痹：病名。因风寒湿邪所致之痹

中，以湿邪为主，症见病位固定，肢体关节　重痛。

【导读】菊花，别名寿客、金英、黄华、秋菊、陶菊等，是菊目菊科多年生草本植物。本品具有清热解毒、疏风平肝之功效，能治疗疔疮、痈疽、丹毒、湿疹、皮炎、风热感冒、咽喉肿痛、高血压等。临床经验认为，野菊花苦寒之性胜于白菊和黄菊，擅清热，治疗疔疮痈肿、头痛眩晕、目赤肿痛效果甚佳。中医学认为野菊花有清热解毒之功效，临床多用于治疗痈肿疮毒、湿疹、宫颈炎、前列腺炎、肛窦炎等。

人　参

【原文】人参[1]，味甘，微寒。主补五脏，安精神，定魂魄，止惊悸[2]，除邪气，明目，开心益智[3]。久服轻身，延年。一名人衔[4]，一名鬼盖[5]。

【注释】

[1] 人参：五加科植物人参的根。人参的茎、叶、花、根须均可入药。入脾、肺经。具有补气固脱、补脾益肺、生津、安神之功效。

[2] 惊悸：因受惊而发生心悸或心悸伴有惊惧之症。

[3] 开心益智：开心窍，益智慧。强调人参有养心益脑之功能。

[4] 人衔：李时珍据考辨，人参《别录》一名人衔，衔乃字之讹也。其成有阶级，故曰人衔"。

[5] 鬼盖：李时珍据考辨，人参"其草背阳向阴，故曰鬼盖。其在五参，色黄属土，而补脾胃，生阴血，故有黄参、血参之名。得地之精灵，故有土精、地精之名"。

【导读】临床常用人参治疗重病、久病、大出血之后的虚脱证，以及津伤口渴、多汗证。还能治疗肺虚之气短喘促，脾虚之食少、倦怠、久泻、尿频、心悸、怔忡、失眠。经研究发现，人参能提高体力，具有抗疲劳、抗应激能力，还有降低血糖、促性腺液分泌等作用。研究认为，人参可调节血压、恢复心脏功能、治疗神经衰弱及身体虚弱等症，也有祛痰、健胃、利尿、兴奋等功效。临床常用于心源性休克的急救，或其他极端垂危的患者。人参与附子合用可以救治亡阳虚脱，对于高血压、心肌营养不良、冠状动脉硬化、心绞痛等，都有一定的治疗作用。慢性胃炎伴有胃酸缺乏或胃酸过低者，服人参后可见胃纳增加，症状减轻或消失，但对胃液分泌及胃液酸度无明显影响。

天门冬

【原文】天门冬[1]，味苦，平。主　诸暴风湿偏痹[2]。强骨髓，杀三虫，去伏尸[3]。久服轻身，益气，延年。一名颠勒。

【注释】

[1] 天门冬：又称天冬，为百合科植物天门冬的块根。入肺、肾经。具有养阴益肺、清肺止咳、润燥之功效。

[2] 偏痹：病名。因感风寒湿邪而致半身痿弱无力而疼痛的病。

[3] 伏尸：病名。又称传尸、鬼疰、痨瘵（zhài）。由于劳伤正气而感痨虫所生的病证。症见恶寒、潮热、咳喘、咯血、少气、消瘦、乏力、盗汗等，死后可传他人。

【导读】本品具有滋阴润燥、清火止咳之功效，临床可治疗阴虚发热、咳嗽吐血、肺痿、肺痈、咽喉肿痛、消渴、便秘、小便不利。内服：煎汤，2～4钱；熬膏或入丸、散。虚寒泄泻及外感风寒致咳嗽者忌用。现代研究发现天门冬对各类球菌及白喉杆菌有抑制作用，还能镇咳、祛痰。天门冬所治偏痹，类似今之病毒引起的多发性格林－巴利综合征、小儿麻痹后遗症之类。有人应用本品治疗乳房肿瘤，发现其对一般良性乳房肿瘤，尤其是乳房小叶增生，不论肿块大小，奏效迅速，大多数患者可获治愈；也有人用于人工流产前12小时扩张宫颈，即将天门冬插入子宫颈管，能使宫颈自然扩张与软化。

其"久服轻身，益气"，有补益的作用。《抱朴子》有"服之百日，皆丁壮百倍"的说法，但后人多用于治病，少有从保健角度处理者。至于其"延年"作用，《抱朴子》及《神仙列传》中多有论述。

甘　草

【原文】甘草[1]，味甘，平。主五脏六腑寒热邪气[2]。坚筋骨[3]，长肌肉，倍力[4]，金疮尰[5]，解毒。久服轻身，延年。

【注释】

[1] 甘草：别名粉甘草，豆科植物甘草的根和根茎。入脾、肺经。具有补脾和胃、缓急止痛、祛痰止咳、解毒、调和诸药之功效。

[2] 主五脏六腑寒热邪气：能治五脏六腑中的寒邪或热邪。

[3] 坚筋骨：使筋柔骨坚。

[4] 倍力：使气力加倍增长。

[5] 尰（zhǒng）：脚肿。

【导读】《本草纲目》考证认为，甘草"最为众药之主，经方少有不用者，犹如香中有沉香也。国老即帝师之称，虽非君而为君所宗，是以能安和草石而解诸毒也"，为"诸药中甘草为君，治七十二种乳石毒，解一千二百般草木毒，调和众药有功，故有国老之号"。临床可用来治疗脾肾虚弱、脘腹疼痛、咳嗽、心悸、咽喉肿痛、疮疡、中毒等。亦可用于治疗肾上腺皮质功能减退症。蜜炙甘草多用于治疗虚、寒证。

现代实验研究证明，甘草浸膏有保护胃溃疡作用，可降低胆固醇，促进胆汁分泌。

甘草"主五脏六腑寒热邪气"，当五脏六腑有寒热之邪时皆可用之。其"坚筋骨，倍力"，言服甘草后走路或进行其他活动时，肢体强健而有力。现代药理实验发现，甘草有增强肌力的作用。临床用于原发性肾上腺皮肤功能减退症初期或轻度患者，可增强患者体力。因此，甘草的补气作用，只可用于虚证。

研究认为，甘草治疗气喘咳嗽时可单用，亦可配伍其他药物应用，如治湿痰咳嗽的二陈汤、治寒痰咳喘的苓甘五味姜辛汤、治燥痰咳嗽的桑杏汤、治热毒而致肺痈咳唾腥臭脓痰的桔梗汤、治咳唾涎沫的甘草干姜汤等。另风热咳嗽、风寒咳嗽、热痰咳嗽亦常配伍应用。可用于治疗胃痛、腹痛及腓肠肌挛急疼痛等，常与芍药同用，能显著增强止痛效果，如芍药甘草汤。甘草还可用于调和某些药物的烈性，如调胃承气汤中用本品缓和大黄、芒硝的泻下作用，缓解其对胃肠道的刺激。另有研究表明甘草有类似肾上腺皮质激素样作用，对组胺引起的胃酸分泌过多有抑制作用，并有抗酸和缓解胃肠平滑肌痉挛的作用。甘草中所含的甘草黄酮、甘草酸均有明显的镇咳作用，祛痰作用也较显著。甘草还有抗炎、抗过敏的作用，能保护发炎的咽喉和气管黏膜。甘草浸膏和甘草酸对某些毒物有类似葡萄糖醛酸的作用。

干地黄

【原文】 干地黄[1]，味甘，寒。主折跌绝筋[2]，伤中[3]。逐血痹[4]，填骨髓，长肌肉。作汤[5]除寒热，积聚[6]。除痹[7]，生者尤良[8]。久服轻身，不老。一名地髓。

【注释】

[1] 干地黄：又称干生地，简称生地，玄参科植物地黄的干燥根茎。入心、肝、肾经。具有清热养阴、凉血、润燥之功效。

[2] 主折跌绝筋：主治跌仆踒折引起的骨折和伤筋。绝筋，指筋肉严重损伤如同断绝。

[3] 伤中：内脏损伤。中，内脏。

[4] 血痹：病名。因气血虚且邪入血分所致的痹证。症见肢体麻木不仁、肢节疼痛等。

[5] 作汤：熬煎为汤剂。

[6] 积聚：病名。腹内结块，或痛或胀的病证。若积块明显，痛胀较甚，固定不移者为积；若包块时隐时现，攻窜作胀，痛无定处者为聚。多因情志郁结、气滞血瘀等原因所致。

[7] 痹：病证名。指风寒湿邪杂合伤人而引起的以肢体关节疼痛为特点的病。

[8] 生者尤良：干地黄生用清热凉血，熟制后养阴血，故治痹"生用尤良"。

【导读】 干地黄具有滋阴、养血之功效。可用来治疗阴虚发热、消渴、吐血、衄血、血崩、月经不调、胎动不安、阴伤便秘等证。还可以用来治疗温病发热之热入营分、血分证。治疗跌打损伤，轻者伤皮肉，重者断伤在里并有瘀血，筋骨伤则髓亦损之证甚效。原文"主折跌……长肌肉"，是指本品外用可治疗骨、筋、肌肉损伤，故《本草图经》称本品为"伤折金疮为最要之药"。

术

【原文】 术[1]，味苦，温。主风寒湿痹[2]，死肌[3]，痉[4]，疸[5]。止汗，除热，消食，作煎饵[6]。久服轻身，延年，不饥。一名山蓟。

【注释】

[1] 术：白术和苍术的合称。

[2] 风寒湿痹：痹证。因痹为"风寒湿三气杂至"而成，故名。

[3] 死肌：因久痹导致肌肤丧失知觉，如同死尸的肌肤。

[4] 痉：病证名。各种原因导致的以痉挛、抽搐为特征的病。风寒湿邪也可引起本病。

[5] 疸：病名。临证分为黄疸、黑疸、瘅疸、酒疸、女劳疸等。

[6] 作煎饵：熬制成汤剂饮用。

【导读】 研究证明，白术有明显的利尿作用，能促进钠、钾排泄，降低血糖，有强壮、保肝、增加白蛋白及抗血凝的作用，对化疗、放疗引起的白细胞减少症有明显的改善作用，有镇静和缓解胃肠蠕动的功能。

苍术，为菊科植物茅苍术或北苍术的根茎，《证类本草》始有记载。入脾、胃经，具有燥湿健脾、祛风辟秽、发汗、明目之功效。临床常用来治疗因湿邪内困所致的倦怠、腹腔痞满胀闷、食欲不振、恶心呕吐、泄泻痢疾、痰饮水肿等。还可治脾湿水泄、足膝痿弱、肠风便血、带下等，亦可治感冒、风湿痹痛、夜盲症、五软等。实验证明，苍术能降低血糖浓度。

《本草经集注》始将术分为白术、赤术两种，其治"痹，死肌"，是其除风寒湿之邪的体现，"痉"当理解为风寒湿邪所致的挛急现象，"诸痉项强，皆属于湿""诸暴强直，皆属于风"。疸，当为阴黄，因阴黄为寒湿所致，《素问·至真要大论篇》中说："湿淫于内，治以苦热。"原文"止汗除热"据其性温推测，当治气虚之出汗，《备急千金要方》中治自汗不止用白术可证。本品所治之"热"亦当为气虚夹邪之热。原文"消食"说明本品有补脾胃之功，因脾主运化。

菟丝子

【原文】 菟丝子[1]，味辛，平。主 续绝伤[2]，补不足，益气力，肥健人[3]。汁去面𪒟[4]。久服明目，轻身，延年。一名菟芦。

【注释】

[1] 菟丝子：旋花科植物菟丝子的种子。入肝、肾经。具有补益肾精、养肝明目、安胎之功效。

[2] 主续绝伤：治外伤所致的骨折伤筋。

[3] 肥健人：使人康健和肥壮。

[4] 面𪒟（gǎn）：病证名。因肾阴不足导致虚火旺盛，血虚不荣，或肝郁气滞所致，症见面部皮损呈淡黑色斑块。俗称黄褐斑。

【导读】 菟丝子临床可用于治疗阳痿遗精、尿有余沥、遗尿尿频、腰膝酸软、目昏耳鸣、肾虚胎漏、胎动不安、脾肾虚泄。外用可治疗白癜风。

原文"续绝伤"，若从字面上去理解，可解释为有断伤者能续，但从下文"补不足，益气力"来看，是指本品对肝肾阴精损伤之证的补益续接。如《太平圣惠方》中说本品能治劳伤肝气、目眩，有益阴涩精之功。《本草经疏》中"肾家多火，强阳不痿者忌之，大便燥结者亦忌之"，说明菟丝子具有补肾阳益肾阴之功。所以说本品能补肾之阴阳，滋肝之阴气。

原文"汁去面𪒟"言本品对面部斑点有治疗作用。《本草图经》云："其苗生研汁，涂面斑神效。"临床可用来治疗面部黄褐斑。

牛　膝

【原文】 牛膝[1]，味苦，酸。主寒湿痿[2]痹[3]，四肢拘挛，膝痛不可屈。逐血气[4]，热烂伤火，堕胎。久服轻身，耐老。一名百倍。

【注释】

[1] 牛膝：别名怀牛膝，苋科植物牛膝的根。《本草经集注》认为，"其茎有节，似牛膝，故以为名"。李时珍："《本经》又名百倍，隐语也，言其滋补之功，如牛之多力也。其叶似苋，其节对生，故俗有山苋、对节之称。"归肝、肾经。具有逐瘀通经、补肝肾、强筋骨、利尿通淋、引血下行之功效。临证治疗经闭、痛经、腰膝酸痛、筋骨无力、淋证、水肿、头痛、眩晕、牙痛、口疮、吐血、衄血诸疾。

[2] 痿：病名，又称痿证、痿躄。因肺热叶焦，或湿热浸渍，或气血不足，导致肝肾虚弱，症见肢体筋脉迟缓，软弱无力，甚至肌肉萎缩，不能随意运动。临证根据其表现又有多种分类方法及名称。

[3] 痹：一指因邪闭阻肢体、经络、脏腑所引起的多种疾病；二指风寒湿邪侵袭肢体经络等致肢体骨节疼痛、麻木、屈伸不利的病；也指经脉瘀血闭阻不畅的病机。

[4] 血气：形成血瘀的物质。

【导读】 药理实验证明，牛膝对实验动物的关节炎有抑制作用，还能兴奋离体子宫。原文"逐血气""堕胎"，当为一脉相承。"堕胎"是指牛膝有活血之功。

《肘后备急方》中"治卒暴癥，腹中有如刀刺，昼夜啼呼者"。《本草图经》说："今福州人单用土牛膝根……云治妇人血块极效。"《日华子本草》认为其能治"产后心腹痛并血运，落死胎"，均是"逐血气""堕胎"功用的应用例证。至于其"热烂伤火"作用，除治疗火烧伤外，还包括祛除体内自生之火，因《肘后备急方》有："口中及舌上生疮烂，取牛膝酒渍，含渐之，无酒者，空含亦佳。"另，牛膝仅有味无性，疑有脱文。

茺蔚子

【原文】茺蔚子[1]，味辛，微温。主明目，益精，除水气[2]。久服轻身。

茎[3]，主瘾疹[4]痒，可做浴汤。一名益母，一名益明，一名大札。

【注释】

[1] 茺蔚子：又名苦草子、小胡麻、三角胡麻、益母草子。入肝、脾经。具有活血调经、清肝明目之功效。

[2] 水气：病名。此处指因水湿邪气停聚而致的水肿病。

[3] 茎：茺蔚的茎叶，又称益母草、益母艾、益母等，为唇形科植物益母草的全草。

[4] 瘾疹：病名。又名风瘾疹、隐疹等。因内蕴湿热，复感风寒，郁于皮腠而发，或由于皮肤对某些物质过敏所致。症见皮肤出现大小不一的风团块，剧痒，时隐时现，今称为荨麻疹。

【导读】临证常用茺蔚子治疗月经不调、痛经、崩中、带下、产后瘀血腹痛、高血压病、目赤肿痛等。其"明目"之功，适用于血瘀或阴虚者，李时珍谓治疗"血滞病目则宜之"，但"瞳子散大禁用"。因为"瞳子散大，血大足也"，由此可知目不明者、血瘀者宜之，阴血虚者忌之（《本草纲目·草部》）。

茺蔚子的全草称为益母草，全草可治"瘾疹痒"。现代药理研究证明动静脉注射茺蔚子水浸出液或醇溶性浸出液对麻醉动物有轻微的降压作用。

女　萎

【原文】女萎[1]，味甘，平。主中风[2]，暴热[3]，不能动摇[4]，跌筋结肉[5]，诸不足[6]。久服去面黑䵴[7]，好颜色[8]，润泽，轻身[9]，不老[10]。

【注释】

[1] 女萎：玉竹之别名，又名葳蕤、铃铛菜，为百合科植物玉竹的根茎。入肺、胃经。具有滋阴润燥、除烦止渴、柔筋、强心之功效。

[2] 中风：病名。一指外风伤及太阳经所致之证；二指肝风内动或热极生风证。

[3] 暴热：症状名。突发的大热、高热症状。

[4] 不能动摇：症状名。热盛引起肢体强直，不能屈伸运动。

[5] 跌筋结肉：筋肉聚结挛急。

[6] 诸不足：玉竹的补益作用广泛，可治疗多种不足之证。

[7] 面黑𪒟（gǎn）：因肾阴不足，虚火上熏导致面部出现黑斑，即黄褐斑。

[8] 好颜色：使人面色红润光泽，有美容功效。

[9] 轻身：使人身体轻巧敏捷。

[10] 不老：通过扶正补益，达到延年益寿之功效。

【导读】此处之"女萎"为后世之玉竹，不可与后世之"女萎"相混淆。临床常用来治疗热病伤津、阴虚燥热、干咳无痰、心烦口渴、消谷善饥等。可治疗津绝不足，筋失柔和导致的拘挛疼痛等。还可治疗阴血亏虚导致的风湿性心脏病、心肌炎、肺源性心脏病、心力衰竭。动物实验证明，本品有强心功能，还能降低血压，有抗结核分枝杆菌功效。原文"跌筋结肉"，似指热病或中暑高热伤阴导致的筋肉失于濡养出现的痉挛症状，筋肉痉挛时聚在一块呈高凸状，无舒缓之象。

防 葵

【原文】防葵[1]，味辛，寒。主疝瘕[2]，肠泄[3]，膀胱热结，溺不下[4]，咳逆，温疟[5]，癫痫[6]，惊邪狂走[7]。久服坚骨髓，益气，轻身。一名黎盖。

【注释】

[1] 防葵：又名房苑、梨盖、利茹等。《本草纲目》中记载："其茎叶如葵，上黑黄……每茎三叶……其端开花如葱花……根似防风。"可治疗疝瘕、肠泄、膀胱热结、尿闭、咳逆、温疟、癫痫、五脏虚弱、小腹支满、口干、痃癖、膀胱蓄水等。后世本草著作多不记载。

[2] 疝瘕：病名。一指因风邪化热传于下焦，与湿相结，症见小腹热痛、小便不利、尿浊等；二指风寒与腹内之血相结，症见腹部隆起、痛引腰背。《诸病源候论·妇人杂病诸候》："疝瘕之病，由饮食不节，寒温不调，气血劳伤，脏腑虚弱，受于风冷，冷入腹内，与血气相结所生。疝者，痛也，瘕者，假也。其结聚浮假而痛，推移而动，妇人病之，有异于丈夫者，或因产后脏虚受寒，或因经水往来，取冷过度，非独关饮食失节，多挟有血气所成也。"

[3] 肠泄：病名。泄泻。

[4] 溺不下：小便不利或尿闭。溺，音义同"尿"。

[5] 温疟：病名。一指素有伏热，复感疟邪；二指瘅疟，以发热为主，热象明显的疟疾。

[6] 癫痫：病名。又名风痫眩。一指痫证，因古代癫与痫相通；二指癫病与痫病。

[7] 惊邪狂走：因惊而狂妄、奔走。

【导读】《本草纲目》引用古人应用防葵的临床经验：如治疗肿满洪大者，用防葵研末，温酒服（《肘后备急方》）。防葵散主治发狂无常。又治伤寒动气，伤寒汗下后，脐左有动气者（《云岐子保命集论类要》卷下）。

麦门冬

【原文】 麦门冬[1]，味甘，平。主心腹结气[2]，伤中[3]，伤饱[4]，胃络脉绝[5]，羸瘦[6]，短气[7]。久服轻身，不老，不饥。

【注释】

[1] 麦门冬：别名麦冬、寸冬，百合科植物麦冬的块根。入心、肺、胃经。具有清心润肺、养胃生津之功效。

[2] 结气：气机郁结所致的病证。《诸病源候论·结气候》："结气病者，忧思所生也，心有所存，神有所止，气留而不行，故结于内。"

[3] 伤中：内脏损伤的虚损病证。中，内脏。

[4] 伤饱：伤食。饮食不节，暴饮暴食，或脾胃虚弱，饮食不消化所致的病证。

[5] 胃络脉绝：脾胃虚弱之脉象特征，以及由此反映的脾胃虚损之证。

[6] 羸瘦：因脾胃后天之本虚弱导致消瘦衰弱之证。

[7] 短气：病证名，有虚实之分。虚证者常见形瘦神疲、声低气怯、头晕乏力，多因体弱、久病真元损伤引起；实证者常见胸腹胀满、呼吸气粗而短、心胸窒闷，多由痰饮气滞所致。

【导读】 历代医家有用麦门冬治燥伤肺胃阴分之证，症见或热或咳（《金匮要略》麦门冬汤）；有用麦门冬治阳明温病，无上焦证，数日大便不通，当下之，若其人阴素虚，不可行承气者（《温病条辨》增液汤）。

研究认为，麦门冬总氨基酸有明显的协同抑制中枢作用，而麦门冬总皂苷及麦门冬总糖对戊巴比妥钠阈下催眠剂量无明显影响；麦门冬总皂苷 I（粗提物）加强心肌收缩力作用最强；麦门冬总皂苷及麦门冬总氨基酸小剂量均可使心肌收缩力增强，冠状动脉血流量增加，大剂量则会抑制心肌收缩力，减少冠状动脉血流量，但两者对心率均无影响；麦门冬可使梗死后心肌血流量增加，使缺血、缺氧的心肌细胞较快获得修复与保护，使心肌 cGMP 和 cAMP 的释放量减少，从而降低其在血浆中的含量，并使两者比值恢复平衡。

独　　活

【原文】 独活[1]，味苦，平。主风寒所击，金疮。止痛，贲豚[2]，痫痓[3]，女子疝瘕[4]。久服轻身，耐老。一名羌活[5]，一名羌青，一名护羌使者。

【注释】

[1] 独活：别名肉独活、川独活，为伞形科植物重齿毛当归的根。入肾、膀胱经。具有祛风、胜湿、散寒、止痛之功效。临床可用来治疗

风寒湿痹、腰膝酸痛、手足挛痛、感冒头痛等。

[2] 贲豚：古病名，今称奔豚，又名贲豚气。多因肾中阴寒之气上逆，或肝经气火上冲所致。症见气从少腹上冲胸咽，发作时极为痛苦，或腹痛，或寒热往来，可有咳逆、少气等症。

[3] 痫痓（zhì）：病名。因痫证发作而抽搐痉挛。痓，痉挛。《金匮要略方论·痉湿暍病脉证》："病者，身热足寒，颈项强急，恶寒，时头热，面赤，目赤，独头动摇，卒口噤，背反张者，痉病也。"

[4] 疝瘕：病名。因风热结聚下焦，与湿邪相聚，症见小腹热痛、小便不利、尿浊等症。

[5] 一名羌活：《神农本草经》中尚未将独活、羌活分用。羌活，为伞形科植物羌活或宽叶羌活的根茎或根。辛，苦，温。入膀胱、肾经。具有祛风、胜湿、止痛之功效。临床可用来治疗风寒感冒、头痛、发热、风湿关节痛、伤风、痈疽疮毒、荨麻疹等。现代实验证明羌活有抑制布代杆菌的作用。

【导读】李时珍认为"弘景曰：一茎直上，不为风摇，故曰独活。《别录》曰：'此草得风不摇，无风自动，故名独摇草。'《大明》曰：'独活，是羌活母也。'时珍曰：'独活以羌中来者为良，故有羌活、胡王使者诸名，乃一物二种也。正如川芎、抚芎、白术、苍术之义。'"（《本草纲目·草部·独活》）。

实验证明，本品有镇静、催眠、镇痛作用。原文"独活……一名羌活"，据此可知，《神农本草经》未将羌活、独活分开而混用。独活治"风寒所击"作用，当为《药性论》中所述的"能治中诸风湿冷……皮肌，苦痒，手足挛痛"。《备急千金要方》用独活治中风通身冷，口噤不知人。独活"止痛"功效，一指治疗外感寒邪之头身痛，二指风寒湿痹之筋肉骨节痛，后世也用于治疗牙痛。故《药性论》谓其"主风毒齿痛"。《肘后备急方》："治风齿痛，颊肿，独活酒煮，热含之。"

历代医家有人应用本品治疗风寒湿痹。因本品功善祛风湿，止痹痛，为治风湿痹痛之主药，凡风寒湿邪所致之痹证，无论新久，均可应用，因本品主入肾经，性善下行，尤以腰膝、腿足关节疼痛等属下部寒湿者为宜。

临床常将独活与桑枝配伍应用，因独活功能祛风散寒止痛而通痹，桑枝功能祛风湿而通经络，横行四肢，二者合用，治疗风寒湿痹作用更强，尤其适用于上肢疼痛、肩关节周围炎。

车前子

【原文】车前子[1]，味甘，寒。主气癃[2]，止痛，利水道、小便，除湿痹。久服轻身，耐老[3]。一名当道。

【注释】

[1] 车前子：别名车前实、猪耳朵穗子、凤眼前仁、前仁等，为车前科植物车前草的种子。入肾、膀胱经。具有利水、清热、明目、祛痰之功效。

[2] 气癃：病名。即气淋，五淋（亦名"五癃"）之一。《诸病源候论·气淋候》："气淋者，肾虚，膀胱受肺之热气……其状，膀胱小腹

满，尿涩，常有余沥是也。亦曰气癃。"

[3] 耐老：抗衰老。

【导读】本品是临床常用药物，治疗湿热下注、小便淋漓涩痛等症时，常与木通、滑石等配伍应用；治疗水肿、小便不利等症，也具有显著疗效，主要适用于实证；治疗肾虚水肿证，可配熟地、肉桂、附子、牛膝等；治疗湿热泄泻，对于证情轻者，可以单味使用，对于证情较重者可与茯苓、猪苓、泽泻、薏苡仁等同用；治疗肝火上炎所致的目赤肿痛或眼目昏花者，可与菊花、决明子、青葙子等同用；治疗肝肾不足所致的眼目昏花、迎风流泪，常与熟地、菟丝子等同用；治疗肺热咳嗽，可与杏仁、桔梗、紫苏子等化痰止咳药同用。

木 香

【原文】木香[1]，味辛，温。主邪气，辟毒疫[2]，温鬼[3]，强志，主淋露[4]。久服不梦寤、魇寐[5]。

【注释】

[1] 木香：别名广木香，菊科植物木香的根。入肝、脾、胃经。具有行气止痛、温中和胃之功效。临床可治疗中寒气滞、脘腹胀痛、呕吐、泄泻、痢疾等。还可用于治疗支气管哮喘。

[2] 辟毒疫：预防或消除疫毒之气对人的伤害。毒疫，疫毒，可致传染病的邪气。

[3] 温鬼：引起温热暴病，且病情严重的不明原因。

[4] 淋露：淋雨冒湿或雾露引起的病证。

[5] 梦寤、魇（yǎn）寐：睡后做噩梦如被妖鬼压住后而惊醒。魇，梦中遇可怕的事而呻吟、惊叫。

【导读】本品不可与"青木香"混淆。李时珍对此有明确的表述，指出"木香，草类也。本名蜜香，因其香气如蜜也。缘沉香中有蜜香，遂讹此为木香尔。昔人谓之青木香。后人因呼马兜铃根为青木香，乃呼此为南木香、广木香以别之。今人又呼一种蔷薇为木香，愈乱真矣"。

木香的功能可概括为三个方面：一为除毒，能消除导致传染病的因素；二为除水湿；三为加强记忆力，不做噩梦。在除毒方面，古代文献记载木香治恶蛇所伤，用时不拘多少，煎水服。在治湿邪为患方面，后世多用木香治泄泻、痢疾，因木香芳香可化湿之故。由于木香味芳香，香可醒神，故可治疗神志方面的病证。

薯 蓣

【原文】薯蓣[1]，味甘，温。主伤中[2]，补虚羸，除寒热邪气。补中，益气力，长肌肉。久服耳目聪明，轻身，不饥，延年。一名山芋。

【注释】

[1] 薯蓣（shǔ yù）：山药的别名，又名怀山药，为薯蓣科植物薯蓣的块根。入脾、肾经。可治脾虚泄泻、久痢、虚劳、咳嗽、遗精、白带、小便频数、糖尿病等。

[2] 伤中：内脏受损之虚弱病证。

【导读】 薯蓣，即今之山药。寇宗奭："薯蓣，因唐代宗名预，避讳改为薯药；又因宋英宗讳署，改为山药。尽失当日本名。恐岁久以山药为别物，故详着之。"本品归肺、脾、肾经，具有补脾、养肺、固肾、益精之功效。临证内服可用于治疗脾虚泄泻、食少浮肿、肺虚咳喘、消渴、遗精、带下、肾虚尿频等，外用可治疗痈肿、瘰疬诸疾。

现代研究发现山药能增加体内 T 细胞的比值，提高人体细胞免疫功能，此即"补虚羸""延年"之意，也是现今所说的抗衰老。

薏苡仁

【原文】 薏苡仁[1]，味甘，微寒。主筋急拘挛[2]，不可屈伸，风湿痹[3]，下气[4]。久服轻身，益气。

其根，下三虫[5]。一名解蠡。

【注释】

[1] 薏苡仁：别名苡仁、薏米、薏仁米，为禾本科植物薏苡的种仁。入脾、肺、肾经。具有健脾、补肺、清热、利湿之功效。

[2] 筋急拘挛：症状名。筋脉拘急挛缩，肢体不能屈伸之症。

[3] 风湿痹：病名。一指痹证之泛称；二指风痹和湿痹。

[4] 下气：降气，指本品具有降肺气治咳喘、降胃气治呕恶的功效。

[5] 三虫：寄生在肠道的长（蛔）虫、赤（绦）虫、和短（蛲）虫。

【导读】 薏苡仁为药食两用之品，具有健脾渗湿、清热排脓、除痹、利水的功效。生薏苡仁性偏寒凉，长于利水渗湿、清热排脓、除痹止痛，常用于治疗小便不利、水肿、脚气、肺痈、肠痈、风湿痹痛、筋脉挛急、湿温病在气分。炒薏苡仁和麸炒薏苡仁性偏平和，两者功用相似，都长于健脾止泻，但炒薏苡仁除湿作用稍强，麸炒薏苡仁健脾作用略胜。常用于治疗脾虚泄泻、纳少、脘腹作胀。

临床可用以治疗泄泻、水肿、肺痈、淋浊、白带、扁平疣、胃癌、子宫癌等。实验证明，本品有抑制癌细胞、减少肌肉痉挛的作用。筋脉拘挛有两类，一为受风湿热而致，二为受风寒而得，薏苡仁性寒善治风湿热所致的筋脉拘挛。现代研究发现薏苡仁有抑制横纹肌挛缩的作用。除此之外，还有益气之功。至于薏苡仁"下气"作用，若指降气功效，后世临证用之甚少，若为主治"下气"，当为脾气不足之气下陷（即气陷）证，如内脏下垂、久泄不止等。《外台秘要方》中有薏苡仁治蛔虫的记载。

泽　泻

【原文】泽泻[1]，味甘，寒。主风寒湿痹，乳难[2]。消水[3]，养五脏，益气力，肥健。久服耳目聪明，不饥，延年，轻身，面生光，能行水上[4]。一名水泻，一名芒芋，一名鹄泻。

【注释】

[1] 泽泻：别名水泻、芒芋等，泽泻科植物泽泻的块茎。入肾、膀胱经。具有利水、渗湿、泄热之功效。可用来治疗小便不利、水肿、脚气、泄泻、淋浊、带下等。

[2] 乳难：难产。

[3] 消水：消除水肿、水湿。

[4] 能行水上：指即便是长期在水上行船作业，也不用担心被水湿所伤。另指身体轻巧，能在水上行走。后者是对"轻身"的修饰。亦通。

【导读】李时珍认为泽泻能"去水曰泻，如泽水之泻也"，其"气平，味甘而淡，淡能渗泄，气味俱薄，所以利水而泄下。神农书列泽泻于上品，复云久服轻身、面生光，陶、苏皆以为信然，愚窃疑之。泽泻行水泻肾，久服且不可，又安有此神功耶，其谬可知"。

现代研究证明，本品有明显的利尿作用，可降低高血脂动物血清胆固醇，抑制脂肪肝及增加冠状动脉血流量，对某些球菌有抑制作用，还能保护肝脏。泽泻浸膏液给犬和家兔静脉注射，有轻度降压作用。

远　志

【原文】远志[1]，味苦，温。主咳逆[2]，伤中。补不足，除邪气。利九窍，益智慧[3]。耳目聪明，不忘[4]，强志[5]，倍力[6]。久服轻身不老。

叶[7]，名小草，一名棘菀，一名葽[8]绕，一名细草。

【注释】

[1] 远志：为远志科植物细叶远志的根。入心、肺、肾经。具有安神强志、祛痰止咳之功效。李时珍认为："此草服之能益智强志，故有远志之称。"

[2] 咳逆：咳嗽伴有气逆息壅、呼吸困难的症状。

[3] 益智慧：补益心志，使人聪慧。

[4] 不忘：本品有增强记忆力的作用。忘，通"妄"。

[5] 强志：与"益智慧"意同，增强人的

智慧。

[6] 倍力：使人体力倍增。

[7] 叶：远志的茎叶也可入药。因其叶细，

故名"小草"。

[8] 蔶（yāo）：小草名。森立之本中作"要"。

【导读】本品具有安神益智、祛痰、消肿的功效，临床常用以治疗心肾不交引起的失眠多梦、健忘惊悸、神志恍惚、咯痰不爽、疮疡肿毒、乳房肿痛。现代药理研究证明：①本品能刺激胃黏膜，引起轻度恶心，因而反射性地作用支气管从而有祛痰作用。②对各种动物的子宫均有兴奋作用。③有溶血作用，远志和桔梗相似，含有皂苷，亦有溶解红细胞的作用，远志肉（皮部）比远志木的溶血作用强。④有明显的止咳、加强催眠的功效。⑤对体外革兰阳性菌、痢疾志贺菌、伤寒沙门菌、结核分枝杆菌有抑制作用。

龙　　胆

【原文】龙胆[1]，味苦，涩。主骨间寒热，惊痫邪气[2]。续绝伤[3]，定五脏[4]，杀蛊毒[5]。久服益智[6]，不忘，轻身，耐老，一名陵游。

【注释】

[1] 龙胆：又名龙胆草、胆草，为龙胆科植物龙胆的根或根茎。入肝、胆经。具有泻肝胆实火、除下焦湿热之功效。

[2] 惊痫邪气：能祛除引起惊痫的致病因素。

[3] 续绝伤：可治外伤，使骨折断筋得到续接愈合。

[4] 定五脏：指能祛除五脏的邪气使之和调平定。

[5] 蛊毒：古病名。其临床表现有数种，原因有三：一为古代人工培养的毒虫随饮食入腹内而为病；二为自然界的飞虫，去来无由，袭人而病者；三为伤害人的热毒恶气。《岭表录异》："岭表山川，盘郁结聚，不易疏泄，故多岚雾作瘴，人感之多病，腹胀成蛊。"此处多指前二者。今指肝硬化、肝癌、血吸虫等病的晚期患者。

[6] 智：智慧、聪明。《释名·释言语》："智，知也，无所不知也。"

【导读】龙胆，具有清热燥湿、泻肝定惊之功效。临床可用以治疗湿热黄疸、小便淋痛、阴肿阴痒、湿热带下、肝胆实火之头胀、头痛、目赤肿痛、耳聋耳肿、胁痛口苦、热病惊风抽搐、癫痫、尿路感染、睾丸肿痛、阴部瘙痒、外阴及下肢湿疹等。现代药理研究发现有如下作用：①对消化道的影响。龙胆或龙胆苦苷能促进胃液和胃酸分泌，还可使游离盐酸增加，增进食欲。②利胆和保肝作用。龙胆能显著增加胆汁流量，明显降低血清胆红素含量。③利尿作用。可使实验动物的尿量显著增加。④抗感染作用。龙胆煎剂对铜绿假单胞菌、变形杆菌、伤寒沙门菌、痢疾志贺菌、金黄色葡萄球菌等有不同程度的抑制作用。⑤对中枢神经系统的作用。龙胆碱对小鼠中枢神经系统有兴奋作用，但较大剂量龙胆碱对

小鼠有麻醉作用。另外，有人用龙胆草（内服结合外洗）治疗头发全脱落有很好的疗效。

细　辛

【原文】细辛[1]，味辛，温。主咳逆，头痛，脑动[2]，百节拘挛[3]，风湿痹痛，死肌。久服明目，利九窍，轻身，长年[4]。一名小辛。

【注释】

[1] 细辛：为马兜铃科植物辽细辛或华北细辛的全草。入肺、肾经。具有祛风散寒、止痛、温肺化痰、疏通鼻窍的功效。因其根细、味辛，故得名。

[2] 脑动：症状名。指头摇，指患者不由自主地头部摇颤。此为风火相扇所致。

[3] 百节拘挛：全身大小骨节挛缩拘急不伸之状。

[4] 长（zhǎng）年：使年龄增长延长，即能延年益寿。

【导读】临床常用来治疗感冒风寒、头痛、风寒湿痹、寒饮咳喘、鼻渊等。煎水含漱可治牙疼。研末调敷脐部可治口疮。实验研究发现，细辛所含的挥发油可以解热、镇痛、兴奋呼吸、抑制某些细菌等。

细辛能散寒止痛，常与羌活、荆芥、川芎等同用，能治疗外感风寒头痛较剧烈的病证；对于外感风寒、阴寒内盛的病证，须配合麻黄、附子等同用。细辛止痛力强，对于头痛、齿痛都有较显著的疗效，头痛可配合羌活、白芷等，齿痛可配合白芷、石膏等。对于风寒湿痹，可与羌活、川乌、草乌等配合。细辛能温肺化痰饮，所以主要用于治疗肺寒咳嗽，症见痰多质稀色白等，常与干姜、半夏等配伍。本品又能通鼻窍、疗口疮。治疗鼻渊，常配合白芷等。

本品虽有较好的散寒作用，但发汗力较弱，在解表剂中不是主药，当外助麻黄以发汗解表，内助附子以扶阳温肾，治疗阳虚体质的外感风寒、形寒怯冷等甚效。也可用于治疗风寒表证兼有头痛、身痛或咳嗽等症。

石　斛

【原文】石斛[1]，味甘，平。主伤中[2]，除痹[3]，下气[4]。补五脏虚劳，羸瘦，阴强[5]。久服厚肠胃[6]，轻身，延年。一名林兰。

【注释】

[1] 石斛：别名金钗石斛、黄草、吊兰等，兰科植物石斛、广东石斛、细茎石斛的茎。入肺、胃、肾经。具有滋阴养胃、清热生津之功效。可用于治疗热病伤阴、口干舌燥、病后虚热

等症。

[2] 伤中：内脏损伤。中，内脏。《素问·阴阳类论篇》："五中所主，何脏为贵？"王冰注："五中，谓五脏。"

[3] 痹：一是泛指各类痹证；二指气机闭阻不通的病机。

[4] 下气：降气功能。降肺气，以治咳喘；

降胃气，以治呃逆、恶心、呕吐、嗳气、反胃。

[5] 阴强：本品具有滋阴作用，可使阴液、阴津、阴精强盛充实。也有人认为本品能促进阴茎勃起，增强性功能。

[6] 厚肠胃：补益肠胃，使肠胃功能厚实、强健。

【导读】石斛主要品种有金钗石斛、密花石斛、鼓槌石斛等，后二者称为草石斛，均可入药，有祛除虚热、益精强阴等疗效。临床上多用于治疗慢性咽炎、肠胃疾病、眼科疾病、血栓闭塞性疾病、糖尿病、关节炎、癌症等。

实验研究证明，石斛能促进胃液分泌，帮助消化，还有一定的止痛、退热功能，还能抗衰老，提高免疫力，能活血化瘀，提高心脑血管功能。石斛还有抗肺癌、卵巢腺癌、白血病的作用，对眼科疾病有明显的治疗作用，能抑制半乳糖性白内障。

巴戟天

【原文】巴戟天[1]，味辛，微温。主大风邪气[2]，阴痿不起[3]。强筋骨[4]，安五脏，补中[5]，增志[6]，益气。

【注释】

[1] 巴戟天：别称巴戟、鸡肠风、兔子肠等，为茜草科植物巴戟天的根。入肝、肾经。具有补肾阳、强筋骨、祛风湿之功效。临证常用于治疗肾阳不足导致的阳痿、遗精、早泄、滑精、腰膝酸软。可治疗各种风湿痹痛。还能治疗阳虚所致的女子性欲冷淡、宫寒不孕、白带清稀量

多等。

[2] 大风邪气：引起麻风病的致病邪气。大风，即麻风病，又称癞风。

[3] 阴痿不起：阳痿。因肾阳不足，鼓动无力，阴茎疲软不能勃起，无法完成正常的性交活动。

[4] 强筋骨：因本品有补益肝肾的功能，故能使筋骨劲强。

[5] 补中：补益内脏。中，即藏于体内之脏器，故将五脏称五中。

[6] 增志：因补肾而生精充脑，使人智慧增强。

【导读】巴戟天临床常用于治疗阳痿遗精、宫冷不孕、月经不调、少腹冷痛、风湿痹痛、筋骨痿软等疾患。现代药理研究认为，巴戟天能增加体重还能抗疲劳，具有抑制小鼠胸腺萎缩及增加血中白细胞数量的功能。巴戟天提取物具有增加血中皮质酮含量的作用。巴戟天有显著的降压作用，并具有肾皮质激素样作用等。

《本草新编》评价巴戟天的临床疗效时说："夫命门火衰，则脾胃寒虚，即不能大进饮食，用附子、肉桂以温命门，未免过于太热，何如用巴戟天之甘温，补其

火而又不烁其水之为妙耶？或问巴戟天今人只用于丸散之中，不识亦可用于汤剂中耶？曰：巴戟天正汤剂之妙药，温而不热，健脾开胃，既益元阳，复填阴水，真接续之利器，有近效而又有速功。"

白　英

【原文】白英[1]，味甘，寒。主寒热，八疸[2]，消渴[3]。补中益气。久服轻身，延年。一名谷菜。

【注释】

[1] 白英：别名白毛藤、苦茄等，为多年生蔓草茄科植物白英的枝、叶，因其茎和叶柄满布白色长柔毛而得名。具有清热解毒、化痰止咳、利水的功效。可治疗黄疸、寒热病、消渴、丹毒、小儿热结等。又能补中益气。其子名鬼目，酸，平，无毒，有明目作用。

[2] 八疸：病名。《诸病源候论·诸疸候》中分为九疸，即黄疸、酒疸、谷疸、女劳疸、黑疸、风黄疸、湿疸、胞疸、瘅疸。

[3] 消渴：病名。一指多饮、多食、多尿而致消瘦的病证；二指以多饮、多尿、尿甜为特征的糖尿病；三指以口渴为主要症状的病。

【导读】白英以全草及根入药，具有清热利湿、解毒消肿、抗癌等功效，主治感冒发热、黄疸性肝炎、胆囊炎、胆石症、子宫糜烂、肾炎水肿等，临床上可用于治疗各种癌症，对子宫颈癌、肺癌、喉癌等有一定疗效。

就其功用与主治而言，据有关文献记载，本品治热毒所致的病证效果最好，故曰"主寒热"。"八疸"当为《诸病源候论·诸疸候》所记载的黄疸、酒疸、谷疸、女劳疸、黑疸、胞疸、风黄疸、湿疸。今用白英治疗急性黄疸性肝炎、肝硬化，疗效较为理想。总之，其清热解毒、利湿疗虚损之功甚佳。

白　蒿

【原文】白蒿[1]，味甘，平。主五脏邪气，风寒湿痹。补中益气，长毛发，令黑[2]。疗心悬[3]，少食，常饥[4]。久服轻身，耳目聪明，不老。

【注释】

[1] 白蒿：入药用其根苗。可治五脏邪气、风寒湿痹。能补中益气，有生发、乌发作用。可治疗少食常饥之疾（《本草纲目·草部》）。

[2] 长毛发，令黑：有治疗脱发及乌发功效。

[3] 心悬：胃中空虚，虚而有吊挂之感。

[4] 少食常饥：本品能治疗少食症。由于本品能增强食欲，所以使人有饥饿感。

【导读】本品有清热利湿、凉血止血的功效，久服轻身益气耐老、面白长年。还可治疗风湿寒热邪气、热结黄疸、通身发黄、小便不利等。有散热、去伏瘕、通关节、去滞热、疗伤寒等功效。因其嫩苗可以食用，故可"疗心悬，少食，常饥"。治疗胃有虚热，饥不欲食之胃阴虚有热证效果较好。"少食"指食欲减退，"常饥"是达到的治疗效果。

赤　箭

【原文】赤箭[1]，味辛，温。主杀鬼精物[2]，蛊毒[3]恶气。久服益气力，长阴[4]，肥健，轻身，增年。一名离丹，一名鬼督邮。

【注释】

[1] 赤箭：兰科植物，其块根为天麻，又称明天麻、定风草。入厥阴经。临床可用来治疗虚风眩晕、头风头痛、肢体麻木、半身不遂、癫痫、小儿惊风抽搐等。

[2] 鬼精物：古人将引起症状怪异的不明病因称之为鬼精物。

[3] 蛊毒：古病名。多因感染变惑之气，或中邪毒所致。其症状复杂，变化多端，病情较重，预后凶险，如恙虫病、重症肝炎、暴发性痢病、血吸虫病等。

[4] 长阴：长养阴精、阴液，使人阴气充足。

【导读】因"其茎如箭杆"，色赤，得名"赤箭"。其果实为天麻子，又名还筒子，有定风补虚的功效，与天麻主治相同。天麻的茎叶，捣敷可治热毒痈肿。实验证明，天麻有镇静、麻醉、抗惊厥、加强小肠蠕动、抗癫痫、增强抗体非特异性免疫功能、抗感染的作用。在古代，天麻之块根与茎均可入药，《本草图经》中"而今方家乃并用根苗"可证，今只用块根。原文"杀鬼精"是古代医者对某些不明致病因素的迷信解释，在当时科学不发达的情况下，常将引起病状怪异或预后凶险疾病的不明病因概之为"精怪鬼魅"。《药性论》中治"语多恍惚，多惊失志"可证。

菴䕡子

【原文】菴䕡子[1]，味苦，微寒。主五脏瘀血，腹中水气，胪胀[2]，留热[3]，风寒湿痹，身体诸痛。久服轻身，延年不老。

【注释】

[1] 菴䕡（yǎn lú）子：为菊科植物庵闾的

果实。主治五脏瘀血、腹中水气、腹胀、风寒湿痹、身体诸痛、妇人经水不通等（《本草纲目·草部》）。

[2] 胪胀：腹胀。胪，肚皮。

[3] 留热：体内滞留的热邪。

【导读】 菴蔄子又名庵闾子。李时珍曰："庵，草屋也。闾，里门也。此草乃蒿属，老茎可以盖覆庵闾，故以名之。"现今认为本品味苦、辛，性温，入足厥阴经，具有行瘀、祛湿的功效。临床常用本品治疗妇女血瘀经闭、产后停瘀腹痛、跌打损伤、风湿痹痛等。由于本品有活血之功，故言"主五脏瘀血"，《濒湖集简方》中用本品治产后血痛，《本草纲目》中用本品治闪挫腰痛，《集验独行方》中说本品主腕折瘀血，单用菴蔄一物，煮汁服之，"其效最速"。本品又能利湿，故言"腹中水气，胪胀"，还能除风寒湿热诸邪所致的痹证。

菥蓂子

【原文】 菥蓂子[1]，味辛，微温。主明目，目痛，泪出。除痹，补五脏，益精光[2]。久服轻身，不老。一名蔑菥，一名大戟，一名马辛。

【注释】

[1] 菥蓂（xī míng）子：别名遏蓝菜、大荠、马辛等，为十字花科植物菥蓂的种子或全草。具有和中化湿、清热解毒、舒筋活络、明目、利水之功效。可以治疗消化不良、肾炎、子宫内膜炎、疮疡痈肿等。

[2] 精光：视力。精，黑眼珠。《正字通·米部》："精，目中黑粒有光者亦曰精。今通作睛。"

【导读】 菥蓂子可治目疾使目明，但原文"目痛，泪出"，当为外邪所致。《海上集验方》中"眼热痛，泪不止，以菥蓂子一物，捣筛为末，欲卧以铜箸点眼中，当有热泪，并去努（努，通'胬'）肉，可三四十夜点之，甚佳"可证。原文"补五脏，益精光"，当为补内脏之虚，达到使眼目视物清晰之功效。

蓍　实

【原文】 蓍实[1]，味苦，平。主益气，充肌肤，明目，聪慧先知[2]。久服[3]不饥，不老，轻身。

【注释】

[1] 蓍（shī）实：为菊科植物蓍的果实。具有益气、明目之功效。主治气虚体弱、视物昏花。

[2] 聪慧先知：古人用蓍草进行占卜，预测未来吉凶，故说先知。

[3] 服：原误作"饥"，据文义及别本改。

【导读】《本草纲目·草部》认为蓍实为可筮之草蓍的子实。蓍之实，蓍之叶均可入药。蓍实苦、酸、平、无毒，具有益气充肌肤、明目、使人聪慧先知之功效，长期服用可延年益寿。蓍叶能治疗疮疾。蓍实，为菊科植物蓍的果实。但森立之辑本作"蓍实"。《本草经集注》认为蓍实即为"蓍实"，而"蓍实"即为"楮实"。编者认为"蓍实"不应是楮实。其一，蓍为草类，而楮为木类，本质不同，蓍与蓍形近，容易出现误写的现象，或因某种原因而缺笔。其二，蓍、楮音近，似有通假的可能，本品具有"先知"作用，这可以作为本品是蓍实的证据，因古人用蓍草茎占卜。如《易经·系辞上》："探赜索隐，钩深致远，以定天下之吉凶……莫大乎蓍龟。"《搜神记》卷三："乃命取蓍筮之。"而服蓍实可"先知"，似与古代占卜，预测未知的文化背景有关。蓍，是耆的衍生字，《说文解字》中"耆，老也"。本品食后"不老"，使之高寿，由于本品为草类，故"耆"字上加草字头。值得注意的是《中药大辞典》中说"蓍实"为菊科一枝篙，但其花为白色，《本草图经》中所述蓍实花为红紫色，"蓍实"为何物，尚需进一步研究。

赤　芝

【原文】赤芝[1]，味苦，平。主胸中结。益心气，补中，增慧智，不忘[2]。久食轻身，不老，延年，神仙。一名丹芝。

【注释】

[1] 赤芝：赤芝为多孔菌科真菌赤芝的子实体，别名丹芝，灵芝的一种，色呈赤色。有益心气、补内脏、增智慧、健脑、增强记忆力之功效。长期服用，可延年益寿。

[2] 增智慧，不忘：本品能补益心肾，使人聪慧，增强记忆力，能治疗健忘症。

【导读】赤芝可用来治疗虚劳、咳嗽、气喘、失眠、消化不良、恶性肿瘤等。药理研究表明：其一，赤芝是最佳的免疫功能调节剂和激活剂，可显著提高机体的免疫功能，增强患者自身的抗癌能力。其二，赤芝对多种理化及生物因素引起的肝损伤有保护作用，能促进肝脏对药物、毒物的代谢，对于中毒性肝炎确有疗效。对于慢性肝炎患者，赤芝可明显消除头晕、乏力、恶心、肝区不适等症状，并可有效改善肝功能，使各项指标趋于正常。所以，赤芝可用于治疗慢性中毒、各类慢性肝炎、肝硬化、肝功能障碍。其三，赤芝可有效地扩张冠状动脉，增加冠脉血流量，改善心肌微循环，增强心肌氧和能量的供给，因此，本品对心肌缺血有保护作用，可广泛用于冠心病、心绞痛等病的治疗和预防。其四，赤芝所含的多糖、多肽等有明显的延缓衰老之功效。赤芝有促进和调节免疫功能、调节代谢平衡、促进核酸和蛋白质的合成、抗自由基的作用。赤芝多糖能显著促进细胞核内 DNA 合成能力，并可增加细胞的分裂代数，从而能祛纹除皱、延缓机体衰老。另外，赤芝多糖还有抗神经衰弱的作用。

黑　芝

【原文】黑芝[1]，味咸，平。主癃[2]，利水道，益肾气，通九窍，聪察[3]。久食轻身，不老延年，神仙。一名玄芝。

【注释】

[1] 黑芝：别名玄芝，是灵芝的一种。长期服用，可提高抗病能力，补益正气，延年益寿。

[2] 癃：病名。小便不通、不利的癃闭证。

[3] 聪察：聪明，有才智，有洞察问题的能力（审察、判断的能力），即指本品有健脑功能。

【导读】黑芝，别名玄芝、黑云芝、假灵芝。临床应用范围非常广泛，无论心、肺、肝、脾、肾哪脏虚弱，均可服用。黑芝所治病种涉及呼吸、循环、消化、神经、内分泌、免疫等各个系统，主治涵盖内、外、妇、儿、五官各科疾病。

研究证明黑芝能双向调节人体功能，调动机体内部活力，调节人体新陈代谢功能，提高自身免疫力，从而促使内脏、器官、功能正常化。其功效及机制体现在以下六个方面：一是增强人体免疫功能，表现在服用黑芝能增加胸腺、脾脏重量，增强白细胞活性和吞噬功能，促进淋巴细胞增殖和转化，增强细胞的分裂与再生。二是提高人体多巴胺含量，从而加强大脑的单胺类介质，提高人脑的注意力、反应力、记忆力。三是能促进人体蛋白质的合成，改善造血功能，有利于增强人体的防御机制。四是具有很强的保肝活性，降低肝脏三酰甘油的蓄积，提高肝细胞的代谢能力和再生修复能力。目前临床上使用黑芝治疗慢性乙型肝炎有显著疗效。五是所含多糖肽能有效地清除人体自由基，可减少心、脑中脂褐质的产生，提高细胞的活性与代谢能力。六是黑芝醇类化合物、多糖类能增强心肌收缩力、软化血管、减慢心率，达到降压的作用。同时本品还能预防阿尔茨海默病；降低血糖，提升胰岛素含量，帮助糖尿病患者恢复健康。

青　芝

【原文】青芝[1]，味酸，平。主明目，补肝气。安精魂，仁恕[2]。久食轻身，不老，延年，神仙。一名龙芝。

【注释】

[1] 青芝：别名龙芝。具有明目、补肝、安神之功效。长期服用，可增强记忆力，延年益寿，提高抗病能力。

[2] 仁恕：宽厚仁慈，富同情心，包容心。此处指本品有健脑补心功能。

【导读】 青芝属灵芝类药物，《本草纲目》认为"青芝，味酸，性平，无毒。云芝，性味甘、淡、微寒"。青芝含有草酸等有机酸，与青芝味酸的性质相符合。古代文献中多以"明目，补肝气"为主要功效，现代研究认为本品主要功能是治疗肝脏疾病，常用于治疗慢性肝炎、活动性肝炎。

白　芝

【原文】 白芝[1]，味辛，平。主咳逆上气[2]，益肺气，通利口鼻。强志意，勇悍[3]，安魄。久食轻身，不老，延年，神仙。一名玉芝。

【注释】

[1] 白芝：别名玉芝、素芝，灵芝的一种。具有益肺气、利肺窍、强志意、延缓衰老的功能。可治疗咳逆上气诸证。

[2] 咳逆上气：咳嗽，气逆上壅，伴有呼吸困难。

[3] 勇悍：勇猛而强悍。一指补肝肾而长气力，二指补气以增强防御力。卫气有剽悍之性，具有卫外御邪之功用。

【导读】 白芝为"芝"类药物之一，又名玉芝、素芝，其真菌菌肉质白，如马蹄状，大者可数斤，生长在松树和其他针叶树上。

黄　芝

【原文】 黄芝[1]，味甘，平。主心腹五邪[2]，益脾气。安神，忠和，和乐[3]。久食轻身，不老，延年，神仙。一名金芝。

【注释】

[1] 黄芝：别名金芝。具有补益脾气、安心神、提高机体抗病能力之功效。可治疗心腹多种邪气所致之病。久服可使身体轻健，延年益寿。

[2] 主心腹五邪：本品能治心腹中多种邪气导致的病证。五邪：一指实邪、虚邪、正邪、贼邪、微邪五者；二指伤犯五脏中不同脏腑之邪。

[3] 安神，忠和，和乐：本品能安心神，调心气，使人心志和畅而待人忠厚，身心乐观豁达。

【导读】 黄芝属"芝"类药物，可以补肝明目。可用于治疗大风癞疮（风邪入血、日久成癞、鼻坏色败）、脾胃虚弱、体倦乏力等症。

紫　芝

【原文】紫芝[1]，味甘，温。主耳聋，利关节。保神益精，坚筋骨，好颜色[2]。久服轻身，不老，延年。一名木芝。

【导读】紫芝，真菌的一种，似灵芝。本品应用范围非常广泛，无论心、肺、肝、脾、肾脏虚弱，均可服用。紫芝所治病种涉及呼吸、循环、消化、神经、内分泌及免疫等各个系统，涵盖内、外、妇、儿、五官各科疾病。

《本草纲目》将青、赤、黄、白、黑、紫六者统置于"芝"条之下，认为"五色之芝，配以五行之味，盖亦据理而已，未必其味便随五色也"。

紫芝的现代研究成果如下：一能治疗慢性支气管炎；二能治疗支气管哮喘；三能治疗白细胞减少症；四能治疗冠心病、心绞痛、心前区胀闷、降低血甘油三酯；五能治疗心律失常，本品在改善冠心病的同时，也能改善心律失常；六能抗神经衰弱，对神经衰弱导致的失眠有显著疗效；七是治疗糖尿病，本品可促进组织对糖的利用；八是抗过敏作用，当机体受到某种抗原侵袭导致免疫功能亢进，产生各种变态反应或免疫性病理损害时，紫芝能抑制亢进的免疫功能，保持机体自身的稳定；九是治疗急性病毒性肝炎，本品比传统的"护肝"药物疗效好。此外，还可用于治疗萎缩性胃炎、恶性肿瘤等。

【注释】

[1] 紫芝：别名木芝。具有益精气、强筋骨、提高抗病能力、强身健体、美容及延缓衰老的功效。可治疗虚劳、耳聋等虚损病证。

[2] 好颜色：本品有美容作用，使人容貌姣好。

卷　柏

【原文】卷柏[1]，味辛，温。主五脏邪气[2]，女子阴中寒热痛，癥瘕[3]，血闭，绝子。久服轻身，和颜色。一名万岁。

【注释】

[1] 卷柏：别名长生草、万年松，卷柏科植物卷柏的全草。入肝经。本品生用有活血功效。

临床可治疗经闭、癥瘕、跌打损伤。炒炭后有止血功用，可治吐血、便血、尿血、崩漏等。

[2] 邪气：一切致病因素。《灵枢·刺节真邪》："邪气者，虚风之贼伤人也，其中人也深，不能自去。正风者，其中人也浅，合而自去，其气来柔弱，不能胜真气，故自去。"

[3] 癥瘕：病名，指腹腔内的包块。《诸病

源候论·癥瘕候》中说瘕痕者，皆由寒温不适，与脏气相搏结所生也。其病不动者，名为癥。可

动者，名为瘕。

【导读】卷柏可治五脏邪气，还能"去百邪鬼魅""镇心治邪"等，本品善治神志性疾病，与《诸病源候论·邪注候》"凡云邪者，不正之气也，谓人之脏腑血气为正气，其风寒暑湿、魅魅魍魉，皆谓为邪也"相合。"女子阴中寒热痛"，似与《名医别录》所载本品能治疗"散淋结"相合。本品能治癥瘕、血闭、绝子等，说明本品能祛瘀活血。

蓝　实

【原文】蓝实[1]，味苦，寒。主解诸毒。杀蛊，蚑[2]，疰鬼[3]，螫毒[4]。久服头不白，轻身。

【注释】

[1] 蓝实：蓼蓝，亦称蓝，为蓼科一年生草本植物。具有解诸毒、杀虫蚑之功效。还有填骨髓、明耳目、利五脏、调六腑、通关节、强身

体、益心力的功效。

[2] 蚑（qí）：通"蚑"。蚂蟥。《诸病源候论·蚑蛲着人候》："蚑者，在草里，名为山蚑。在水里，名马蚑。"

[3] 疰鬼：指引起传染性疾病的不明病因。

[4] 螫（zhē）毒：毒虫或毒蛇的毒性物质。

【导读】李时珍认为："蓝凡五种，各有主治……惟蓝实专取蓼蓝者。"《本经逢原》认为本品"乃大青之子"，能解多种毒，由于本品苦寒，故可治疗热性传染病。《日华子本草》中"天行狂热"概指此而言，并广而用之治疗各种热毒证。头发白可因血热而得，蓝实能清血中之热，热除则发不白。《神农本草经疏》认为："虚寒人及久泄畏寒，腹中觉冷者勿服。"

蘼　芜

【原文】蘼芜[1]，味辛，温。主咳逆，定惊气[2]，辟邪恶[3]，除蛊毒[4]、鬼疰[5]，去三虫。久服通神。一名薇芜。

【注释】

[1] 蘼芜（mí wú）：亦名蕲茝、江蓠，为伞形科植物川芎幼苗的全草。入心、肝经。具有祛

风散寒之功效。可以用来治疗伤风头痛、眩晕、迎风流泪、咳嗽等。

[2] 惊气：一指惊风病；二指引起惊病的病因。

[3] 辟邪恶：防避邪恶之气。

[4] 蛊毒：古病名。指感染变感之气所致，病状各异，变化不一，病情危重，预后凶险。

[5] 鬼疰：古病名。又名痨瘵，因劳后伤正，感染痨虫所致的病。多见咳嗽、咯血、胸痛、潮热盗汗、骨蒸劳热等症，患者死后可传染他人。

【导读】古人相信蘼芜可使妇人多子，然而在古诗词中蘼芜一词多与夫妻分离或闺怨有关。李时珍谓"蘼芜，一作蘪芜，其茎叶靡弱而繁芜，故以名之。当归名蕲，白芷名蓠。其叶似当归，其香似白芷，故有蕲茝、江蓠之名"（《本草纲目·草部》）。《本草经集注》认为"方药用甚稀"，今不用。由于本品味香，道家认为可祛邪恶，魏武帝曾将本品藏衣中，可为佐证。功能祛蛊毒、鬼疰、三虫。

黄　连

【原文】黄连[1]，味苦。寒。主热气目痛[2]，眥伤泣出[3]，明目，肠澼[4]，腹痛，下利[5]，妇人阴中肿痛。久服令人不忘[6]。一名王连。

【注释】

[1] 黄连：别名川连，为毛茛科植物黄连及其同属数种植物的根茎。入心、胃、大肠经。具有清热燥湿、泻火解毒之功效。

[2] 热气目痛：即火热邪气犯目所致的目赤疼痛。

[3] 眥伤泣出：因目眥被邪气所伤而有流泪症状。

[4] 肠澼：古病名。一指泄泻；二指痢疾。

[5] 下利：古病名。一指泄泻；二指痢疾。

[6] 不忘：一指记忆力增强而不健忘；二指不发生狂妄等神志失常病证。忘，通"妄"。

【导读】临床常用本品治疗热病烦躁、神昏谵语、湿热内蕴、痞满、呕逆、泻痢、心烦、失眠、吐血、衄血、痈疖疮毒。本品研末外敷可治疮疡。实验研究证明，本品对多种球菌、杆菌有抑杀作用。黄连苦寒能清热燥，可治热气伤人之证。"肠澼，腹痛，下利"当为湿邪所致。本品有清热燥湿之功，可治疗湿热证。火与热同类，后世治疗火热毒盛类诸证多用黄连。如《药性论》的"去热毒"，《日华子本草》的"天行热疾"，《备急千金要方》"治大热毒纯血痢"等均属其例。

黄连的临床应用很广泛，可用于治疗湿热痞满、呕吐吞酸、泻痢、黄疸、高热神昏、心火亢盛、心烦不寐、血热吐衄、目赤、牙痛、消渴、痈肿疔疮，外用可治疗湿疹、湿疮、耳道流脓。黄连的不同炮制方法有不同的临床疗效，如酒黄连善清上焦火热，可治疗目赤、口疮；姜黄连善清胃、和胃止呕，可治疗寒热互结、湿热中阻、痞满呕吐；萸黄连善疏肝、和胃止呕，可治疗肝胃不和、呕吐吞酸等。

现代药理研究表明，黄连具有抗感染、抗真菌、抗病毒、抗阿米巴感染、抗腹泻、抗心律失常、解热、降血糖、降血脂、抗氧化、抗溃疡等作用。

络石

【原文】络石[1]，味苦，温。主风热[2]，死肌[3]，痈伤，口干舌焦，痈肿不消，喉舌肿，水浆不下[4]。久服轻身，明目，润泽，好颜色[5]，不老延年。一名石鲮。

【注释】

[1] 络石：别名络石藤、爬山虎、吸壁藤等，夹竹桃科植物络石的茎藤。入心、肝、肾经。具有祛风通络、化瘀、止血之功效。

[2] 风热：病证名。指外感风热感冒。

[3] 死肌：肌肤感觉丧失而无活力。

[4] 水浆不下：因咽喉舌肿疼痛而引起的吞咽困难。

[5] 润泽，好颜色：使肌肤光泽明润，面色娇美，本品有美容功效。

【导读】临床用络石藤治疗风湿痹痛、筋脉拘挛、痈肿、喉痹。还可治疗产后恶露不绝、跌打损伤、外伤出血。

实验证明，本品有明显的抗感染作用。络石藤可治"风热，死肌"，《本草正义》中用络石藤舒节活络，治疗痹痛甚验，提示络石藤能祛风湿，治痹证、痈伤。《名医别录》中用络石藤"主疗蝮蛇疮，绞取汁洗之，服汁亦去蛇毒心闷"。《新修本草》谓络石藤"刀斧伤疮，敷之立差"，提示本品有解毒作用。原文"口干舌焦"，提示本品有清热养阴之功用。陈藏器云"隋朝稠禅师，作青饮，进炀帝以止渴""痈肿不消，喉舌肿，水浆不下"，提示络石藤既能活血又能凉血，故《新修本草》广而用之，谓"疗产后血结大良"。原文"久服"诸句，提示络石藤既能抗衰老，又有美容作用。本品所治多为热毒证候，似与性"温"不相合。

蒺藜子

【原文】蒺藜子[1]，味苦，温。主恶血[2]，破癥结[3]，积聚，喉痹[4]，乳难[5]。久服长肌肉，明目，轻身[6]。一名旁通，一名屈人，一名止行，一名犲羽，一名升推。

【注释】

[1] 蒺藜子：刺蒺藜，别名白蒺藜、三角蒺藜等，蒺藜科植物蒺藜的果实。入肝、肺经。具有平肝、疏肝、祛风、明目之功效。

[2] 恶血：瘀血，又称死血。

[3] 癥结：癥。病证名。气血瘀阻而引起的

腹腔包块，病位固定，有形质可以触及。

[4] 喉痹：病证名。咽喉肿痛、吞咽困难的病证。

[5] 乳难：难产。

[6] 轻身：身体轻便灵巧。

【导读】临床常用本品治疗头痛眩晕、胸胁不舒、乳房胀痛、风疹瘙痒。动物实验发现本品有降血压作用，还有轻度利尿及抗胆碱作用。蒺藜子"主恶血，破癥结"，提示本品有活血祛瘀之功，可治疗瘀血证，后世多用蒺藜子治疗胸痹等。本品能治"乳难"，《药性论》中云："主难产。"《日华子本草》谓："催生并坠胎。"《本草纲目》言："故妇科方中以此催生坠胎，良有以焉。"《方龙潭家秘》中说蒺藜子治"乳胀不行"，是后发现的功效，与此处的"乳难"不同。《诸病源候论》："喉痹者，喉里肿塞闭痛，水浆不得入也，风毒客于喉间……亦令人壮热而恶寒。""喉痹"，今称白喉或急性喉炎之类，后世广而用本品治疗痈肿，提示本品有解毒之功。

研究证明，蒺藜子有以下作用：抗衰老，增强性功能，保护心肌，增加脑缺血部位的血供，改善脑循环，保护缺血脑组织，降低缺氧或复氧诱导的皮层神经元的凋亡，减轻细胞损伤，显著抑制人乳腺髓样癌细胞的增殖，有轻微的利尿作用，临床上可治疗腹水和水肿患者，可以降血糖。研究还发现蒺藜子具有调节血脂、调节体内微量元素、抗感染、镇痛、保护视网膜神经细胞等作用。

黄 芪

【原文】黄芪[1]，味甘，微温。主痈疽[2]，久败疮[3]，排脓，止痛，大风癞疾[4]，五痔[5]，鼠瘘[6]。补虚，小儿百病。一名戴糁。

【注释】

[1] 黄芪：原作黄耆，为豆科植物蒙古黄芪或膜荚黄芪的根。入脾、肺经。具有补中益气、固表、利水、托脓、生肌之功效。

[2] 痈疽：病名。因外感六淫、过食膏粱厚味、外伤感染等引起热聚肌肤，腐肉成脓。疮面大，易成脓，易溃破，脓出易敛口者为痈。疮面深而险恶者为疽，疽病位深，不易敛口，分为有头疽和无头疽两种。

[3] 败疮：病证名。疮伤久不敛口，预后凶险，或伴有脓毒败血症者。

[4] 大风癞疾：麻风病，又称"癞风"。麻风邪毒感染，症见须眉脱落，肌肤顽麻不仁，有传染性。

[5] 五痔：病证名。《诸病源候论·痔瘘候》："诸痔者，谓牡痔、牝痔、脉痔、肠痔、血痔也。"

[6] 鼠瘘：颈部瘰疬溃破形成的久不敛口、脓水涟涟的瘘管。《诸病源候论·痔瘘候》："鼠漏者……使人寒热，其根在肺，出于颈腋之间，其浮于脉中，而未内著于肌肉，而外为脓血者。"

【导读】黄芪可增强机体免疫功能，还有保肝、利尿、抗衰老、抗应激、降压、抗感染作用，但表实邪盛、气滞湿阻、食积停滞、痈疽初起或溃后热毒尚盛等实证以及阴虚阳亢者禁用。

实验证明，黄芪能增强免疫功能，易感冒者在感冒流行季节服用黄芪，不仅可减少感冒次数，还可减轻感冒症状，缩短病程；有明显的抗疲劳作用；可使细胞的生理代谢增强，其机制可能是通过细胞内 cAMP、cGMP 的调节作用完成；对正常心脏有加强收缩的作用，对于因中毒或疲劳而衰竭的心脏，强心作用更显著，还可使心脏收缩振幅增大，排出血量增多；通过直接扩张外周血管起到降压作用；能防止肝糖原减少，对四氯化碳导致的急性肝损伤有保护作用；对乙型肝炎病毒表面抗原阳性患者转阴也有一定作用；能双向调节血糖；对痢疾分枝杆菌、肺炎球菌、溶血性链球菌等均有抑制作用。

肉苁蓉

【原文】肉苁蓉[1]，味甘，微温。主五劳[2]七伤，补中[3]，除茎中寒热痛[4]。养五脏，强阴[5]，益精气[6]，多子[7]，女子癥瘕。久服轻身。

【注释】

[1] 肉苁蓉：别名大芸、寸芸、金笋等，为列当科植物肉苁蓉带鳞片的肉质茎。入肾、大肠经。具有补肾壮阳、润肠通便之功效。临床常用来治疗阳痿、性欲冷淡、遗精、滑精、不孕、腰脊疼痛、肠燥便秘等。

[2] 五劳：五类劳损证候。

[3] 补中：滋补内脏。结合本品功效，主要指补肾。

[4] 茎中寒热痛：通过补肾，可以消除阴茎中之寒热和疼痛。

[5] 强阴：使阴茎勃起强硬有力持久。即本品能增强性欲，延长性生活时间。

[6] 益精气：专指补益肾精肾气。此正与下文可使人"多子"（生育能力旺盛）呼应。

[7] 多子：能治疗不孕症，通过补益肾精、增强性欲来使生育能力增强。

【导读】李时珍认为"此物补而不峻，故有从容之号。从容，和缓之貌"。现代研究证明，肉苁蓉在临床上可润肠通便，能显著提高小肠推进速度，缩短排便时间，同时有抑制大肠吸收水分的作用，从而促进粪便的湿润和排泄，具有润肠通便功效；还可增强免疫功能，对人体淋巴细胞的形成和活性都有显著的影响，能增加淋巴细胞的增殖反应，从而增强机体的免疫功能；可调节循环系统，保护缺血心肌；可降血脂，抗动脉粥样硬化、抗血栓形成；可降低外周血管阻力，扩张外周血管，从而降低血压；可抗衰老，本品对人体下丘脑、垂体、性腺、胸腺等部位的老化均有明显的延缓作用；可提高性欲，能有效促进性中枢神经的功能，增强性激素的分泌，促进相关递质的释放等。

防 风

【原文】防风[1]，味甘，温。主大风[2]，头眩痛，恶风[3]，风邪，目盲无所见，风行周身，骨节疼痹[4]，烦满[5]。久服轻身。一名铜芸。

【注释】

[1] 防风：别名关防风、青防风，为伞形科植物防风的根。入膀胱、肺、脾经。具有发表祛风、胜湿、止痛的功效。临床可用来治疗风寒感冒、头痛目眩、风寒湿痹、骨节酸痛、破伤风等。

[2] 大风：癫风、恶风、麻风病，也有人解为迅猛毒烈之风邪伤人致病者。

[3] 恶（wù）风：怕风，憎恶风，轻度怕冷症状。

[4] 风行周身，骨节疼痹：风邪偏盛导致的行痹，其特点是全身骨节游走性疼痛。

[5] 烦满：心胸烦闷。满，通"懑"，闷也。

【导读】防风，古代名"屏风"（见《名医别录》），喻指御风如屏障。

防风既能发汗，又能止汗。"用防风必兼荆芥者，以其能入肌肤宣散故耳"（《本草求真》），"若属外感证，用麻桂嫌热、嫌猛；用银翘嫌寒时，荆防用之宜"（《施今墨对药临床经验集》），可见荆芥与防风相配有达腠理、发汗散邪之效，二者相辅相成。

防风既能止泻，又能通便。防风配柴胡、羌活、独活等，能散风胜湿，升清止泻，临床常见脾胃虚弱、怠惰嗜卧、肢体酸疼、大便溏泄、小溲频数者，用升阳益胃汤（《脾胃论》），每奏捷效。若因外伤风邪，肝木乘脾，完谷不化而泄泻者，用痛泻要方（《医方集解》），取防风能健脾泻肝胜湿，为引经之要药，防风配枳实（壳）也能通便。《太平圣惠方》中搜风顺气丸用防风升脾之清气，配枳壳、大黄以宽肠顺气，治中风引起的风秘、气秘甚效，诸药配伍可使清阳升而浊阴降。

防风既能止血，又能通经。防风能升脾之清阳，炒黑则入血分，能增强止血之效。槐角丸（《太平惠民和剂局方》）方中用防风配槐角、地榆、枳壳等，治诸痔、脱肛及肠风下血甚效。临床治痔血等用槐花散（《普济本事方》）：槐花、侧柏叶、荆芥、枳壳、防风、升麻、大黄各等份，同炒黑、存性，共碾为极细末，每日早晚空腹取 5~6g，米饮汤调服。此方不仅能入血分止血，还能引邪外出于气分，一举两得。但胃十二指肠溃疡出血、气虚、阴虚者不宜服用。

蒲　黄

【原文】 蒲黄[1]，味甘，平。主心、腹、膀胱寒热，利小便。止血，消瘀血[2]。久服轻身，益气力，延年，神仙。

【注释】

[1] 蒲黄：为香蒲科植物水烛香蒲、东方香蒲的花粉。入肝、心经。具有活血祛瘀、止血的功效。

[2] 瘀血：血行不畅、运行阻滞所致，或体内残存的离经之血。

【导读】 本品为香蒲科植物水烛香蒲、东方香蒲或同属植物的干燥花粉。临床可用来治疗瘀血阻滞、心腹刺痛、产后瘀血腹痛、闭经、痛经、跌打损伤、疮疖肿毒等。炒黑存性可以治疗吐血、衄血、便血、尿血、咯血、崩漏等。本品还可以治疗重舌、口疮、湿疹等。蒲黄可治"心腹膀胱寒热"，此为寒热邪气伤犯心、腹、膀胱之证，邪在膀胱可见血淋，邪在肺胃可见咯血、吐血等。《本经逢原》认为寒热形成原因是"良由血结其处，营卫不和故也"，一语中的。

实验研究证明，蒲黄可兴奋离体子宫和在位子宫，随着蒲黄剂量增大子宫可呈痉挛性收缩，未孕子宫比已孕子宫作用明显，蒲黄可使产后子宫收缩力加强或紧张性增加。蒲黄可增加心脏收缩力，使肠蠕动增强，使实验动物的凝血时间明显缩短，在试管内能抑制结核分枝杆菌的生长。

香　蒲

【原文】 香蒲[1]，味甘，平。主五脏、心下[2]邪气，口中烂臭。坚齿，明目，聪耳[3]。久服轻身，耐老[4]。一名睢。

【注释】

[1] 香蒲：为香蒲科植物水烛香蒲、宽叶香蒲的全草，其花粉为蒲黄。具有利尿、泻火的功效。

[2] 心下：胃脘部。

[3] 聪耳：治疗听力障碍，达到聪耳之功效。

[4] 耐老：延缓衰老。

【导读】 香蒲，多年生草本植物，俗称蒲草。临床可用来治疗小便不利、乳痈等。香蒲所治邪气，据"口中烂臭"分析，当为胃有热邪证。

续　断

【原文】续断[1]，味苦，微温。主伤寒[2]，补不足。金疮痈，伤折跌，续筋骨[3]，妇人乳难。久服益气力。一名龙豆，一名属折[4]。

【注释】

[1] 续断：别名川断，为川续断科植物川续断的根。入肝、肾经。具有补肝肾、续伤骨、调血脉之功效。

[2] 伤寒：狭义伤寒，即感染寒邪所致的病证。

[3] 续筋骨：通过补益肝肾和调畅血脉达到治疗跌打损伤的作用，使筋骨续接。

[4] 属（zhǔ）折：属，连接。是对"续断"之名的另一种表述。

【导读】本品可治疗肝肾不足、腰膝酸痛、风湿骨痛、跌打损伤、骨折、崩漏、妊娠漏血、胎动不安等。续断活血、续筋骨之功效历代医家均认可，《本草求真》中称续断为"实疏通气血筋骨第一药也"。《日华子本草》中认为续断能"破癥结瘀血"。《滇南本草》言其能"落死胎"，由此可知续断确能活血。本品治"金疮痈"疗效可靠，《日华子本草》中称续断能"消肿毒"，《滇南本草图说》认为续断可"治一切无名肿毒"。

本品辛温散寒，能助阳，可治疗肾阳不足、下元虚冷、阳痿不举、遗精滑泄、遗尿尿频等，常与鹿茸、肉苁蓉、菟丝子等壮阳起痿之品配伍，如鹿茸续断散（《鸡峰普济方》）；与龙骨、茯苓等同用，可治疗滑泄不禁之症，如锁精丸（《瑞竹堂经验方》）。

漏　芦

【原文】漏芦[1]，味苦，寒。主皮肤热[2]，恶疮[3]，疽，痔，湿痹[4]。下乳汁。久服轻身，益气，耳目聪明，不老，延年。一名野兰。

【注释】

[1] 漏芦：为菊科植物祁州漏芦或禹州漏芦的根。入胃、大肠经。具有清热解毒、消肿排脓、下乳的功效。临证可治乳痈、疖肿、乳汁不通、风湿性关节炎、热毒血痢等。

[2] 皮肤热：症状名。古代没有体温计测体温，则用手触摸皮肤，有热者则称为皮肤热。此为古代触诊方法。在《内经》中则指热病的种类之一。

[3] 恶疮：指疮疡表现为红肿灼痛、溃烂后脓水不止、久不敛口者。

[4] 湿痹：痹证类型之一，因湿邪偏盛所致，又名著痹。病位固定，肢体关节疼痛不移。

【导读】漏芦是一种多年生草本植物，别名野兰、鬼油麻、狼头花。临床可治疗各种不全麻痹症及末梢或中枢性运动神经元传导障碍导致的瘫痪，对全身性衰弱伴血管性营养不良的患者有强壮作用。

天名精

【原文】天名精[1]，味甘，寒。主瘀血，血瘕[2]欲死，下血。止血，利小便。久服轻身，耐老。一名麦句姜，一名虾蟆兰，一名豕首。

【注释】

[1] 天名精：别名癞格宝草、皱面草、挖耳草等，菊科植物天名精的全草。入肝、肺经。具有清热解毒、祛痰、止血之功效。临床可用来治疗咽喉肿痛、急性黄疸性肝炎、吐血、血衄、咯血、尿血等。捣敷外用可治疮疡、痒疹等。

[2] 血瘕：病名。八瘕之一。"血瘕，留著肠胃之外及少腹间，其苦横骨下有积气，牢如石，因而少腹急痛，阴中若有冷风，或背脊痛，腰痛不可俯仰"（《杂病源流犀烛·癥瘕积聚痃癖源流》）。《诸病源候论·八瘕候》："血瘕病……令人腰痛，不可以俯仰，横骨下有积气，牢如石，小腹里急苦痛，背脊疼，深达腹下挛，阴里若生冷风，子门辟，月水不时，乍来乍不来，此病令人无子。"

【导读】天名精为多年生草本植物。李时珍："按沈括《笔谈》云：世人既不识天名精，又妄认地菘为名，本草又出鹤虱一条，都成纷乱。不知地菘即天名精，其叶似菘，又似蔓荆，故有二名，鹤虱即其实也。"临床常用本品治疗急性黄疸性肝炎、急性肾炎、慢性下肢溃疡等。

决明子

【原文】决明子[1]，味咸，平。主青盲[2]，目淫肤赤白膜[3]，眼赤痛，泪出。久服益睛光[4]，轻身。

【注释】

[1] 决明子：别名草决明、马蹄决明、假绿豆、假花生等，豆科植物决明的种子。入肝、肾经。具有清肝明目、润肠通便之功效。临证可治疗目赤肿痛、肝炎、肠燥便秘等。

[2] 青盲：病名。外眼完好但视力丧失的病。包括青光眼以及其他眼底病所致之失明。

[3] 目淫肤赤白膜：眼睛有赤膜或白膜侵犯到眼球及眼睑。淫，浸淫。肤，肤睑，即眼睑。膜，生物体内像薄皮样的组织。膜，即翳。赤白膜，眼生膜后，其血丝色淡而稀疏者称为白膜；其血丝红赤而稠密者称为赤膜。

[4] 益睛光：增强视力。睛光，指视力。

【导读】决明子为豆科一年生草本植物决明或小决明的干燥成熟种子，也叫草决明，具有清肝火、祛风湿、益肾明目等功效。临床实验证明，常饮决明子茶可以清肝明目、防止视力模糊、通畅大便、降血压、降血脂、降低胆固醇等，对于防治冠心病、高血压都有不错的疗效，而且决明子富含维生素 A 及锌元素，可防治夜盲症，小儿常饮决明子茶可避免缺锌。此外，决明子润肠通便的功能可以治疗大便燥结，帮助顺利排便。

丹　参

【原文】丹参[1]，味苦，微寒。主心腹邪气[2]，肠鸣幽幽如走水[3]，寒热，积聚。破癥除瘕，止烦满，益气。一名郄蝉草。

【注释】

[1] 丹参：别名红根，唇形科植物丹参的根。入心、肝经。具有活血祛瘀、安神宁心之功效。临证常用来治疗月经不调、闭经、痛经、产后瘀血腹痛等。近年来常用本品治疗冠心病、心绞痛、心脑供血不足、癥瘕、积聚、风湿痹痛、心悸、失眠等。

[2] 主心腹邪气：主治邪气（主要指瘀血）滞留心腹之证。

[3] 肠鸣幽幽如走水：肠鸣音亢进，如同流水声。幽、呦可通用。

【导读】实验证明，本品可增加冠状动脉血流量，改善心肌供血，有镇静和安定作用。丹参"主心腹邪气"是提纲，即本品可治心腹部的邪气，然而邪气在古代含义甚广，可为六淫，可为七情，可为饮食所伤，也可为体内的病理产物，亦可为鬼魅，此处"邪气"之义为广义邪气，因"肠鸣幽幽如水走"这一现象，古人认为是鬼魅所致，《药性论》云："治百邪鬼魅，腹痛，气作声音鸣吼，能定精。"类似于今之急腹症合并感染。

飞　廉

【原文】飞廉[1]，味苦，平。主骨节热，胫重酸痛。久服令人身轻[2]。

【注释】

[1] 飞廉：别名大力王、天荠，菊科植物飞廉的全草或根。具有凉血祛风、清热利湿之功效。可治疗吐血、衄血、尿血、血崩、头风眩晕等。也可治疗急慢性传染性肝炎、尿路感染、乳糜尿、湿热痹证。

[2] 身轻：使人身体轻巧灵便。

【导读】本品为菊科飞廉属植物飞廉及藏飞廉，以全草或根入药。临床常用本品治疗关节炎，还可治疮匿蚀口齿及二阴者。

五味子

【原文】 五味子[1]，味酸，温。主益气，咳逆上气，劳伤，羸瘦。补不足，强阴[2]，益男子精[3]。

【注释】

[1] 五味子：为木兰科植物五味子的果实。入肺、肾经。具有敛肺滋肾、生津止汗、温阳止泻、安神之功效。

[2] 强阴：使阴茎勃起有力持久，延长性生活时间。

[3] 益男子精：能促进男子生殖之精的生成。

【导读】 本品为木兰科植物五味子或华中五味子的干燥成熟果实。前者习称"北五味子"，后者习称"南五味子"。临床常用五味子治疗久咳虚喘、津少口干、自汗、盗汗、遗精、滑精、久泻、久痢、健忘、失眠等。其"强阴，益男子精"作用，现代研究证明其能兴奋性中枢神经，提高性兴奋性。临床有用其治疗无黄疸型传染性肝炎，总有效率达85.3%；有用于治疗急性肠道感染，有效率为95%；有用于治疗神经衰弱，能使患者失眠、头痛、头晕、眼花及遗精等症状消失或改善，从而恢复健康；口服治疗潜在型克山病，患者的心慌不适、气短、头晕等自觉症状均改善或消失，心律不齐亦有所改善。

旋　花

【原文】 旋花[1]，味甘，温。主益气，去面䵟[2]黑色，媚好[3]。

其根[4]，味辛，主腹中寒热邪气，利小便。久服不饥，轻身。一名筋根花。一名金沸。

【注释】

[1] 旋花：别称篱无剑、篱打碗花等，旋花科多年生缠绕草本植物，根茎和花均可入药。其花可补虚劳，益精气，治面部黑斑，有美容作用。其根可治内脏寒热病，利小便，能续筋骨、治金疮、治丹毒等。李时珍《本草纲目·草部》对其根的形态与作用描写道："根细如筋，可啖，故《别录》言其久服不饥，时珍自京师还，见北土车夫每截之，云暮归煎汤饮，可补损伤，则益气续筋之说，尤可征矣。"

[2] 面䵟（gǎn）：面部黑斑。《说文解字·皮部》："䵟，面黑气也。"

[3] 媚好：美好，娇艳。媚，妩媚也，指本品有美容功效。

[4] 其根：旋花的根，也可入药。

【导读】旋花与旋覆花是两味不同的中药。旋花为旋花科打碗花属植物，以根状茎及全草入药，具有降压、利尿、接骨生肌之功效，临床用于治疗高血压、小便不利，外用治疗骨折、创伤、丹毒等，属于"上品"类药物。

旋覆花则为菊科植物旋覆花、线叶旋覆花或大花旋覆花等的头状花序，味苦、辛、咸，性温，入肺、肝、胃经，具有消痰、行水、降气、止呕、软坚之功效。临床用于治疗胸中痰结、胁下胀满、咳喘、呃逆、唾如胶漆、心下痞硬、噫气不除、大腹水肿，被列为"中品"类药物。二者要加以区别。

兰　草

【原文】兰草[1]，味辛，平。主利水道，杀蛊毒[2]，辟不祥[3]。久服益气，轻身，不老，通神明。一名水香。

【注释】

[1] 兰草：佩兰，别名省头草，菊科植物兰草的茎叶。入脾、胃经。具有芳香化湿、醒脾开胃、发表解暑之功效。临床用于治疗脘痞呕恶、口中甜腻、口臭、多涎等暑湿表证及头胀胸闷等病症。

[2] 蛊毒：病名。感染变惑之气所致的病证，病证变化多端，病情较重，预后凶险，如毒痢、重症肝炎、恙虫病、血吸虫病等。

[3] 辟不祥：能预防和消除秽浊之气和不吉利的邪魅之气。

【导读】本品为治疗湿温病证要药，常与藿香、黄芩、薏苡仁等药配合应用。此外，又适用于湿热内阻之口中甜腻多涎、口气腐臭之症。用于治疗畏寒、发热、头胀、胸闷、纳呆等症，常配合藿香、厚朴、荷叶同用。《素问·奇病论篇》记载兰草汤治疗脾瘅口甘；兰草亦可用以治疗秋后伏暑（《增补评注温病条辨》七叶芦根汤）；能治温暑初起，身大热，背微恶寒，继则但热无寒、口大渴、汗大出、面垢齿燥、心烦懊侬者（《重订广温热论》五叶芦根汤）。

蛇床子

【原文】蛇床子[1]，味苦，平。主妇人阴中肿痛，男子阴痿[2]，湿痒[3]。除痹气[4]，利关节。癫痫，恶疮[5]。久服轻身。一名蛇米。

【注释】

[1] 蛇床子：又名蛇米，伞形科植物蛇床的果实。入肾、脾经。具有温肾助阳、燥湿杀虫的功效。临床常用以治疗男子阳痿，妇女性欲冷淡、宫寒不孕、带下清稀等，也可外用治疗阴道

滴虫。熏洗可治疗癣疥、湿疹等。

[2] 男子阴痿：病名。阳痿，男子阴茎疲软不能勃起，无法完成正常的性交活动。

[3] 湿痒：因湿而致皮肤瘙痒的症状，皮损处伴有渗出物。

[4] 痹气：痹证。因风寒湿邪侵袭所致经脉痹阻不通，症见关节、肌肉疼痛的病。《内经》所论之痹意广，包括多种病证。

[5] 恶疮：病证名。疮疡初起红肿灼痛、溃破后脓水浸渍、久不敛口者。

【导读】现代药理研究证明，蛇床子提取物能延长实验动物的动情期，缩短动情间期，并能使去势鼠出现动情期，卵巢及子宫重量增加，有类似性激素样作用，这就是古人用以治疗阳痿、性功能减退的药理学基础。唐代孙思邈治阳痿不起（《备急千金要方》）；另有用以治疗妇人阴寒（《金匮要略》蛇床子散）；现代人用以治疗滴虫性阴道炎（内蒙古《中草药新医疗法资料选编》）。

地肤子

【原文】地肤子[1]，味苦，寒。主膀胱热[2]，利小便。补中，益精气。久服耳目聪明，轻身，耐老。一名地葵。

【注释】

[1] 地肤子：别名扫帚子、铁扫把子等，为藜科植物地肤的果实。入肾、膀胱经。具有清热利尿、除湿止痒之功效。临床常用以治疗湿热淋病、小便不利、白带等，也可用以治疗荨麻疹、皮肤瘙痒症、湿疹、疥癣等。

[2] 膀胱热：热邪侵犯膀胱，膀胱气化不利，故有小便不利、淋癃诸症。地肤子能清利膀胱湿热，故能"利小便"。

【导读】现代药理研究证明，地肤子具有抗皮肤真菌、利尿、抑制过敏等作用。临床有用本品治阳虚气弱、小便不利者（《医学衷中参西录》宣阳汤），有治阴虚血亏，小便不利者（《医学衷中参西录》济阴汤），有治雀目者（《广济方》地肤子丸），有治肝虚目昏者（《太平圣惠方》地肤子散）等。

景　天

【原文】景天[1]，味苦，平。主大热，火疮[2]，身热烦，邪恶气。花[3]，主女人漏下赤白[4]。轻身，明目。一名戒火，一名慎火。

【注释】

[1] 景天：别名火焰草，为景天科植物景天的全草。入肝经。具有祛风利湿、活血散瘀、止血、止痛之功效。临床用于治疗喉炎、荨麻疹、吐血、小儿丹毒、乳腺炎；外用治疗疔疮痈肿、跌打损伤、鸡眼、烧烫伤、毒蛇咬伤、带状疱疹、脚癣诸疾。

[2] 大热，火疮：猛烈，属热毒所致的疮

疡。火疮指火烧伤而感染化脓，大热指阳热亢盛之实热证，患者多有壮热症状。

[3] 花：景天的花序，也可入药。

[4] 漏下赤白：病名。女子不在月经期间阴道淋漓不断地出血为"漏下"。赤白，为赤白带下病。

【导读】现代研究证明，景天具有扩张动脉血管、兴奋心脏、解毒、降压、镇静、活血止血、安神定气等作用，其中所含黄酮类水溶性总苷有保肝降酶作用，景天多糖能激活免疫细胞，提高机体免疫功能，且对正常细胞无毒害，景天庚醛糖作用于蜂毒中磷脂酶 A 和透明质酸酶，能消肿止痛、解毒和阻止毒素扩散等。

景天能调动机体内的"积极"因素，具有"补不足、减多余"的双向调节作用，通过对人体代谢系统、循环系统、神经系统、内分泌系统、免疫系统等进行调节，使机体达到最佳状态，促使血压、血红蛋白、血糖等指标以及心脑血管功能等恢复到正常水平；能够有效消除人的紧张情绪，均衡调节中枢神经，改善睡眠及调节烦躁亢奋或抑郁状态，可提高精力，增强记忆力，亦能够醒脑益智，提高工作和学习效率，预防老年性痴呆症。

茵陈蒿

【原文】茵陈蒿[1]，味苦，平。主风、湿、寒、热邪气[2]，热结黄疸[3]。久服轻身，益气，耐老。

【注释】

[1] 茵陈蒿：别名茵陈、绵茵陈等，为菊科植物茵陈蒿的嫩苗。入肝、胆、脾经。具有清热利湿、消除黄疸之功效。

[2] 主风、湿、寒、热邪气：可治疗风、湿、寒、热邪气所致的病证。

[3] 黄疸：病证名。因湿热或寒湿内蕴于肝胆或脾而引起的以身黄、目黄、尿黄为特征的病证。

【导读】唐代陈藏器曰："此虽蒿类，经冬不死，更因旧苗而生，故名茵陈，后加蒿字耳。"临床常用以治疗湿热黄疸及肝炎急性期。动物实验证明，本品有利胆、利尿、降血压的作用。茵陈蒿可治风邪、湿邪、寒邪和热邪四种外邪所致病证。《备急千金要方》记载本品能："治通身风痒，生疮疥，茵陈不计多少，煮浓汁洗之，立瘥"。

杜　若

【原文】杜若[1]，味辛，微温。主　胸胁下逆气[2]。温中，风入脑户[3]，头肿痛，多涕泪出。久服益精[4]，明目，轻身。一名杜蘅。

【注释】

[1] 杜若：主治胸胁下逆气，能温中散寒，治疗头肿痛、多涕泪之症，具有益精、明目之功能，也可治疗眩晕目眩，还有止痛作用。

[2] 逆气：病机名，气机逆冲而上。逆气在胃可见呕吐、恶心、呃逆、嗳气、反胃等；逆气在肺可见咳喘，气息上壅而呼吸困难；逆气在肝可见肝火上炎或肝阳上亢之头痛、头晕、目眩或昏厥等。

[3] 脑户：一指穴名，二指枕骨大孔或小儿囟门。

[4] 精：一指眼珠，精通"睛"。二指五脏六腑之精气，"五脏六腑之精气，皆上注于目而为之精。"（《灵枢·大惑论》）两解并行不悖。

【导读】杜若，别名为杜蘅，但非今之杜衡。今之杜衡又称南细辛、苦叶细辛，为马兜铃科多年生草本植物，其根、茎、全草均可入药，具有散寒止咳、祛风止痛之功效，可治风寒感冒、痰饮喘咳、头痛、耳痛、风寒湿痹等。与此处杜若多有混淆，但据《本草经集注》《新修本草》《本草图经》所述，此处杜若当为鸭跖草科植物叶花的根茎及全草，又称杜蘅。所以杜若与杜衡是两种植物，不可不察。

沙　参

【原文】沙参[1]，味苦，微寒。主血积[2]，惊气[3]。除寒热，补中，益肺气。久服利人[4]。一名知母。

【注释】

[1] 沙参：又名杏叶沙参，为桔梗科多年生草本植物沙参的根，又有南沙参和北沙参的区别。入肺、胃经。具有养阴清肺、养胃生津之功效。临床常用以治疗阴虚发热、肺热咳嗽、热病伤津、口渴等。南沙参养胃生津作用优于北沙参。

[2] 血积：病机名。血行不畅而瘀积的病理状态。

[3] 惊气：惊骇或因惊而抽风。

[4] 利人：有利于人的健康。

【导读】前人所用沙参，系南沙参，至清代载有沙参分南、北两种。一般认为两药功效相似，均属养阴药，具有养阴清肺、益胃生津的功效。然南沙参又称大沙参、空沙参，其形粗大，质较疏松，功效较差，专长于入肺，偏于清肺祛痰止咳；北沙参，又称北条参、细条参，其形细长，质坚较密，功效较佳，专长于入胃，偏于养阴生津止渴。别名为知母，实非今之知母，不可混淆。

经研究认为，南沙参具有如下功能：一是补益肺阴，润养肺燥，也能清肺热，可以用来治疗阴虚咳嗽、肺热燥咳、干咳少痰、咽干以及声音嘶哑或咯血等病症。二是能够养胃阴、清胃热，可用于治疗胃阴虚有热而出现的口燥咽干、大便秘结、食少呕吐、舌红少津等症。同时沙参有兼补脾气的作用，对于胃阴、脾气皆虚者有气阴双补之功效，特别适用于温热病后期，机体气阴两虚而余热未清者使用。三有镇咳、祛痰、平喘和消炎作用。四是可提高机体细胞免疫和非特异性免疫，抑制体液免疫，具有调节免疫平衡的功能。五是在试管内对奥杜盎氏小芽孢癣菌、羊毛状小芽孢癣菌等真菌有不同程度的抑制作用。六是1%的沙参浸剂对离体蟾蜍心脏有明显的强心作用，能使离体心脏的振幅增大，给麻醉兔静脉注射，能使其血压稍上升，呼吸加强。

徐长卿

【原文】徐长卿[1]，味辛，温。主鬼物百精[2]，蛊毒[3]，疫疾[4]，邪恶气，温疟[5]。久服强悍[6]，轻身[7]。一名鬼督邮。

【注释】

[1] 徐长卿：别名鬼督邮、寮刁竹、一枝香等，萝藦科植物徐长卿的根、根茎或全草。具有祛风止痛、解毒消肿、活血祛瘀及利尿功效。临床可用以治疗风湿关节疼痛、胃痛、肠炎、痢疾、水肿、腹水等，也可治疗跌打损伤、蛇虫咬伤、湿疹、荨麻疹等。研究证明其有抑制多种细菌的作用。

[2] 鬼物百精：古人对多种能引起怪异病状的不明原因皆如此称之。

[3] 蛊毒：病名。指感染变惑之气后，出现的病情严重、变化不一、预后凶险的病，如毒痢、重症肝炎、恙虫病、血吸虫病、肝硬化等。

[4] 疫疾：病名。因感染疫疠之气所引起的具有传染性的疾病。

[5] 温疟：病名。感染暑热之邪藏伏体内，至秋而发，热象明显的疟疾。

[6] 久服强悍：久服本品可以增长气力，强身健体，使人强壮而勇猛。

[7] 轻身：使身体轻巧灵便，动作敏捷。

【导读】本品的临床应用，一是治疗慢性支气管炎，有一定的消炎、化痰、止咳、平喘作用，对单纯性效果较好，喘息性较差，加用鱼腥草后疗效有所提高。二是用于镇痛，治疗肠炎、胆道蛔虫病、溃疡病、肠蛔虫病、胆囊炎、胆石症、胆道手术综合征等所致的急性腹痛。三是治疗皮肤病，对湿疹、荨麻疹、接触性皮炎以及顽癣等均有效果，可内服、外洗结合。四是治疗神经衰弱，治疗有头痛、失眠、健忘、易疲劳、焦虑的神经衰弱患者，效果显著。五是治疗泌尿系结石，内服徐长卿并配合体外震波碎石机碎石后排石，效果显著。六是治疗过敏性鼻炎，疗效肯定。

石龙刍

【原文】石龙刍[1]，味苦，微寒。主心腹邪气，小便不利，淋闭[2]，风湿[3]，鬼疰[4]，恶毒[5]。久服补虚羸，轻身，耳目聪明，延年。一名龙须，一名草续断，一名龙珠。

【注释】

[1] 石龙刍（chú）：又名龙须、龙修、龙华，俗名龙须草等，为灯心草科植物石龙刍的全草，多年生草本植物。有补虚羸、聪耳目、轻身、延年的功效。可治心腹邪气、小便不利、淋闭、风湿痹痛、鬼疰恶毒、阴茎中热痛、蛔虫等。

[2] 淋闭：病名。癃闭，因邪气侵犯膀胱，气化不利致排尿困难的病症。

[3] 风湿：因风湿邪气侵犯人体所致的病证。俗语中常将痹证简称"风湿"。

[4] 鬼疰：古病名，痨瘵。因过劳伤正，感染痨虫而致的病，死后传染他人。症见咳嗽、咯血、潮热盗汗、骨蒸劳热等。

[5] 恶毒：病名。一种传染病。《诸病源候论·恶注候》："恶注者，恶毒之气，人体虚者受之，毒气入于经络，遂流移心腹。其状往来击痛，痛不一处，故名为恶注。"

【导读】临床用于通淋，所以《浙江民间草药》谓其有"利水通淋，清热安神"之功效。也可用其治牙痛，龙须草三钱，煎服。

云　　实

【原文】云实[1]，味辛，温。主泄痢[2]，肠澼[3]。杀蛊毒[4]，去邪恶，结气[5]，止痛，除寒热。

花，主见鬼精物[6]。多食令人狂走[7]。久服轻身，通神明。

【注释】

[1] 云实：又名马豆，为豆科植物云实的种子。具有清热、除湿、杀虫之功效。临床可用来治疗痢疾，又能治疗钩虫病、蛔虫病、疟疾等。云实的叶又名四时青，煎服可治产后恶露不绝，研末治小儿口疮。动物实验证明，本品有止咳、祛痰的作用。云实的根可治腰痛、毒蛇咬伤。

[2] 泄痢：病名。一指泄泻和痢疾，二指痢疾。

[3] 肠澼：病名，泄泻。

[4] 蛊毒：病名。感染变惑之气而出现的病情严重、变化不一、预后凶险的病。

[5] 结气：体内气机郁结不畅所致之病。

[6] 主见鬼精物：患者出现幻觉，或神志失常妄见的中毒症状。

[7] 狂走：过食本品出现的中毒症状。其花的用量至关重要，大剂量可治"见鬼精物"，小剂量可使人神志失常。

【导读】云实的种子有止痢、驱虫的功效，用于治疗痢疾、钩虫病、蛔虫病。云实的根具有发表散寒、祛风活络的功效，还可用于治疗风寒感冒、风湿疼痛、跌打损伤、蛇咬伤。现代药理研究证明，云实具有止咳、祛痰与平喘作用，也能抑制金黄色葡萄球菌。

王不留行

【原文】王不留行[1]，味苦，平。主金疮止血，逐痛，出刺，除风痹[2]，内寒[3]。久服轻身，耐老，增寿。

【注释】

[1] 王不留行：别名留行子、奶米、大麦牛等，石竹科植物麦蓝菜的种子。入肝、胃经。具有行血通经、下乳消肿的功效。可治闭经、痛经、乳汁不通、乳痈、睾丸炎等。王不留行主要作用是消除外伤瘀血、疼痛，并能拔刺。

[2] 风痹：病名。感受风寒湿邪而以风邪为主所致之痹，又名行痹。临证以肢体疼痛游走不定、时作时止为特征，正所谓"风气胜者为行痹"之意（《素问·痹论篇》）。

[3] 内寒：寒邪直犯内脏，或体内阳虚所致之里寒病证。

【导读】古人认为王不留行所治之瘀血的形成是由于损伤后伤风冷，使血结在内，提示王不留行有祛风的作用，故《药性论》云其"能治风毒，通血脉"。《日华子本草》言其"发背游风，风疹"。关于其拔刺之功，《梅师方》载："治竹木针刺在肉中不出，疼痛，以王不留行为末，熟水调服敷方寸匕，即出。"

由于王不留行具有行血通经、催生下乳、消肿敛疮的功效，常用于治疗因滞而致的妇女经闭、乳汁不通、难产、血淋、痈肿、金疮出血。历代用以治疗妇人因气滞而致奶汁绝少者（《卫生宝鉴》涌泉散）；有用于治难产逆生，胎死腹中者（《普济方》胜金散）；有用于治诸淋及小便常不利，阴中痛，日数十度起，此皆劳损虚热所致者（《外台秘要》）。

牡　桂

【原文】牡桂[1]，味辛，温。主上气咳逆[2]，结气[3]，喉痹[4]，吐吸[5]。利关节，补中益气。久服通神，轻身，不老。

【注释】

[1] 牡桂：肉桂，别名玉桂、官桂等，樟科植物肉桂的树皮，除去树皮者为桂心。入肾、脾、肝经。具有补肾阳、暖脾胃、除积冷、通血脉、止疼痛之功效。临床常用以治疗肾阳不足之阳痿、尿频、腰脊冷痛，脾阳不足之胸腹冷痛、食少便溏等，还可治疗妇女冲任虚寒之痛经、闭经、癥瘕，阴疽、漫肿难以溃破，或久溃不能敛口等。实验证明，本品能阻止应激性溃疡的形成，还有利胆、解痉、镇静、解热的作用，能解除胃肠痉挛性疼痛。

[2] 上气咳逆：肺气失于肃降，上逆所致咳喘、呼吸困难。

[3] 结气：因邪气引起的气机郁结。据上下文意，当为肺气结滞。

[4] 喉痹：病名。咽喉肿痛，吞咽困难，甚则影响呼吸的病症。

[5] 吐吸：吐出吸入的气体，即呼吸困难较重时利用口呼气。张志聪曰："吐吸者，吸不归根，即吐出也。"

【导读】牡桂又称肉桂、官桂或香桂，为樟科植物天竺桂、阴香、细叶香桂、肉桂或川桂等树皮的通称。本品甘热助阳补火，为治命门火衰之要药，常用治肾阳不足，命门火衰的阳痿宫冷、腰膝冷痛、夜尿频多、滑精遗尿等，多与附子、熟地黄、山茱萸等同用，如肾气丸、右归饮；若治下元虚衰，虚阳上浮所致面赤、虚喘、汗出、心悸、失眠、脉微弱者，可用本品以引火归原，常与山茱萸、五味子、人参、牡蛎等同用。

本品是温热性药物，如有口渴、咽干舌燥、咽喉肿痛、鼻子出血等热性症状及各种急性炎症时，均不宜服用；患有干燥综合征、红斑狼疮、癌症、结核病、更年期综合征、慢性肝病、出血性疾病、大便干燥、痔疮、目赤者忌服。

菌　桂

【原文】菌桂[1]，味辛，温。主百病，养精神，和颜色，为诸药先聘通使[2]。久服轻身，不老，面生光华，媚好，常如童子[3]。

【注释】

[1] 菌桂：李时珍认为："牡桂为大桂，故此称小桂。""菌桂主治，与桂心、牡桂迥然不同。"入药用皮，辛，温，无毒，具有养精神、和颜色、久服轻身不老之功能，主治百病（《本草纲目·木部》）。

[2] 为诸药先聘通使：可助诸药更好地发挥其治病的功效。

[3] 常如童子：言其有良好的美容作用，能使人保持如儿童般的青春容颜。

【导读】虽古文献记载菌桂与牡桂不同，但现代实际应用中，认为二者相同，均为肉桂，其具体应用见"牡桂"之导读。

松　脂

【原文】松脂[1]，味苦，温。主痈[2]，疽[3]，恶疮[4]，头疡[5]，白秃[6]，疥瘙[7]风气。安五脏，除热。久服轻身，不老延年。一名松膏，一名松肪。

【注释】

[1] 松脂：今多称为松香，别名松胶香、黄

香等，松科植物马尾松或同属数种植物的松油脂，经蒸馏除去挥发油后的固体树脂。入脾、肝经。具有燥湿杀虫、生肌止痛之功效。临床可治疗痈疽、疖肿、疔毒、疥癣、湿疮瘙痒、外伤出血、烧伤烫伤等，还可治疗血栓闭塞性脉管炎。

[2] 痈：病名。为急性化脓性疾患的总称，多因外感六淫、饮食不节、外伤、内伤七情等原因引起营卫失调、邪热凝聚、热盛腐肉而成。有内、外痈之别。

[3] 疽：病名。"疽初起如麻豆子大，痒痛，抓破如小疮，后渐结瘢痕作。以次皮破窍穴渐如蜂房。"（《卫济宝书》）早期分为有头疽和无头疽两类。

[4] 恶疮：病名。指凡局部痒痛红肿灼热、溃后脓流不止、久不敛口之疮。

[5] 头疡：病名。生于头部的疮疡。

[6] 白秃：病名。头皮癣之一，又名癞头疮、秃疮，由风邪侵入头皮腠理，结聚不散，或因接触传染，初起毛根灰白屑斑，小如豆粒，瘙痒，结白痂，毛发可干枯脱落。《诸病源候论·白秃候》曰："凡人皆有九虫在腹内，值血气虚则能侵食，而蛲虫发动……言白秃者，皆由此虫所作，谓在头生疮，有虫，白痂，甚痒，其上发并秃落不生，故谓之白秃。"

[7] 疥瘙：因疥疮而引起的瘙痒。疥，即疥疮，是一种传染性瘙痒性皮肤病，肉疥虫感染引起，多生于皮肤皱褶处和指（趾）根部。

【导读】 松脂主要是松类树干分泌出的树脂，含松香和松节油，也称松香、松膏、松胶、松液、松肪。今以外用为主，具有祛风、燥湿、排脓、拔毒、生肌、止痛的功效。临床用以治疗痈疽、疔毒、痔瘘、恶疮、疥癣、白秃、金疮、扭伤、风湿痹痛及疬风瘙痒诸疾。

槐　实

【原文】 槐实[1]，味苦，寒。主五内邪气热[2]。止涎唾[3]，补绝伤，五痔[4]，火疮[5]，妇人乳瘕[6]，子脏[7]急痛。

【注释】

[1] 槐实：槐角，又名槐连豆等，为豆科植物槐树的果实。入肝、大肠经。具有清热、滋肝、凉血、止血之功效。临床可治肠风便血、痔疮出血、崩漏，也可治疗心胸烦闷、风眩仆倒及高血压等。

[2] 主五内邪气热：治疗五脏因邪气侵犯而引起的热性病证。五内，即五脏。

[3] 止涎唾：能调理脾肾，治疗多唾及流涎，因"脾主涎，肾主唾"之故。

[4] 五痔：病名。指牡痔、牝痔、血痔、肠痔、脉痔五者。

[5] 火疮：病名。一指烧伤而引起的疮疡，二指火毒炽盛的疮疡。

[6] 乳瘕：病名。产后所生的子宫包块，也有人认为其为乳房中的结块。槐实所治妇人乳瘕、子脏急痛，其二者为因果关系，并非二证，因《灵枢·水胀》曰："石瘕生于胞中，寒气客于子门，子门闭塞，气不得通，恶血当泻不泻，血不留止，日以益大，状如怀子，月事不以时下，皆生于女子，可导而下。"《难经·二十九难》论奇经八脉时指出："任脉之为病，其内苦结，男子七疝，女子瘕聚。"其瘕为瘀血留于子脏所致，

且"日以益大"肯定会致急痛，故二者为因果关系。不可把乳瘕释为乳房上生瘕，而当看作产后有瘕，或非在产后而生瘕。据上下文意，似指后者。

[7] 子脏：女子胞，即子宫。

【导读】槐实为中医习用的凉血止血药，临床多用于吐血、衄血、便血、痔疮出血、尿血、崩漏等属于热证的出血，尤其对痔疮下血、便血有特殊疗效。对于肝火上炎所致的头昏、头痛、目赤及高血压，以及高血压有出血倾向的患者尤其适宜。

现代药理研究认为，槐实有降压和改善毛细血管脆性的作用，能升高血糖，使白细胞减少，收缩子宫，具有抑制大肠埃希菌和痢疾杆菌的作用。

枸　杞

【原文】枸杞[1]，味苦，寒。主五内邪气，热中[2]，消渴[3]，周痹[4]。久服坚筋骨，轻身，不老。一名杞根，一名地骨，一名枸忌，一名地辅。

【注释】

[1] 枸杞：别名甘枸杞、杞子，为茄科植物，其根为地骨皮，其叶亦可入药。现代普遍认为枸杞子为枸杞的成熟果实，入肝、肾经。具有补肾益精、养肝明目之功效。临证可用于治疗肝肾阴虚、腰膝酸软、遗精、滑精、早泄，还可治头晕目眩、视力减退、糖尿病等。

[2] 热中：病名。一指中消证，以多食善饥、小便多为特征的病；二指以目黄为主症的病；三指饮食劳倦，损伤脾胃，中焦阴虚火旺之证。

[3] 消渴：病名。一指以多饮、多食、多尿、消瘦为特征的病；二指糖尿病；三指热伤津液而有口大渴的病证。

[4] 周痹：病名。痹邪伤及血脉，症见全身游走性疼痛。

【导读】现代研究证明，本品可抑制心率，使血压下降，有抑制肠平滑肌的作用。《本草经集注》认为"枸杞根实为服食家用"，其"茎、叶及子服之，轻身益气。"《日华子本草》认为："地仙苗，除烦益志，补五劳七伤，壮心气，去皮肤、骨节间风，消热毒，散疮肿，即枸杞也。"《药性论》记载，其："枸杞叶和羊肉作羹，益人，甚除风，明目，若渴可煮作饮，代茶饮之……根皮细锉，面拌熟煮吞之，主治肾家风，良……主患眼风障，赤膜昏痛，取叶捣汁注眼中，妙。"《本草衍义》认为："枸杞当用梗皮，地骨当用根皮，枸杞子当用其红实，是一物有三用，其皮寒，根大寒，子微寒……今人多用其子，直为补肾药。"足见枸杞从子实、茎叶到根皮，所用者广。

橘　柚

【原文】橘柚[1]，味辛，温。主胸中瘕热逆气[2]，利水谷[3]。久服去臭[4]，下气[5]，通神。一名橘皮[6]。

【注释】

[1] 橘柚：芸香科柑橘属植物的统称。橘，芸香科植物橘，其果皮的内层白色部分为橘白，果实的内层筋络为橘络，其叶名橘叶，核为橘核等，均入药。此处指成熟的果皮，未成熟的果皮为青皮。橘皮又名陈皮、黄橘皮。入脾、肺经。具有理气、健脾、燥湿、化痰之功效。可治脘腹胀满疼痛、消化不良、呕吐、呃逆、胸闷、咳嗽痰多等。

柚，别名柚子、文旦，芸香科植物柚的成熟果实，药用其果皮。具有理气消食、化痰解酒之功效。可治食少、胃肠胀气、口臭、痰多咳嗽等。

[2] 主胸中瘕热逆气：治疗胸中时聚时散之邪热，以及由此引起的胸中气逆之病证。

[3] 利水谷：有利于水谷的消化。

[4] 臭：口臭。缘胃肠不和，浊气上熏，故有口臭。

[5] 下气：指降气功效。

[6] 一名橘皮：此处指橘的果皮。

【导读】橘柚，是柑橘属水果的统称，包括橘、柑、柚等。《本草纲目·果部》："橘皮纹细色红而薄，内多筋脉，其味苦辛；柑皮纹粗，黄而厚，内多白膜，其味辛甘……柚皮最厚而虚，纹更粗，色黄，内多膜无筋，其味甘多辛少，但以此别之，即不差矣。橘皮性温，柑、柚皮性冷，不可不知。"

柏　实

【原文】柏实[1]，味甘，平。主惊悸[2]，安五脏[3]，益气[4]，除风湿痹。久服令人润泽美色[5]，耳目聪明，不饥不老，轻身延年[6]。

【注释】

[1] 柏实：柏子仁，又名柏子、侧柏子，为柏科植物侧柏的种仁。入心、肝、脾经。具有养心、益智、安神、润燥之功效。可用以治疗心悸、怔忡、虚烦、失眠、健忘、多梦、肠燥便秘等。

[2] 惊悸：病证名。一指因惊骇而致心悸，或心悸伴有易惊的病证。二指实证之心悸欲厥、时作时止者。

[3] 安五脏：调理五脏，使五脏安然和调。

[4] 益气：补益心气。

[5] 令人润泽美色：指其有美容功效，可达到皮肤光洁滑润、肤色娇美的效果。

[6] 轻身延年：可使人身体轻巧灵便，延年益寿。

【导读】柏实之"益气"为古人常用之功效，如《抱朴子》记载一女，为秦人，曾"吃柏叶、实，初时苦涩，后稍便吃，遂不复饥"，并能"跳坑越涧如飞"。

《药性论》还言其："能治腰肾中冷……去头风。"

临床应用中，配酸枣仁，一补心，一补肝，用于心肝血亏之虚烦不寐、惊悸失眠；配牡蛎，一镇惊，一养心，一收涩，一养阴，治疗心肝阴血不足之心悸失眠、烦躁惊狂、遗精盗汗；配杏仁以润肠通便，用于年老体虚、习惯性便秘者；配熟地黄，用于遗精盗汗、血虚经闭、头晕心悸；配泽兰，一益阴补血，一活血通经，用于阴虚有热之月经不调及闭经等；配当归，补血益阴，治疗闭经、毛发脱落；配艾叶，用于肠风下血；配远志，治疗惊悸失眠、健忘等。

茯　苓

【原文】茯苓[1]，味甘，平。主胸胁逆气，忧恚[2]，惊邪恐悸[3]，心下结痛[4]，寒热[5]，烦满[6]，咳逆，口焦舌干，利小便。久服安魂养神，不饥，延年。一名茯菟。

【注释】

[1] 茯苓：别名云苓、白茯苓等，为多孔菌科植物茯苓的干燥菌核。入心、脾、肾经。具有利水渗湿、健脾和胃、宁心安神之功效。临证可用治小便不利、水肿、腹水、痰积咳嗽、食少脘闷、泄泻、心悸、失眠、多梦等症。

[2] 主胸胁逆气，忧恚：可治因胸胁气机逆乱导致的忧愁恚怒，或因忧怒导致的胸胁气逆。

[3] 惊邪恐悸：因惊恐骇惧导致的心悸，或因邪气引起的惊惧伴心悸。

[4] 心下结痛：胃脘因气滞郁结而致疼痛。心下即胃脘、心窝。

[5] 寒热：一指恶寒发热症状；二指外感病，因外感病表证阶段有恶寒发热症状；三指疟疾，因疟疾以寒热往来为特征；四指引起瘰疬的病因（《灵枢·寒热病》）；五指寒热邪气及其所致之证。

[6] 烦满：心胸烦闷。满，通"懑"，闷也。

【导读】实验证明，茯苓具有抑制胃肠溃疡及镇静作用。其抱松菌核为茯神，有宁心安神功效，治疗惊悸、失眠作用较强。其外皮为茯苓皮，能够利水消肿，治疗水肿作用优。茯苓安神、利水湿之功，后世均袭用，以治神志不安及小便不利证。《药性论》云其治"心腹胀满"，当为其治心下"结"的注脚。除此以外，茯苓当有降气解郁之功，《神农本草经》"主胸胁逆气，忧恚"为之佐证，但后人未用其功。

榆　皮

【原文】榆皮[1]，味甘，平。主大小便不通，利水道[2]，除邪气[3]。久服轻身，不饥。

其实[4]尤良。一名零榆。

【注释】

[1] 榆皮：又名榆白皮，为榆科植物榆树的树皮或根皮的韧皮部分。具有利水、通淋、消肿之功效，临证可治小便不通、淋浊、消肿，也可治疗痈疽发背、丹毒、疥癣。

[2] 利水道：疏通三焦，使水道通利。"三

焦者，决渎之官，水道出焉"（《素问·灵兰秘典论篇》）。

[3] 除邪气：消除致病因素。

[4] 其实：榆树的种子，又名榆子、榆荚仁、榆钱，为榆科植物榆树的果实。微辛，平，具有健脾利湿、安神、杀虫之功效，可治带下、食欲不振、神经衰弱、失眠、小儿疳热羸瘦等。

【导读】临床有用榆皮治小便出血，水道中涩痛者（《圣济总录》榆白皮汤）；有治妊娠小便不利者（《备急千金要方》）；有治堕胎后，下血不止者（《圣济总录》榆白皮煮散）；有治风热肿毒，项生瘰疬者（《太平圣惠方》榆白皮散）。

酸　枣

【原文】酸枣[1]，味酸，平。主心腹寒热[2]，邪结气聚[3]，四肢酸疼，湿痹[4]。久服安五脏，轻身，延年。

【注释】

[1] 酸枣：别名酸枣仁、枣仁，鼠李科植物酸枣的种子。入心、肝、胆经。具有养心、安神、敛汗之功效。临证可治虚烦不眠、惊悸、怔忡、健忘、失眠等。

[2] 主心腹寒热：可以治疗心腹部位的寒热疾病。

[3] 邪结气聚：因邪气而引起的气机郁滞结聚。

[4] 湿痹：病名，又叫著痹。为病位固定，肢体关节重痛不移的痹证。所感风寒湿邪中以湿邪为甚，故有"湿气胜者为著痹"（《素问·痹论篇》）之论。

【导读】《本草经集注》记载："东人啖之以醒睡，与此疗不得眠正反矣。"《新修本草》认为："今注陶云醒睡，而《经》云疗不得眠，盖其子肉味酸，食之使不思睡。核中仁，服之疗不得眠。"据此可知，陶氏所指酸枣为其果肉，由于其药用部位不同，功效难免不同。

动物药理研究证明，酸枣仁煎剂对实验动物具有镇静、催眠、镇痛、抗惊厥、降温作用，可引起实验动物的血压持续下降，心传导阻滞；酸枣仁单用或与五味子合用，均能提高烫伤小白鼠的存活率，延长存活时间，还能推迟大白鼠烧伤性休克的发生时间，并能减轻小白鼠烧伤局部的水肿；对实验动物的子宫有兴奋作用。

干　漆

【原文】干漆[1]，味辛，温。主绝伤[2]。补中[3]，续筋骨[4]，填髓脑[5]，安五脏[6]。五缓六急[7]，风寒湿痹。

生漆[8]，去长虫[9]。久服轻身，耐老。

【注释】

[1] 干漆：又名漆渣、漆脚，为漆树科植物漆树树脂的干燥品。入肝、脾经。具有破瘀、消积、杀虫之功效。临床可治妇女瘀血之闭经、癥瘕、腹痛以及虫积疼痛等。

[2] 绝伤：外伤对人体造成的严重伤害。

[3] 补中：一指补益中焦脾胃，二指补益内脏。

[4] 续筋骨：能治疗严重的外伤，使伤筋断骨得到续接。

[5] 填髓脑：有补益脑髓的功能。

[6] 安五脏：调理内脏，使五脏功能和谐康健。

[7] 五缓六急：病证名。五缓，小儿之五迟（行迟、语迟、站立迟、囟门闭合迟、齿迟）。缓，迟也。六极，指六种极度虚损的病证。《诸病源候论·虚劳候》："六极者，一曰气极，令人内虚，五脏不足，邪气多，正气少，不欲言。二曰血极……三曰筋极……四曰骨极……五曰肌极……六曰精极。"《备急千金要方》的六极为气极、肺极、脉极、筋极、骨极、肉极。

[8] 生漆：新鲜而未干燥的漆。

[9] 长虫：肠道寄生的蛔虫。

【导读】干漆易使人过敏，但有脱敏方法。据《抱朴子·内篇》记载："淳漆不枯者，服之通神长生法，或以大蟹投其中，或以云母水，或以玉水合之服，九虫悉去，恶血从鼻出。"后世用蟹脱敏多有记载，若漆与蟹并用，可谓相须相杀，蟹既解其毒，又助活血祛瘀。

蔓荆实

【原文】蔓荆实[1]，味苦，微寒。主筋骨间寒热[2]，湿痹[3]，拘挛。明目，坚齿，利九窍，去白虫[4]。久服轻身，耐老。小荆实[5]亦等。

【注释】

[1] 蔓荆实：蔓荆子，马鞭科植物蔓荆的果实。入肝、肺经。具有疏散风热、清利头目之功效。可用以治疗风热感冒、偏头痛、目赤肿痛等。蔓荆实，今多称蔓荆子。

[2] 主筋骨间寒热：可以治疗筋间的寒热病证。

[3] 湿痹：病名，又称著痹，湿邪偏盛所致的痹证，以病位固定、肢体关节困重疼痛为特征。

[4] 白虫：绦虫，又称姜片虫。

[5] 小荆实：《新修本草》云："小荆实为牡荆子者是也。"

【导读】药理研究证明：①蔓荆子有明显的降压作用，其降压作用与兴奋中枢诱导的副交感神经系统有关。②蔓荆果实的甲醇提取物对小鼠醋酸扭体反应有抑制作用，亦能提高小鼠热板致痛的痛阈及大鼠角叉菜胶炎症疼痛的痛阈，给小鼠灌胃，对小鼠腹腔毛细血管的通透性有一定的抑制作用。③蔓荆子水煎浸膏在体外对结核杆菌有抑制作用。④蔓荆子提取物有强抗凝作用，在体外能显著延长牛凝血酶凝聚人体纤维蛋白原时间。⑤蔓荆子的祛痰作用优于牡荆油。⑥有明显的平喘和增强小鼠体质的作用。

辛　夷

【原文】辛夷[1]，味辛，温。主五脏、身体寒热[2]，风头脑痛[3]，面䵟[4]。久服下气[5]，轻身，明目，增年耐老。一名辛矧，一名侯桃，一名房木。

【注释】

[1] 辛夷：别名木笔花，木兰科植物辛夷或玉兰等的花蕾。入肺、胃经。具有散风寒、通鼻窍之功效。临床常用以治疗头痛、鼻渊、鼻塞等，尤善治鼻炎、鼻窦炎等病，为首选药。

[2] 主五脏、身体寒热：可治疗内脏及全身之寒热病证。

[3] 风头脑痛：因风邪侵犯而致的头痛。

[4] 面䵟（gǎn）：面部色斑，如黄褐斑等。

[5] 下气：降气。

【导读】临床有用辛夷治鼻渊者（《济生方》苍耳散）；有用治鼻炎、鼻窦炎者（《单方验方调查资料选编》、《中草药处方选编》）；有用治鼻内窒塞不通，不得喘息者（《证治准绳》芎藭散）；有用治齿牙作痛，或肿或牙龈腐烂者（《本草汇言》）。动物实验证明，辛夷有降血压和兴奋子宫的作用。

杜　仲

【原文】杜仲[1]，味辛，平。主腰脊痛。补中，益精气[2]，坚筋骨，强志[3]，除阴下痒湿[4]，小便余沥[5]。久服轻身，耐老。一名思仙。

【注释】

[1] 杜仲：别名思仲、扯丝皮、丝连皮等，杜仲科植物杜仲的树皮。入肝、肾经。具有补肝肾、壮筋骨、安胎、降血压之功效。临床常用以治疗腰膝酸痛、筋骨痿弱无力、阳痿、尿频、胎漏、胎动不安。

[2] 补中，益精气：补益肾精。杜仲主腰脊痛，其"补中"据五脏所主，当为补肾，提示有补肾之功。

[3] 强志：通过补肾填髓益脑而增强智慧和记忆。志，智慧或记忆。

[4] 除阴下痒湿：阴下痒湿，多为肝脾湿热下注而引起的外阴湿疹，伴有大量渗出物及奇痒之症。"除阴下痒湿"，风能胜湿，提示杜仲有祛风之功。《药性论》言"腰患者虚而身强直，

风也"，足证杜仲有补肾除风之功用。

[5] 小便余沥：多为肾虚，全身无力而伴有尿后余沥不尽。

【导读】药理研究证明：①杜仲树皮提取物及煎剂对动物有持久降压作用。②杜仲的各种制剂对麻醉犬均有利尿作用。③临床使用杜仲浸剂，能使高血压患者血压有所降低，并改善头晕、失眠等症状。④杜仲通过抑制脑垂体后叶所引起的兴奋作用，使大鼠和兔的离体子宫松弛，但对猫的离体子宫反呈兴奋作用。⑤曾有人报告杜仲煎剂在试管中对结核杆菌有抑制作用。

桑上寄生

【原文】桑上寄生[1]，味苦，平。主腰痛，小儿背强[2]，痈肿。安胎，充肌肤，坚发齿[3]，长须眉[4]。

其实[5]，明目，轻身，通神。一名寄屑，一名寓木，一名宛童。

【注释】

[1] 桑上寄生：即桑寄生，桑寄生科植物槲寄生或桑寄生的枝叶。入肝、肾经。具有补肝肾、祛风湿、降血压、养血安胎之功效。临床常

用以治疗腰脊酸痛、筋骨痿弱、风寒湿痹、高血压、妊娠胎动不安、胎漏下血等。

[2] 背强（jiāng）：症状名。指背肌强硬，相当于强直性脊柱炎。

[3] 坚发齿：因其能补肾，故可防止或治疗脱发、齿摇、齿脱之病。

[4] 长须眉：使须眉能生长。

[5] 其实：一指桑上寄生植物的果实，一指桑果，即桑椹。

【导读】实验证明，桑寄生有降压利尿作用，能扩张动脉血管，镇静，抑制脊髓灰质炎病毒。桑寄生所治之腰痛，当为虚证腰痛，而腰为肾之府，故知其主治肾虚腰痛。骨属肾，齿为骨之余，肾虚则齿动，须、发、眉皆为血之余，桑寄生通过补肝肾达到"坚发齿，长须眉"之作用。桑寄生所治"小儿背强"，类似今之强直性脊柱炎，为风湿所致，提示其有祛风湿之功。

女贞实

【原文】女贞实[1]，味苦，平。主补中，安五脏[2]，养精神[3]，除百

疾[4]。久服肥健[5]，轻身，不老。

【注释】

[1] 女贞实：又名女贞子，木犀科植物女贞

的果实。入肝、肾经。具有补肾养阴、养肝明目之功效。临床常用以治疗阴虚内热之腰脊酸软、头晕、目昏、耳鸣、遗精、早泄等。

[2] 补中，安五脏：补益内脏，使五脏安和。

[3] 养精神：由于本品能入肾，补肾养阴，

精，充养元神，故曰"养精神"。

[4] 除百疾：多用以治疗肝肾之虚所致诸病。

[5] 肥健：丰满健壮。肥，胖也，此处指身形丰满。

【导读】药理研究发现女贞子具有以下作用：①降血脂及抗动脉硬化，能明显降低血清总胆固醇、过氧化脂质、动脉壁总胆固醇含量，降低动脉粥样硬化的发生率。②对四氧嘧啶引起的小鼠糖尿病有预防及治疗作用，也能对抗肾上腺素或葡萄糖引起的小鼠血糖升高。③抗肝损伤，对高脂食物及四氯化碳造成的大鼠肝硬化有防治作用。④增强体液免疫功能。⑤不同剂量女贞子对小鼠或大鼠被动皮肤过敏反应均表现出明显的抑制作用。⑥尚有强心，扩张冠状动脉血管、外周血管等作用。⑦具有利尿、止咳、缓泻、抗感染等作用。

其叶为女贞叶，微苦，平，具有清热、消炎、祛风、散血之功效，可治疗支气管炎、肺炎、痢疾等。

蕤 核

【原文】蕤核[1]，味甘，温。主心腹邪结气[2]。明目，目赤痛伤泪出[3]。久服轻身，益气，不饥。

【注释】

[1] 蕤（ruí）核：蕤仁，别名扁核子、马茹子等，为蔷薇科植物单花扁核木的果实。入

肝、心经。具有养肝、明目之功效。临床常用以治疗目赤肿痛、羞明、流泪、失眠等。

[2] 结气：因邪气所致气机郁积结聚而不畅的病机。

[3] 目赤痛伤泪出：因目赤疼痛而引起流泪。

【导读】临床常用以治肝经不足，内受风热，上攻眼目，昏暗痒痛，隐涩难开，昏眩赤肿，怕日羞明，不能远视、迎风有泪，多见黑花者（《太平惠民和剂局方》春雪膏）；用以治疗眼病之翳遮瞳仁，视物不明，有云气之状者（《兰室秘藏》百点膏）；用以治疗目翳膜者（《本草纲目》拨云膏）；用以治疗赤烂眼者（《近效方》）。

藕实茎

【原文】藕实茎[1]，味甘，平。主 补中，养神，益气力，除百疾[2]。久

服轻身，耐老，不饥，延年。一名水芝丹。

【注释】

[1] 藕实茎：藕，俗称莲菜，睡莲科植物莲的根茎之肥厚部分。莲之种实为莲子，其叶为荷叶，莲子、荷叶及藕节均可入药。藕味甘，性寒。入心、脾、肾经。具有清热生津、凉血散瘀之功效。

[2] 除百疾：能治疗各种正气虚弱病证及用于疾病后期的调理。

【导读】 临床可用本品治疗热病烦渴、咯血、呕血、便血、尿血等。藕节有止血和祛瘀作用，专治各种出血。藕之性主补，"养神"，心主神明，主血脉。神所以得以滋养，而神光焕发，可知其能补阴血。"益气力"知其能补气，气阴双补则正气充实，故可"除百疾"。

大　枣

【原文】 大枣[1]，味甘，平。主心腹邪气，安中养脾，助十二经，平胃气[2]，通九窍。补少气[3]，少津液，身中不足，大惊，四肢重。和百药[4]。久服轻身，长年。

叶[5]，覆麻黄能令出汗。

【注释】

[1] 大枣：别名红枣，鼠李科植物枣的果实。入脾、肾经。具有补中益气、养血安神之功效。临床常用以治疗脾肾虚弱、食少便溏、倦怠乏力、气血不足、心悸怔忡、过敏性紫癜，以及妇人脏躁。

[2] 平胃气：使胃气平和协调。

[3] 少气：因气虚而致言语无力，呼吸微弱而短促，亦可因邪犯于肺，阻碍肺之宣降而见"少气"者。《诸病源候论·少气候》："此由脏气不足故也。肺主于气而通呼吸，脏气不足，则呼吸微弱而少气。胸痛少气者，水在脏腑，水者，阴气，阴气在内，故少气。"

[4] 和百药：调和诸药。

[5] 叶：枣树的嫩叶，有发汗作用，言其发汗之功胜过麻黄，故曰"覆麻黄而令出汗"。覆，掩盖、覆盖，引申为胜于、胜过。其叶能发汗，历代多有用之，如《名医别录》谓："枣叶……揩热痱疮良。"《日华子本草》记载："治小儿壮热，煎汤浴。"

【导读】 研究认为，红枣有以下功效：①补中益气、养血安神之功效。②补脾、养血、安神之功效。③滋润肌肤、益颜美容之功效。④防止发脱落，可使服用者长出乌黑发亮的头发。⑤红枣中所含的糖类、脂肪、蛋白质是保护肝脏的"营养剂"，能促进肝脏合成蛋白，增加血红蛋白与白蛋白的含量，调整白蛋白与球蛋白的比例，有预防输血反应、降低血清谷丙转氨酶水平等作用。

葡　萄

【原文】葡萄[1]，味甘，平。主筋骨湿痹[2]，益气倍力，强志[3]，令人肥健，耐饥，忍风寒[4]。久食轻身，不老延年。可作酒。

【注释】

[1] 葡萄：又名草龙珠，葡萄科植物葡萄的果实。入肺、脾、肾经。具有补气血、强筋骨、利小便之功效。临证可治气血亏虚证以及肺虚咳嗽、心悸、盗汗、风湿痹痛、淋证、水肿、小便不利等。

[2] 主筋骨湿痹：主治发生于筋骨之间的湿痹。

[3] 强志：因其能入肾补肾，因而可以增强智慧从而提高记忆力。

[4] 忍风寒：耐风寒。葡萄能补益气血，增强正气，抵御邪气，故曰"忍风寒"。忍，克制、抵御。

【导读】研究表明，葡萄具以下功效：①缓解低血糖症状。②葡萄较阿司匹林更好地防止血栓形成，并且能降低人体血清胆固醇水平，降低血小板凝聚力，对预防心脑血管疾病有一定作用。③葡萄籽能抗衰老，并可清除体内自由基。④葡萄中含有一种抗癌微量化合物，即白藜芦醇，可以防止健康细胞癌变，阻止癌细胞扩散。⑤对神经衰弱、疲劳过度大有裨益。

蓬　蘽

【原文】蓬蘽[1]，味酸，平。主安五脏，益精气，长阴令坚[2]，强志，倍力[3]，有子[4]。久服轻身，不老。一名覆盆。

【注释】

[1] 蓬蘽（lěi）：蔷薇科植物灰白毛莓的果实，别名"覆盆"而非覆盆子。具有清热、解毒、活血之功效。

[2] 长阴令坚：使阴茎充血从而变得长大粗硬，延长性生活时间。

[3] 倍力：由于本品有补益精气、调养五脏的作用，故可使人气力倍增。

[4] 有子：通过补肾精益肾气的作用，可以治疗不孕不育症，使人恢复生育能力，故曰"有子"。

【导读】蓬蘽别名"覆盆"而非"覆盆子"。覆盆子为蔷薇科悬钩子属木本植物的果实，有固精补肾、明目的作用，而蓬蘽具有补肾益精、缩尿的作用，主治多尿、阳痿、不育、须发早白、痈疽诸疾，临床也可用以治疗肝炎、咽喉肿痛、静脉炎、妇女气血失常之疼痛，以及治疗急性荨麻疹、稻田皮炎、痈疖疮肿、蛇虫咬伤、跌打损伤，还有利胆作用。

鸡头实

【原文】鸡头实[1]，味甘，平。主湿痹[2]，腰背膝痛。补中[3]，除暴疾[4]，益精气[5]，强志[6]，令耳目聪明。久服轻身，不饥，耐老，神仙。一名雁喙实。

【注释】

[1] 鸡头实：芡实，又名鸡头米、鸡米、刺莲蓬实、芡实等，睡莲科植物芡的种仁。入脾、肾经。具有益肾固精、补脾止泻之功效。临床常用以治疗遗精、滑精、早泄、尿频、遗尿、白浊、带下、久泻等病。

[2] 湿痹：湿邪偏盛所致之痹证，又名著痹，以病位固定、关节肢体困重而痛为特点。

[3] 补中：补益内脏。中，五脏，泛指内脏。

[4] 暴疾：突然发生的严重疾病。暴，凶猛。

[5] 益精气：补益阴精和阳气，此指补肾精、肾气。

[6] 强志：增强记忆，使人聪慧。

【导读】鸡头实，即今之芡实，临床用以治疗遗精滑精、小儿遗尿、老年人小便频数、慢性泄泻、慢性肠结核、五更泄泻，也用以治疗慢性前列腺炎、湿热带下等。

胡　麻

【原文】胡麻[1]，味甘，平。主伤中虚羸[2]。补五内[3]，益气力，长肌肉，填髓脑[4]。久服轻身，不老。一名巨胜。

叶[5]，名青蘘。青蘘，味甘，寒。主治五脏邪气，风寒湿痹。益气，补脑髓，坚筋骨。久服耳目聪明，不饥，不老增寿，巨胜苗也。

【注释】

[1] 胡麻：黑脂麻，又称黑芝麻、巨胜、乌麻子等，为胡麻科植物芝麻的黑色种子。入肝、肾经。具有补肝肾、润五脏的功效。

[2] 主伤中虚羸：治疗内脏损伤所致的虚弱消瘦。

[3] 五内：五脏。

[4] 填髓脑：通过补益肾精，调补五脏而具有填精、补髓、益脑之效。

[5] 叶：即胡麻叶，别名青蘘、巨胜苗等，为胡麻科植物芝麻的叶子。甘，寒，能治疗风湿痹痛、血崩、吐血。

【导读】临床常用以治疗肝肾不足、虚风眩晕、耳鸣、头痛、血虚风痹麻木、肠燥便秘、须发早白、病后脱发、妇人乳少等。现代研究发现，本品可以降低血糖。《本草图经》言之："或云本生胡中，形体类麻，故名胡麻，又，八谷之中最为大胜，故名巨胜。"黑芝麻可治五脏虚损病证，且能延缓衰老，胡麻叶又能祛风寒湿邪。

麻蕡

【原文】麻蕡[1]，味辛，平。主五劳[2]七伤[3]，利五脏，下[4]血寒气。多食令见鬼，狂走[5]。久服通神明，轻身。一名麻勃。

麻子[6]，味甘，平。主补中益气。久服肥健，不老，神仙。

【注释】

[1] 麻蕡（fén）：《辞海》，"蕡，大麻的种子。"李时珍认为，"麻勃是花，麻蕡是实，麻仁是实中仁也。（吴）普三国人，去古未远，说其分明。"麻蕡"当是麻子连壳者"（《本草纲目·谷部》）。主治五劳七伤，利五脏，可下血，祛寒气，破积，止痹，散脓，疗治百病等。

[2] 五劳：一谓久视、久行、久立、久坐、久卧五者（《素问·宣明五气篇》）；二指伤肝、伤心、伤脾、伤肺、伤肾等五脏虚损之病机；三指伤筋、伤肉、伤骨、伤气、伤血五种虚损病证。

[3] 七伤：一指食伤、忧伤、饮伤、房室伤、饥伤、劳伤、经络营卫之伤；二指阴寒、阴痿、里急、精连连、精少阴下湿、精清、小便苦数、临事不举等肾虚病证（《诸病源候论》）；三指脾伤、肝伤、肾伤、肺伤、心伤、形伤、志伤等病证。

[4] 下：祛除，清除。

[5] 多食令见鬼，狂走：多食后中毒所出现的精神失常，以及由此产生幻觉或狂妄奔走的症状。

[6] 麻子：指其果核。

【导读】麻蕡，在《中药大辞典》中注为桑科植物大麻的幼嫩果穗，而《初学记》认为："麻子，一名麻蕡，一名麻勃。"由此可知，麻子、麻蕡即为一物，并与《经典释文》《说文解字注》的解释相合，其当为今之火麻仁。如"多食令见鬼，狂走"说明其有毒，陈藏器云："早春种为春麻子，小而有毒。"今人已有临床报道中毒者。"下血寒气"说明其有活血之功，陈藏器云："妇人倒产，吞二七枚即正。"《日华子本草》则称能："催生，治横逆产。"可见，麻蕡并不是幼嫩果穗或花粉，应为成熟的果实，麻子为去壳的种仁，即火麻仁。

冬葵子

【原文】冬葵子[1]，味甘，寒。主五脏六腑寒热[2]，羸瘦[3]，五癃[4]，利小便。久服坚骨，长肌肉，轻身，延年。

【注释】

[1] 冬葵子：又名葵子、葵菜子等，锦葵科植物冬葵的种子。入小肠、膀胱经。具有利水、通乳、滑肠之功效。临证可治小便不利、热淋、血淋、石淋、水肿、产后乳汁不通、乳房肿胀疼痛、大便燥结等。

[2] 寒热：一指恶寒发热症状；二指寒邪和热邪及其所致的病证；三指外感病，因外感病表证阶段可有恶寒发热症状；四指疟疾，因疟疾有寒热往来特征；五指引起瘰疬的病邪。此处指寒热邪气及其所致的病证。

[3] 羸瘦：虚弱而消瘦。

[4] 五癃：病证名，指热淋、石淋、血淋、劳淋、膏淋五种淋证。《六书故》："癃、淋，实一声也，人病小便不通者，今谓之淋，古作癃。"

【导读】 冬葵子具有显著的通乳作用，故可用于产后乳汁不通及乳房胀痛，故《名医别录》有用其"疗妇人乳难内闭"之论；能清热凉血、排脓、解毒、生肌，可用于热毒所致的各种感染，也可用于全身浮肿。

苋　实

【原文】 苋实[1]，味甘，寒。主青盲[2]，明目[3]。除邪，利大小便，去寒热。久服益气力，不饥，轻身。一名马苋。

【注释】

[1] 苋实：又名苋菜子，苋科植物苋的种子。入肝、大肠、膀胱经。具有清肝明目、通利二便的功效。临床可以治疗目赤肿痛、角膜薄翳、青盲、乳糜血尿、二便不利等。

[2] 青盲：病名。外眼完好而视力丧失的疾病，包括青光眼失明、白内障及眼底病失明等。

[3] 明目：通过清肝、补肝来治疗视力障碍性疾病，从而达到视物清晰的效果。

【导读】 苋实临床可治眼雾不明及白翳；治红崩（月经过多）（《四川中药志》）；治大小便难（《太平圣惠方》）；治乳糜血尿（《单方验方新医疗法选编》）。

白瓜子

【原文】 白瓜子[1]，味甘，平。主令人悦泽，好颜色[2]，益气，不饥。久服轻身，耐老。一名水芝。

【注释】

[1] 白瓜子：南瓜子之别称，葫芦科植物南瓜的种子。具有驱虫之功效。临床多用以治疗绦虫、蛔虫、血吸虫等疾病。

[2] 悦泽，好颜色：有美容作用，使人面色有光泽，容颜娇美。

【导读】临床研究证明，白瓜子能防治前列腺疾病，每天食50g左右的白瓜子，可有效防治前列腺疾病，所含的活性成分可消除前列腺炎初期的肿胀，同时还有预防前列腺癌的作用。白瓜子所含活性成分能缓解静息性心绞痛，并有降压作用。实验室研究证明白瓜子能杀死蛲虫、蛔虫及血吸虫的幼虫等，亦能杀灭肝内寄生虫。

苦　菜

【原文】苦菜[1]，味苦，寒。主五脏邪气，厌谷[2]，胃痹[3]。久服安心[4]，益气，聪察[5]，少卧[6]，轻身，耐老。一名荼草，一名选。

【注释】

[1] 苦菜：败酱草之别名，又名泽败、鹿酱、野苦菜等，为败酱科植物黄花龙芽或白花败酱等的根或全草。入肾、大肠、肝经。具有清热解毒、散瘀排脓之功效。

[2] 厌谷：症状名。厌食。

[3] 胃痹：病名。一指胸痹的别称（《症因脉治》）；二指胃失和降，不能纳食，纳食则反胃及呕吐，即闭阻不通的疾病。

[4] 安心：本品能益心气，故能使心神安宁。

[5] 聪察：本品能调理心神而使神清志爽，对事物审察明晰。

[6] 少卧：失眠，因本品能益心气，安心神，故可治少卧不眠之症。

【导读】临床常用苦菜治疗肠痈（即阑尾炎）、肺脓肿、肝炎、肠炎、痢疾、子宫颈炎、产后瘀血腹痛等，也可治疗疮痈肿毒。捣敷外用可治疗流行性腮腺炎及蛇虫咬伤。实验证明，本品具有保肝、解毒之功效，能抑杀多种细菌，并具有健胃的作用。

龙　骨

【原文】龙骨[1]，味甘，平。主心腹鬼疰[2]，精物老魅[3]，咳逆[4]，泄痢脓血，女子漏下[5]，癥瘕坚结，小儿热气，惊痫。

龙齿[6]，主小儿、大人惊痫，癫疾，狂走，心下结气，不能喘息，诸痉[7]。杀精物。久服轻身，通神明，延年。

【注释】

[1] 龙骨：别名花龙骨，为古代大型哺乳动物，如象类、犀牛类、三趾马类、恐龙类等骨骼化石。入心、肝、肾经。具有平肝潜阳、镇惊安神、固涩收敛之功效。

[2] 鬼疰：古病名。痨瘵。因过劳正虚，感染痨虫，症见胸痛、咳嗽、咯血、潮热盗汗、骨

蒸劳热、消瘦等，死后可传他人的疾病。

[3] 精物老魅：古人对引起精神和神志障碍等怪异症状的不明病因，常称之为精物老魅等。

[4] 咳逆：咳嗽气壅，呼吸困难。

[5] 漏下：病名。女子非月经期间子宫出血不止，淋漓不绝，病势较缓。

[6] 龙齿：为古代大型哺乳动物的牙齿化石。涩，凉，入心、肝经，具有镇惊安神、除烦热之功效，可以治疗惊痫、癫狂、心悸、失眠、心烦不安等。

[7] 诸痉：各种病证引起的抽搐痉挛。

【导读】临证常用龙骨治疗惊痫、头晕目眩、心悸、失眠、多梦、遗精、滑精、早泄、久泻不止、自汗、盗汗、崩漏、带下等。镇静多生用，固涩多煅用。外用可治疮疡久不敛口。古人对一些引起神志失常、病状怪异的不明病因，往往将其归于"精物老魅"之类，龙骨治精物老魅，提示其有镇潜安神之功。《药性论》认为本品能"安心神……止梦"，能治"夜梦鬼交"。《日华子本草》言龙齿能"辟鬼魅"。

麝 香

【原文】麝香[1]，味辛，温。主辟恶气[2]，杀鬼精物，温疟[3]，蛊毒[4]，痫痉[5]。去三虫[6]。久服除邪，不梦寤魇寐[7]。

【注释】

[1] 麝香：别名寸香、射香、元寸、当门子等，鹿科动物麝雄体香囊中的干燥分泌物。入心、脾、肝经。具有开窍、辟秽、活血散结之功效。临证可用以治疗热病神昏、中风痰厥、惊痫、中恶等，也可治疗心腹暴痛、心绞痛、痞块积聚、跌打损伤及痈疽肿毒等。

[2] 恶气：秽浊毒气。

[3] 温疟：病名。感染暑热邪气而致的热象突出的疟疾。

[4] 蛊毒：古病名。感染变惑之气或中蛊毒而致的、病情严重、变化不一、预后凶险的疾病，如重症肝炎、中毒性痢疾、恙虫病、血吸虫病、肝硬化等。

[5] 痫痉：病证名。痫证发作时的抽搐痉挛。

[6] 三虫：指寄生于肠道的长虫（蛔虫）、赤虫（绦虫）、短虫（蛲虫）三者。

[7] 不梦寤魇寐：魇，梦中惊骇，噩梦。《广韵》："魇，恶梦。"《集韵·琰韵》："魇，惊梦。"不梦寤魇寐，即睡着了不会被噩梦惊醒。

【导读】药理研究发现：①麝香对中枢神经系统的作用是多方面的，能兴奋大脑皮质，增强皮质电活动；能对抗小鼠烟碱急性毒性，增加士的宁毒性作用；麝香小剂量兴奋中枢，大剂量抑制中枢；增强中枢神经系统的耐缺氧能力，这可能是其芳香开窍的理论根据；对常压缺氧有明显对抗作用，可显著延长小鼠存活时间。②麝香能使心率加快、血压下降、呼吸频率及深度也有增加；可使离体蟾蜍心脏收缩振幅加大，收缩力加强及心输出量增加。③麝香醇浸出物对妊娠大鼠、兔及豚鼠的离体子宫均有兴奋作用，表现为节律性收缩增加、紧张度上升，高浓度则引起痉挛。④天然麝香对妊娠大鼠、家兔或流产后豚鼠的离体子宫有明显的兴奋作用，可促使子宫收缩力逐渐增强，节律增快，对妊娠后期家兔的子宫作用更为明显。另外，麝香还具有雄激素样作用、抗肿瘤作用、抗炎性反应作用等。

熊　脂

【原文】熊脂[1]，味甘，微寒。主风痹[2]，不仁[3]，筋急，五脏腹中积聚，寒热，羸瘦，头疡，白秃[4]，面皯[5]，疱[6]。久服强志，不饥，轻身。

【注释】

[1] 熊脂：熊油，熊科动物黑熊或棕熊的脂肪。具有补虚损、强筋骨、润肌肤之功效。

[2] 风痹：病名，痹证之一，以风邪所伤为主的痹，症状特征为疼痛游走不定，故又名行痹。

[3] 不仁：肌肤感觉迟钝或消失。"营气虚则不仁"，多为营血不足，失于营养之故。

[4] 白秃：又名白秃疮，多为风热侵及头部皮肤腠理，或接触传染。症见头发根部灰白、有白色皮屑、痒、脱发等。《诸病源候论·白秃候》："头生疮，有虫，白痂，甚痒，其上发并秃落不生，故谓之白秃。"

[5] 面皯（gǎn）：面色枯槁黯黑。

[6] 疱（pào）：病症名。同"疱"。此处指皮肤上生出的疙瘩，也指皮肤上凸出皮面的水疱或脓疮。

【导读】熊脂，又称熊白，临证可用于治疗虚损羸瘦、风痹不仁、筋脉拘挛，外敷可治头癣、白秃、臁疮等。《本草经集注》认为："是背上膏，寒月则有，夏月则无。"而今则以黑熊或棕熊的脂肪油称为熊脂。

白　胶

【原文】白胶[1]，味甘，平。主伤中[2]，劳绝[3]，腰痛，羸瘦。补中益气，妇人血闭[4]，无子[5]。止痛，安胎。久服轻身，延年。一名鹿角胶。

【注释】

[1] 白胶：鹿角胶的别称，简称鹿胶，为鹿角煎熬而成的胶质块。入肝、肾经。具有补肾阳、生精血、止血之功效。临证常用以治疗虚劳羸瘦、腰膝无力、阳痿、滑精、早泄、女子宫寒不孕、性欲冷淡等，也可用以治疗吐血、衄血、尿血、崩漏等。

[2] 伤中：内脏因劳、因病而正气损伤。

[3] 劳绝：劳极，又名痨瘵，因劳伤正气而感染痨虫所致之证，症见咳嗽、咯血、胸痛、骨

蒸劳热、盗汗等。绝，极也。《后汉书·吴良传》："臣苍荣宠绝受。"李贤注："绝，犹极也。"

[4] 血闭：因血虚而闭经。

[5] 无子：因肾虚不能生精而致不孕不育。言能治不孕症。

【导读】鹿角胶补散并存，主伤中劳绝等及安胎，均言其有补益之功。止痛，言其"散"，因《名医别录》记载其可治"折跌伤损"，外伤多有失血及瘀血现象。《本草逢原》也认为"熬胶则益阳补肾，强精活血"即是其例。其"安胎"当为用其治疗胎漏下血的体现和达到的效果，如《肘后备急方》治"妊娠卒下血，以酒煮胶二两，消尽顿服"即是明证。

阿　胶

【原文】阿胶[1]，味甘，平。主心腹内崩[2]，劳极[3]，洒洒如疟状[4]，腰腹痛，四肢酸疼，女子下血[5]，安胎[6]。久服轻身，益气。一名傅致胶。

【注释】

[1] 阿胶：别名驴皮胶，为驴皮熬制成的胶块。入肾经。具有补血、止血、养阴、安胎之功效。临床常用以治疗血虚萎黄、眩晕、心悸、虚劳、咯血、吐血、尿血、妇人崩中漏下以及胎漏等证，也可治疗热病伤阴、虚烦不眠、肺肾阴虚之咳嗽。

[2] 内崩：妇女非月经期间，因血热，或因心、肝、脾气不足，不能摄血而致突然大出血，又称"崩中"。

[3] 劳极：又名痨瘵、传尸、尸注、鬼疰等，多因过劳伤正，感染痨虫所致，症见长期低热、消瘦、咯血、咳嗽、骨蒸劳热、盗汗等。

[4] 洒洒（xiǎn xiǎn）如疟状：患者因恶寒怕冷而战栗，如同疟疾之寒战貌。

[5] 女子下血：女子在非月经期间子宫出血。突然大出血不止为"崩"，出血势缓，淋漓不断为"漏"，怀孕期间阴道出血为"胎漏"，以上均为"女子下血"。

[6] 安胎：使胎元稳固、胎儿安然，即保胎功效。

【导读】《本草图经》云阿胶为："煮牛皮作之，出东阿，故名阿胶。"可见，古代的阿胶也有用牛皮熬制成的。但其又云："今郓州皆能作之，以阿县城北井水作煮为真，造之，阿井水煎乌驴皮。"后世为区别二者，将牛皮者称为黄明胶，驴皮者称为阿胶。至于"内崩"，当为内脏亏虚，可有出血现象，如按《素问·阴阳别论篇》："阴虚阳搏谓之崩。"王冰注："阳脉盛搏则内崩而血流下。"又《素问·痿论篇》："胞络绝则阳气内动，发则心下崩，数溲血也。"以上均为有出血现象。此处指女子非月经期间的子宫出血。

石　蜜

【原文】石蜜[1]，味甘，平。主心腹邪气，诸惊、痫、痉[2]。安五脏，诸不足[3]。益气补中，止痛解毒。除众病，和百药[4]。久服强志，轻身，不饥，不老。一名石饴。

【注释】

[1] 石蜜：蜂蜜，又称白蜜、蜜糖。生于岩石及野外之蜂蜜，称为石蜜或岩蜜，为蜜蜂科昆虫中华蜜蜂或意大利蜂所酿的蜜糖。入肺、脾、大肠经。具有润肺、滑肠、补中、解毒、增强抵抗力和美容的功效。临床常用以治疗肺燥干咳、肺虚之咳、肠燥便秘、溃疡病等。可解乌头、附子毒。外涂可治疗烧烫伤。

[2] 诸惊、痫、痉：各种原因引起的惊悸、癫痫及痉挛抽搐。

[3] 诸不足：可以补益各疾病所致虚衰不足之证。

[4] 和百药：调和百药之性，故诸多药物常用蜜予以炮制。

【导读】《本草经集注》认为石蜜"即崖蜜也，高山岩石间作之，色青赤……其蜂黑色似虻"。据此非今之中华蜜蜂所酿的蜜糖。而"木蜜，呼为食蜜，悬树枝作之，色青白，树空及人家作之者亦白而农厚味美"。对能酿此石蜜的蜂，《本草图经》中有文字描述："其蜂甚小而微黄，蜜皆浓厚而味美。"此颇像中华蜜蜂的形态。实验研究证实，石蜜能促进疮面愈合，有祛痰和缓泻作用。

蜂　子

【原文】蜂子[1]，味甘，平。主风头[2]，除蛊毒[3]，补虚羸、伤中。久服令人光泽，好颜色，不老。

大黄蜂子[4]，主心腹胀满痛，轻身益气。

土蜂子[5]，主痈肿。一名蜚零。

【注释】

[1] 蜂子：蜜蜂子，为蜜蜂科昆虫中华蜜蜂或意大利蜜蜂的幼虫。具有祛风、解毒、杀虫之功效。临床可治头风、麻风、丹毒、风疹、虫积腹痛、带下等。

[2] 风头：病名。头风，头痛反复发作，或呈偏头疼痛。

[3] 蛊毒：古病名。感染变惑之气，或中蛊毒而致的疾病。病情复杂，变化不一，症状剧烈，预后险恶，如中毒性痢疾、重症肝炎、肝硬化、恙虫病、血吸虫病等。

[4] 大黄蜂子：胡蜂、壶蜂之头足未成幼虫的干燥虫体。主治心腹胀满疼痛及干呕，也可美容，治疗面部雀斑、面疮等。多炒黄研末入药。

[5] 土蜂子：蜚零、马蜂等之头足未成幼虫的干燥虫体。可治痈肿、妇人带下，也可利大小便。多炒黄研末入煎剂或冲服。

【导读】入药的蜂子虫体，包括蜜蜂、大黄蜂、土蜂等，其临床疗效类似，现代较少应用。

蜜　　蜡

【原文】蜜蜡[1]，味甘，微温。主下痢脓血，补中，续绝伤。金疮，益气，不饥[2]，耐老[3]。

【注释】

[1] 蜜蜡：别名蜂蜡、黄蜡、黄占、白蜂蜡等，为蜜蜂科昆虫中华蜜蜂或意大利蜂分泌的蜡质，经熬制而成。具有收涩、坚肌、止痛、解毒之功效。临床可用以治疗疮痈久溃不敛、臁疮、烧烫伤，多用其熬成的软膏外敷，也可内服防治痈疽。

[2] 不饥：因本品含软脂蜂花醇酯，因而服用后可以充饥。

[3] 耐老：有抗衰老作用。

【导读】蜜蜡为蜜蜂科昆虫中华蜜蜂等分泌的蜡质，在春或秋季用去蜂蜜后的蜂巢，入水锅中加热熔化，除去上层泡沫杂质，趁热过滤，放冷后即凝结成块，浮于水面，取出，则为黄蜡，若其再经熬炼、脱色等过程加工后，则为白蜡，其能治痢脓血、止血解毒。《药性论》记载蜜蜡："主妊孕妇人胎动，漏下血不绝"，是止血的引申之用。《本草经集注》载其临证应用："今人但嚼方寸匕者，亦一日不饥也。"

牡　　蛎

【原文】牡蛎[1]，味咸，平。主伤寒寒热[2]，温疟洒洒[3]，惊、恚、怒气[4]。除拘缓，鼠瘘[5]，女子带下赤白[6]。久服强骨节，杀邪鬼，延年。一名蛎蛤。

【注释】

[1] 牡蛎：别名蚝壳、海蛎子、左牡蛎等，为牡蛎科动物长牡蛎或大连湾牡蛎的贝壳。入肝、肾经。生用可以平肝潜阳、安神。

[2] 伤寒寒热：外感病恶寒发热。伤寒，此指其广义，即外感病之泛称。

[3] 温疟洒洒（xiǎn xiǎn）：以发热为主的疟疾在发热恶寒时伴见的寒栗貌。洒洒，寒栗貌。

[4] 惊、恚、怒气：因惊、恚（怨恨）、怒等情志所伤而致的气机郁滞不畅之证。

[5] 鼠瘘：病名。瘰疬，今称之淋巴结结核。《灵枢·寒热》："寒热瘰疬在于颈腋者，皆何气所生……此皆鼠瘘寒热之毒气也。"

[6] 带下赤白：病名。阴道分泌物异常增多的病为"带下"，色白者为白带，呈血性分泌物者为赤带。

【导读】临床应用牡蛎治疗眩晕、惊痫、抽搐、心悸、失眠等，煅后用有收敛、软坚、抑制胃酸分泌之功效，临床用以治疗虚汗、遗精、滑精、早泄、崩漏、带下等，还可治疗瘰疬、瘿瘤、胃酸过多、胃及十二指肠溃疡，研末外用可治疮疡、湿疮等。牡蛎所治病证，均提示其有清热养阴的功效。

龟　甲

【原文】龟甲[1]，味咸，平。主漏下[2]赤白。破癥瘕[3]，痎疟[4]，五痔[5]，阴蚀[6]，湿痹[7]，四肢重弱，小儿囟不合[8]。久服轻身，不饥。一名神屋。

【注释】

[1] 龟甲：龟板，又名龟下甲、败龟板、元武板等，为龟科动物海龟或陆地龟的腹甲。入肝、肾经。具有滋阴潜阳、补肾止血、益肾健骨之功效。临床常用以治疗阴虚潮热、盗汗、热病伤阴等，也可治疗吐血、衄血、痔血、崩漏等，还用以治疗遗精、滑精、早泄、骨痿、小儿五迟五软等。

[2] 漏下：病名。简称为"漏"，常与"崩"合称为"崩漏"。漏下指妇女非行经期间子宫出血，病势缓、病程长、出血淋漓不尽者，多为脾虚及脾不统血、气不摄血所致。

[3] 破癥瘕：可以攻克或消除癥瘕。癥瘕，指腹腔中的包块，若包块质地较硬，部位固定，有形质，胀痛持续而不移，为癥，病在血分；若包块时聚时散，胀痛移动，或时作时止，为瘕，病在气分。

[4] 痎疟：疟疾的泛称。也有谓："痎疟者，老疟也，三日一发"（《金匮翼·痎疟》）。

[5] 五痔：病名。谓牡痔、牝痔、血痔、肠痔、脉痔五种痔病。

[6] 阴蚀：病名。因肝、脾湿热下注引起的外阴湿烂痒痛，浸液连连不断的疾病。

[7] 湿痹：病名。以湿邪偏盛所致的痹证，又名著痹，以病位固定、肢体关节疼痛为特点。

[8] 小儿囟不合：囟门迟闭，为五迟（行迟、语迟、站立迟、齿迟、囟门闭合迟）之一。

【导读】龟甲，古代以腹甲入药，今腹、背甲均可入药。本品能"破癥瘕"，当为有活血功能，因为癥瘕多因瘀血而成。"四肢重弱"，当为四肢极度弯曲，引申为拘挛，因《新修本草》认为龟甲"主大风缓急，四肢拘挛，或久瘫缓不收摄，皆瘥"，其弯曲者当为今之缺钙所致，因下文有"小儿囟不合"可证。

桑螵蛸

【原文】桑螵蛸[1]，味咸，平。主伤中[2]，疝瘕[3]，阴痿[4]。益精，生子[5]，女子血闭[6]，腰痛。通五淋[7]，利小便水道。一名蚀肬。生桑枝上，採蒸之。

【注释】

［1］桑螵蛸：别名螳螂子，为螳螂科昆虫大刀螂或小刀螂、薄翅螳螂的干燥卵鞘。入肝、肾经。具有补肾、助阳、固精、缩尿之功效。

［2］伤中：内脏受伤而虚损的病证。

［3］疝瘕：病名。一指因风邪化热，传于下焦，与湿热搏结，症见小腹郁热疼痛，痛引腰背，小便混浊，排尿不利；二指风寒与少腹气血郁结而成，症见小腹闷胀可移，痛引腰背。

［4］阴痿：病名，阳痿。男子阴茎疲软，不能勃起，无法完成正常性交活动的疾病。

［5］益精，生子：可补益肾精，能治疗不孕症。

［6］血闭：病名，闭经。

［7］五淋：病名。热淋、石淋、膏淋、劳淋、血淋五者。

【导读】临床常用桑螵蛸治疗肾阳不足之遗精、滑精、早泄、白浊、白带、尿频、遗尿等。《名医别录》称桑螵蛸为螳螂子，能治血闭腰痛、月经不来、因虚损所致的腰痛。关于"通五淋，利小便水道"，后世多用其缩尿功效，故《药性论》运用本品"止小便……虚而小便利，加而用之"。《胎产心法》则用本品"治妊娠小便数不禁"，但是又有用以治疗"小便不通及胞转"的应用之例，说明本品既可治遗尿，又可利尿，具有双向调治作用。

中品[1]

雄 黄

【原文】雄黄[2]，味苦，平。主寒热，鼠瘘[3]，恶疮[4]，疽[5]，痔[6]，死肌[7]。杀精物恶鬼邪气[8]，百虫毒，胜五兵[9]。炼食之，轻身，神仙。一名黄金石。

【注释】

[1] 中品："中药一百二十种，为臣。主养性以应人，无毒、有毒，斟酌其宜。欲遏病，补虚羸者，本《中经》。"此卷载药120种，原文认为，可作组方中的臣药，这不过是一种提示或古人组方的经验或建议，临证组方可圆机变通，不可拘执。例如石膏之于白虎汤、麻黄之于麻黄汤、萆薢之于萆薢渗湿汤、当归之于当归生姜羊肉汤、百合之于百合固金汤等，均是相关方剂之君药而非拘执于臣药之规定。此卷之药，有的有毒，有的无毒；有的可以补虚、匡扶正气，治疗虚羸之疾，有的则能驱除邪气，治疗"邪气盛则实"（《素问·通评虚实论篇》）之实性病证。所谓"主养性以应人"，是指此卷所载之补虚之品或祛邪之药，均能调理机体。因此，这里的"养性"即"调养性命"。无论是扶正还是祛邪之药，其目的均在于调理机体，使人健康长寿。所谓"以应人"是指《神农本草经》所载上、中、下三品，分别应天、应人、应地，突出其"天人合一"整体思维的理念。

[2] 雄黄：别名石黄、黄石，为含硫化砷的矿石。入心、肝经，具有燥湿、杀虫、解毒之功效。可治痈疽肿毒、毒蛇咬伤、疥癣、丹毒等，也可外用，可治惊痫、疟疾、咳喘等。

[3] 鼠瘘：病名。瘰疬溃破形成的瘘管，脓水清稀，久不敛口，又称老鼠疮。

[4] 恶疮：病证名。指局部红肿灼痛、溃烂后浸淫不止、经久不愈之疮疡。

[5] 疽：病名。疮面深而险恶者，是气血为毒邪所阻郁，发于肌肉筋骨间的疮肿，临证又分为有头疽和无头疽。

[6] 痔：病名。一指肛门周围的多种疾病，二指孔窍内所生的小息肉。此处指前者。

[7] 死肌：病证名。一指肌肉坏死，二指肌肤感觉消失的症状。

[8] 精物恶鬼邪气：能引起怪异症状、病情严重的不明原因。

[9] 五兵：为古代五种兵器。

【导读】《日华子本草》用雄黄治岚瘴；《伤寒类要》记载雄黄疗天行病，"寒热""鼠瘘"等句与"百虫毒"联系，提示雄黄能解毒去腐，如《太平圣惠方》治："伤寒狐蜮毒，蚀下部肛外如蟹，痛痒不止，用雄黄半两，用瓶子一个口大者，纳入灰上，如装香火将雄黄烧之，候烟出当病处熏之。"关于"炼食之，轻身神仙"不足为训，因其有毒，"轻身"可能是中毒初期的表现。《备急千金要方》云其"延年却老"，只是古人的良好愿望而已。

雌　黄

【原文】雌黄[1]，味辛，平。主恶疮，头秃[2]，痂疥[3]，杀毒虫虱，身痒，邪气诸毒。炼之久服轻身，增年，不老[4]。

【注释】

[1] 雌黄：雌黄包含矿物和药物两种形态，一指炼丹的原料，即三硫化二砷，为炼丹的八石之一。《抱朴子·金丹》："用丹砂、雄黄、雌黄、石硫黄、曾青、矾石、磁石、戎盐、太乙禹余粮，亦用六一泥，及祕室祭醮，合之，三十六

日成。"二指硫化物类矿石，又名黄安、昆仑黄。入肝经，有燥湿杀虫、豁痰定惊、解毒之功效。可治顽癣、恶疮、息肉、阴蚀疮、蛇虫咬伤，以及癫痫、寒痰咳喘、虫积等。

[2] 头秃：头皮癣，又称秃疮。

[3] 痂疥：疥疮所产生的坏死的如鳞屑样的干皮。

[4] 炼之久服轻身，增年，不老：因此品也是古人炼制长生不老丹药的原料，故有此说。

【导读】临床有用雌黄治疗心痛吐水，不下饮食者；有治癫痫抽筋者；外用治疗癫疮，用雌黄粉加醋和鸡蛋黄调匀，抹疮上；明代李时珍外用治疗牛皮顽癣，取雌黄粉加水银粉，调猪油抹患处（《本草纲目·金石部》）。

石硫黄

【原文】石硫黄[1]，味酸，温，有毒。主妇人阴蚀[2]，疽痔，恶血[3]。坚筋骨，除头秃。能化金、银、铜、铁奇物[4]。

【注释】

[1] 石硫黄：硫黄、硫黄矿或含硫矿物冶炼而成的块状物。入肾、大肠经。有杀虫、补火益

阳之功效。外用治疥癣、湿疹，内服治阳痿、虚喘、虚寒腹痛、泄痢、虚寒便秘等。

[2] 阴蚀：病名，肝脾湿热下注所致之妇人外阴痛痒肿烂流脓水，伴有赤、白带下的疾病。

[3] 恶血：瘀血，死血。

[4] 奇物：特殊、稀罕的器物。《说文解字·可部》："奇，异也。一曰不耦。"

【导读】硫黄多外用治疗疥疮、干湿癣、湿疹等，也有单味硫黄内服治疗男子腰肾久冷、心腹积聚、胁下冷癖、腹中诸虫、失精遗尿、形羸力劣、脚膝疼弱、冷风顽痹、霍乱转筋、虚滑下利，又治妇人血结寒热、阴蚀疽痔者，如《太平惠民和剂局方》金液丹。《普济本事方》之还阳散取单味硫黄治疗"阴毒面色青，四肢逆

冷，心躁腹痛"者。因为石硫黄刺激胃肠黏膜，使胃肠蠕动增加，导致下泻，所以张锡纯在《医学衷中参西录》中记载用单味硫黄口服治疗命门火衰之顽固便秘而获良效。

水　银

【原文】 水银[1]，味辛，寒。主疥，瘘，痂疡，白秃。杀皮肤中虱，堕胎，除热，杀金、银、铜、锡毒。熔化还复为丹，久服神仙，不死[2]。

【注释】

[1] 水银：为从辰砂矿炼出的汞或自然汞。

入药多用粗制的汞制剂，故名轻粉。入肝、肾经。有杀虫、攻毒、逐水、通便之功效。可治疥，癣，瘰疬，梅毒，下疳，皮肤溃疡，以及鼓胀、水肿。其形如水，其色如银，故名。

[2] 熔化还复为丹，久服神仙，不死：因本品为炼制长生不老丹药的原料，故有此语。

【导读】 水银主要外用于疮疡类疾病及虫虱的治疗，《本草经集注》认为："炼时飞著釜上灰，名汞粉，俗呼为水银灰，最能去虱。"其堕胎方面，《梅师方》记载治胎死腹中或难产，用水银二两，或立出，或立瘥。《本草衍义》引韩愈的话说"杀人不可计"，可见"久服神仙，不死"实为荒诞。据报道，大多数人服后无症状，急性中毒多半是由误服汞引起。

石　膏

【原文】 石膏[1]，味辛，微寒。主中风[2]寒热[3]，心下逆气[4]，惊，喘[5]，口干舌焦，不能息[6]，腹中坚痛。除邪鬼，产乳[7]，金疮[8]。

【注释】

[1] 石膏：含水硫酸钙的矿石。入肺、胃经。有清热泻火之功效。生用清热泻火、除烦止渴，治疗急性热证、高热、大汗、烦渴、神昏谵语、发斑疹、肺热咳喘、胃热头痛、牙痛、口舌生疮、暴发赤眼；煅烧之熟石膏能收敛生肌，治湿疹。

[2] 中风：被六淫之风邪所伤而致的外感病

证，如桂枝汤证，非内伤之肝阳化风证。

[3] 寒热：寒热邪气及其所致之证。

[4] 心下逆气：心下，胃脘部。逆气，气反向而行为逆气。心下逆气，指胃脘部有气向上而欲呕。

[5] 惊，喘：惊，惊风。《诸病源候论·风气诸候》："动则为惊。"喘，呼吸急促。

[6] 息：安宁。《广雅·释诂》："息，安也。"《左传·昭公八年》："臣必致死礼，以息楚。"据上文有喘字，此息则不能作呼吸解。

[7] 产乳：生孩子。

[8] 金疮：金属器械所伤而引起的疮疡。

【导读】石膏主治外感实热证为后人所公认，故《脾胃论》指出："石膏能去脉数。"《本草经疏》称之能："解实热，祛暑气，散邪热，止渴除烦之要药。"其"除邪鬼"，指病人有神昏谵语的现象，石膏可治之。

磁　石

【原文】磁石[1]，味辛，寒。主周痹[2]风湿，肢节中痛，不可持物，洗洗[3]酸消[4]。除大热，烦满及耳聋。一名玄石。

【注释】

[1] 磁石：别名灵磁石、活磁石、吸铁石，为磁铁矿石。入肾、肝、肺经。具有潜阳纳气、镇惊安神之功效。可治眩晕、目昏、耳鸣、耳聋、虚喘、惊痫、怔忡、失眠等疾病。

[2] 周痹：病名。痹证的一种，因气虚而风寒湿邪入侵血脉肌肉所得，症见周身疼痛，沉重麻木，项背拘急，脉濡涩。"在于血脉之中，随脉以下，随脉以上，不能左右……此内不在脏，而外未发于皮，独居分肉之间，真气不能周，故命曰周痹。"（《灵枢·周痹》）

[3] 洗洗：寒栗貌，同"洒"。《资治通鉴》："嘉贞为条析理分，莫不洗然。"胡三省注："洗与洒同。"

[4] 消：又作"痟"。酸痛。《一切经音义》："消，古文痟同。"《说文解字·疒部》："痟，酸痟。"

【导读】研究发现，磁石炮制后镇静及抗惊厥作用明显增强，临床用于治疗肝肾不足、虚阳上亢之头晕目眩、耳聋耳鸣；视物模糊者，取磁石味咸质重，性主沉降，能潜降上亢之肝阳，如《医醇賸义》滋生青阳汤；有用磁石治疗心神不安，惊悸，失眠；磁石质重，能安神镇惊，如《圣济总录》之磁石炼水饮；也有用于治疗肾水不足、耳目昏聩者，取磁石能养肾益精，聪耳明目；治肾虚内障，视物模糊，如《备急千金要方》之神曲丸（即磁朱丸）；若肾虚耳聋耳鸣，可用《太平圣惠方》磁石肾羹；若温热病后，肾虚精亏而耳聋耳鸣者，可用《重订广温热论》耳聋左慈丸。

凝水石

【原文】凝水石[1]，味辛，寒。主身热，腹中积聚邪气，皮中如火烧。烦满，水饮之。久服不饥。一名白水石。

【注释】

[1] 凝水石：别名白水石，天然产的红石膏与方解石。据考证，古代所说的凝水石，应为芒

硝的天然结晶体。有清热泻火之功效。可治热病的壮热、烦渴、咽喉肿痛，外敷治疗丹毒、烫伤。

【导读】凝水石，今多称寒水石，其性寒凉，用治实热证，与石膏功用相似。其所治"腹中积聚"与石膏所治之"腹中坚痛"颇有相似之处，故《本草思辨录》认为"腹中坚痛"为衍文，是不足为据的。另外，需要注意的是"水饮之"，说明古人用其治热病时用水冲服，并非今之水煎服。

阳起石

【原文】阳起石[1]，味咸，微温。主崩中漏下[2]，破子脏中血[3]，癥瘕，结气[4]，寒热，腹痛，无子[5]，阴痿不起[6]，补不足。一名白石。

【注释】

[1] 阳起石：别名白石、羊起石，为石棉类矿石。入肾经。具有温肾壮阳之功效。可治肾虚之阳痿、遗精、早泄、不孕、宫寒等。

[2] 崩中漏下：病名。妇女阴道突然出血，如山崩塌下之貌。《诸病源候论·崩中漏下候》："崩中之病，是伤损冲任之脉……劳伤过度，冲任气虚，不能统制经血，故忽然崩下，谓之崩中……崩而内有瘀血，故时崩时止，淋漓不断，名曰崩中漏下。"

[3] 破子脏中血：能破除子宫的瘀血。子脏，子宫。

[4] 结气：气机郁结凝滞及其所致病证。

[5] 无子：病名，不能生育的不孕不育病。

[6] 阴痿不起：病名。阴茎疲软，不能勃起，即阳痿。

【导读】临床有用阳起石治疗元气虚寒、精滑不禁、大便溏泄、手足厥冷者，如《严氏济生方》中的白丸；有用于治疗冲任不固、虚寒之极、崩中不止、变生他证者，如《严氏济生方》中的阳起石丸；外用可治丹毒，如《儒门事亲》中的阳起石散。

理　石

【原文】理石[1]，味辛，寒。主身热，利胃[2]，解烦，益精，明目，破积聚，去三虫[3]。一名立制石。

【注释】

[1] 理石：硫酸盐类矿物石膏中的纤维石膏。其治热证方面与石膏、寒水石相似。又名肌石、立制石，"即石膏之顺理而微硬有肌者，故名理石、肌石"。可治身热，能利胃解烦，益精明目，破积聚，去三虫，除营卫中大热；能解烦毒，止消渴及中风痿痹；浸酒用可治癣。

[2] 利胃：使胃和顺畅利。

[3] 三虫：肠道寄生的长虫（蛔虫）、赤虫（绦虫）、蛲虫。

【导读】《本草纲目·金石部》认为，理石可治"身热，利胃解烦，益精聪耳明目，轻身，使人肌肤润泽，精力旺盛，不易衰老，破积聚，去肠虫。解烦毒，止消渴，以及中风痿痹。渍酒服，疗两肋间的积块，使人肥健悦泽"。

长　石

【原文】长石[1]，味辛，寒，主身热，四肢寒厥[2]，利小便，通血脉，明目，去翳眇[3]，下三虫，杀蛊毒[4]。久服不饥，一名方石。

【注释】

[1] 长石：又名方石、直石、土石，为硫酸盐类矿物硬石膏的矿石。具有清热生津、下气利尿、明目祛翳之功效。临床可用以治疗发热烦渴、热甚肢厥、热淋、小便不利、翳障遮睛、视物不明等。

[2] 寒厥：恶寒而手足逆冷。

[3] 去翳眇（yì miǎo）：能去掉翳膜引起的偏盲证。《诸病源候论·目眇候》："翳郭则偏覆一瞳子，故偏不见物，谓之眇目。"

[4] 蛊毒：病名。《诸病源候论》将蛊毒分为蛊毒候、蛊吐血候、蛊下血候、氐羌毒候、猫鬼候、野道候、射工候、沙虱候、小毒候等。多因感染变惑之气，或中蛊毒所致。

【导读】长石是常见的含钙、钠和钾的铝硅酸盐类矿物。明代李时珍《本草纲目·金石部》认为："昔人以此为石膏，又以为方解，今人以此为寒水石，皆误矣。但与方解乃一类二种，故亦名方石，气味功力相同，通用无妨。唐、宋诸方所用石膏，多是此石，昔医亦以取效，则亦可与石膏通用，但不可解肌发汗耳。"

石　胆

【原文】石胆[1]，味酸，寒。主明目，目痛，金疮，诸痫痉[2]，女子阴蚀[3]痛，石淋，寒热，崩中下血，诸邪毒气，令人有子。炼饵服之不老，久服增寿神仙[4]。能化铁为铜成金银[5]。一名毕石。

【注释】

[1] 石胆：胆矾的别名，又名蓝矾，为硫酸盐类矿物胆矾的天然晶体，即含水硫酸铜，或用化学方法制得。具有涌吐风痰、收湿解毒之功效。

[2] 痫痉：癫痫之抽搐。

[3] 阴蚀：病名。因肝、脾湿热下注于阴部，致使妇女外阴及阴道痒痛、红肿、溃烂、生疮，伴有赤白带下的疾病。

[4] 炼饵服之不老，久服增寿神仙：因此药为古代炼丹之原料，故有此语。

[5] 能化铁为铜成金银：本品能冶炼成含铜的各种合金。

【导读】临床常用石胆治疗风痰壅塞、喉痹、癫痫。外用可治口疮、牙疳、痔疮、风眼赤烂。《明目神验方》外用治风眼赤烂；《济急仙方》因其除"诸邪毒气"而治疯犬咬毒，用胆矾末敷之；《仁斋直指方》用其治痔疮热肿；《圣济总录》用其治疽痔肉疼痛，脓血不止，概"金疮""女子阴蚀疮"亦用此法。"能化铁为铜成金银"是指化学反应。

白　青

【原文】白青[1]，味甘，平。主明目，利九窍，耳聋，心下邪气。令人吐，杀诸毒、三虫。久服通神明，轻身，延年，不老[2]。

【注释】

[1] 白青：扁青的古名，又名碧青、石青，为碳酸盐类矿物中的蓝铜矿石。入肝经。具有下痰破结、平肝镇惊、明目退翳之功效。入丸剂可治风痰癫痫、昏迷、小儿惊风；研细外用可治目痛、目痒、目翳。

[2] 久服通神明，轻身，延年，不老：白青为古代丹药的主要原料，故有此语。

【导读】陶弘景在《本草经集注》中指出，白青"医方不用，市无卖者，《仙经》三十六水方中时有须处"。《本草纲目·金石部》认为，白青"即石青之属，色深者为石青，淡者为碧青也。今绘彩家亦用"。

扁　青

【原文】扁青[1]，味甘，平。主目痛，明目，折跌，痈肿，金疮不瘳[2]。破积聚，解毒气，利精神。久服轻身，不老。

【注释】

[1] 扁青：即"白青，又名碧青"。详见"白青"条。

[2] 瘳（chōu）：病愈。

【导读】《本草汇言》引苏氏谓扁青，主目痛明目方面认为"此药善能明目退翳"。从其"解毒气"及《吴普本草》之小寒来推测其当能清热而解毒。本品还当有活血功效，因其治"金疮不愈"和"解毒气"。

肤　青

【原文】肤青[1]，味辛，平。主蛊毒，及蛇、菜、肉诸毒，恶疮[2]。

【注释】

[1] 肤青：又名绿肤青、碧石青。主治蛊毒，可治毒蛇咬伤，以及食物、蔬菜中毒，外用治恶疮、疥癣。

[2] 恶疮：病名。凡疮疡表现为红肿痒痛，溃烂后浸淫不止，经久不愈者，统称为恶疮。

【导读】陶弘景认为"俗方及《仙经》并无用此者，亦相与不复识。"故《本草纲目》不载。

干　姜

【原文】干姜[1]，味辛，温。主胸满，咳逆上气，温中，止血，出汗。逐风湿痹，肠澼[2]下痢。生者尤良。久服去臭气，通神明。

【注释】

[1] 干姜：别名白姜，为姜科植物姜的干燥根茎。入心、脾、肺、肾经。具有温中逐寒、回阳通脉、消痰下气之功效。临证可治胃脘腹痛、虚寒吐泻、肢冷脉微、寒饮咳喘、风寒湿痹。

[2] 肠澼：古病名。一指痢疾，二指腹泻。此处指泄泻病。

【导读】姜，鲜者为生姜，晒干者为干姜，其功相同，主胸满当为寒痰水饮所致，提示其不仅能温肺化饮，还能宣肺下气止咳。其"温中"，并非今人所指中焦脾胃，因《本草经集注》有"生姜归五脏"之论。《药性论》认为："干姜，开五脏六腑……干者治嗽，主温中。"其能发汗，使风寒湿之邪从汗而解，治风寒感冒尤多用之。其治肠澼下痢方面，不论因冷腹泻或冷痢，均有良效。

菜耳实

【原文】菜耳实[1]，味甘，温。主风头寒痛，风湿周痹[2]，四肢拘挛痛，恶肉[3]死肌。久服益气，耳目聪明，强志，轻身。一名胡菜，一名地葵。

【注释】

[1] 菜（xǐ）耳实：苍耳子的古称，为菊科植物苍耳带总苞的果实。入肺、肝经。具有发汗、止痛、通鼻窍、祛风湿之功效。

[2] 周痹：痹证之一种。因气虚而致风寒湿邪侵入血脉肌肉，症见周身游走性疼痛、沉重麻木、项背拘急等。

[3] 恶肉：病名。包括赘肉及瘢痕疙瘩。《肘后备急方》曰："恶肉者，身中忽有肉，如赤小豆粒突出，便长如牛马乳，赤如鸡冠状。"

【导读】临证可用苍耳子治疗风寒头痛、鼻渊、风湿痹痛、肢体拘挛、麻风、疥癣、瘙痒等。苍耳子既能治风寒头痛，又能治风寒湿痹证。其茎叶名苍耳，别名胡葜、狗耳朵草等，苦、辛，寒，有小毒，有祛风湿、通鼻窍、解毒之功效，用以治疗感冒头痛等。

临证将苍耳子制成注射剂，于痛点注射，隔日1次，用于腰部扭伤、腰肌劳损、坐骨神经痛、肥大性腰椎炎、腰椎隐裂等引起的腰腿痛；治疗变态反应性鼻炎，药后多数患者症状消失或改善，或发作减少；将苍耳子捣粉加麻油做成膏剂，涂鼻，治疗慢性鼻炎，可使症状消失而愈。但苍耳子有毒，使用的时候要谨慎掌握用量及用药时间。

葛　根

【原文】葛根[1]，味甘，平。主消渴[2]，身大热，呕吐，诸痹。起阴气[3]，解诸毒。

葛谷[4]，主下痢十岁已止[5]。一名鸡齐根。

【注释】

[1] 葛根：别名甘葛、粉葛，豆科植物葛藤的根，其果实称葛谷。入脾、胃经。具有解肌退热、生津止渴、透疹、止泻之功效。可治感冒发热、口渴、头痛颈强、麻疹透发不畅、泄泻、痢疾，亦可治高血压引起的颈项强痛，心绞痛，颈椎病。

[2] 消渴：病名。一是泛指多饮、多食、多尿为症状特点的病证；二指以多饮、多尿、尿甜为特点的糖尿病；三是指以口渴为特点的病。

[3] 起阴气：一指使女性生殖阴精之气旺盛；二指使阴茎勃起；三指使气、津液旺盛。全书之"阴"，大多指阴器，故"起阴气"，即使阴茎勃起。"气"通"器"。

[4] 葛谷：葛的种子。

[5] 已止：谓本品可使十年以上的久痢停止而痊愈。

【导读】葛根治"诸痹"，今之增生性关节炎、颈椎增生均为诸痹之范畴也。《新修本草》谓其能解"猘（zhì）狗"咬伤之毒，陈藏器认为"葛根生者……解酒毒"，《肘后备急方》记载治"食诸菜中毒"，以上均属"解诸毒"的范畴。《本草经集注》认为"消渴，身大热"时，葛根"生者捣取汁饮之，解温病发热"之热毒。

栝楼根

【原文】栝楼根[1]，味苦，寒。主消渴，身热，烦满大热。补虚安中[2]，续绝伤[3]。一名地楼。

【注释】

[1] 栝楼根：天花粉之别名，又称瓜蒌根、蒌根，葫芦科植物栝楼的根。入肺、胃经。具有清热生津、降火润燥、排脓消肿之功效。临证可

治热病伤津口渴、肺热燥咳、咯血、消渴、黄疸。外敷治疗痈肿、乳痈、瘘、痔。鲜天花粉注射剂可用于引产。

[2] 安中：一谓调理内脏，如五脏可称"五中"。二谓理中焦脾胃。此指前者。

[3] 续绝伤：能治疗外伤中的骨折和筋伤。其"续绝伤"所指，如《常用中药临证指要》也有记载。

【导读】药理研究认为，天花粉临床用于引产，对中期妊娠、死胎、过期流产的引产具有疗效高、方法简便、出血少等优点。临床常用天花粉配知母以滋阴泻火，生津止渴，治疗热病伤津之烦渴及肺胃热盛伤津之消渴病。治热病烦渴者，如天花散（《仁斋直指方》）；取本品生津止渴之功，如沙参麦冬汤（《温病条辨》）；用本品治燥热伤肺、干咳少痰、痰中带血等肺热燥咳证者，如滋燥饮（《杂病源流犀烛》）；取本品生津润燥之功，配人参用治燥热伤肺、气阴两伤之咳喘咯血，如参花散（《万病回春》）。

苦　参

【原文】苦参[1]，味苦，寒。主心腹结气[2]，癥瘕[3]，积聚[4]，黄疸[5]，溺有余沥。逐水[6]，除痈肿。补中[7]，明目，止泪。一名水槐，一名苦蘵。

【注释】

[1] 苦参：别名苦骨、牛参，豆科植物苦参的根。入肺、大肠、小肠经。具有清热燥湿、杀虫止痒之功效。临证可治湿热痢疾、黄疸、疳积、痔血、小便黄赤不利、尿有余沥不尽、赤白带下。外洗可治滴虫性阴道炎、烧烫伤、湿热疮疡、皮肤瘙痒。

[2] 结气：郁结之气，气滞、气郁、气结所致病证。

[3] 癥瘕：病证名。腹腔内结聚成块的一类疾病。

[4] 积聚：病证名。积病与聚病的合称。

[5] 黄疸：病名。湿热或寒湿郁积于脾胃或肝胆所致，以身黄、目黄、尿黄为特征。

[6] 逐水：利湿，消除水湿邪气。

[7] 补中：一指补益脾胃；二指调理内脏。

【导读】苦参在临床上可用于治疗细菌性痢疾，单味药煎汤口服，或煎剂灌肠，或用苦参粉调糊贴敷肚脐，均有效；单味苦参煎剂或粉碎装入胶囊口服，用于治疗急性胃肠炎；治疗肠道寄生虫病，可口服苦参粉胶囊或苦参片；外洗可治疗阴道滴虫病等。

研究证明，苦参有以下药理作用：①抗肿瘤作用。苦参碱在体外具有增强小鼠腹腔巨噬细胞抑制肿瘤细胞增殖的效应。②升白细胞作用。氧化苦参碱对正常家兔外周血白细胞有明显的升高作用。③抗心律失常作用。静脉注射苦参总黄酮20～40g/kg，对静脉注射乌头碱所致大鼠心律失常有明显的治疗作用。④平喘祛痰作用。苦参碱主要是通过兴奋β受体，尤其是兴奋中枢β受体，解除支气管痉挛及抑制抗体和慢反应物质的释放而产生平喘作用。⑤镇痛作用。苦参总碱单独使用有轻度的镇痛作用。⑥抗过敏作用：苦参碱可降低过敏介质的释放而达到抗过敏作用。

茈　胡

【原文】 茈胡[1]，味苦，主心腹、肠胃中结气[2]，饮食积聚，寒热邪气。推陈致新[3]。久服轻身，明目，益精。一名地薰。

【注释】

[1] 茈胡：柴胡。"茈"为"柴"的古写。伞形科植物北柴胡或狭叶柴胡的根。入肝、胆经。具有和解表里、疏肝、升阳之功效。

[2] 结气：气结，气郁。结于部位不同，表现各异。《诸病源候论·结气候》："结气病者，忧思所生也……气留而不行，故结于内。"

[3] 推陈致新：一指柴胡疏肝理气的功效，二指能治"饮食积聚"的作用。

【导读】 研究证明，柴胡有以下药理作用：①柴胡有明显解热作用。②抗炎作用。对多种致炎剂所致踝关节肿和结缔组织增生性炎症均有抑制作用。③促进免疫功能作用。柴胡多糖能使吞噬细胞的吞噬功能增强，自然杀伤细胞功能增强，提高病毒特异性抗体滴度，提高淋巴细胞转核率，提高皮肤迟发性过敏反应。④抗肝损伤作用。柴胡注射液可显著降低四氯化碳引起的大鼠血清丙氨酸氨基转移酶升高，肝细胞变性及坏死也明显减轻，肝细胞内糖原及核糖核酸含量也接近正常。

芎　䓖

【原文】 芎䓖[1]，味辛，温。主中风[2]入脑头痛，寒痹[3]筋挛[4]，缓急[5]，金疮，妇人血闭无子[6]。

【注释】

[1] 芎䓖：川芎的古称，伞形科植物川芎的根茎。入肝、心经。具有活血行气、散风止痛之功效。临证可治月经不调、瘀滞腹痛、痛经、经闭、偏正头痛、胸胁胀痛、冠心病、心绞痛。

[2] 中风：病证名。一指卒中，突然昏倒不省人事，或口眼歪斜、半身不遂等；二指六淫之风邪伤人之病。此指后者。

[3] 寒痹：寒痹为诸痹之一。为风寒湿邪伤人所致病时以寒邪偏盛、疼痛较甚之痹证。

[4] 筋挛：筋脉之抽搐、蜷曲。

[5] 缓急：使紧急疏松而恢复正常。

[6] 血闭无子：妇人因闭经而患不孕症。

【导读】 纵观本节原文，芎䓖能祛风寒、止痛、活血。药理研究认为，芎䓖的有效成分为川芎嗪，能扩张冠状动脉，增加冠状动脉血流量，改善心肌的血氧供应，并降低心肌耗氧量。川芎嗪可扩张脑血管，降低血管阻力，显著增加脑及肢体血流量，改善微循环，还可降低血小板表面活性，抑制血小板凝集，预防血栓形成。芎䓖所含阿魏酸的中性成分，小剂量促进、大剂量抑制子宫平滑肌。芎劳水煎剂对动物中枢神经系统有镇静作用，并有明显而持久的降压作用；可加速骨折局部血肿的吸收，促进骨痂形成；有抗维生素 E 缺乏作用；能抑制多种杆菌；有抗组胺和利胆作用。

当　归

【原文】当归[1]，味甘，温。主咳逆上气[2]，温疟，寒热洗洗[3]在皮肤中。妇人漏下，绝子[4]。诸恶疮疡，金疮，煮饮之。一名干归。

【注释】

[1] 当归：别名秦归，为伞形科植物当归的根。入心、脾、肝经。具有补血、活血、调经、通络、润肠之功效。可治月经不调，闭经，痛经，崩漏，也治贫血，血虚头痛，眩晕，便秘，此外亦可治癥瘕积聚，风湿痹痛，痈疽疮疡，跌打损伤。

[2] 上气：病证名。气逆上壅，呼吸困难之证。

[3] 寒热洗洗（xiǎn xiǎn）：发热怕冷，因寒战栗貌。

[4] 绝子：不能生育之不孕症。

【导读】临床上，一是应用当归补血养血，常与熟地黄、白芍、川芎配伍，有调经补血之功，尤其适于产后血虚的调治；二是用于润肠通便，精血同源，血虚者津液不足，肠液匮乏易致大便秘结，当归可润肠通便，常与麻仁、苦杏仁、大黄合用治疗血虚便秘；与防风、川芎、芍药、大黄、薄荷叶、麻黄等组成防风通圣散，可泻热通便。三是调经活血，当归能行血，既可通经调经，又能活络止痛，尤其适合女性使用，特别适用于月经不调、痛经、血虚闭经等病证，被古人称为"妇科圣药"，与桃仁、红花、熟地黄、白芍、川芎配伍，常用于经期提前、痛经。四是调节子宫平滑肌，当归挥发油对离体子宫有抑制作用，使节律性收缩呈弛缓状态，并对抗子宫平滑肌收缩。五是抗癌作用，当归可广泛用于各种肿瘤，尤其是妇科肿瘤，以气血停滞、瘀血凝聚者最宜。六是抗老防老，当归煎剂对小鼠学习记忆具有明显的影响，用 Y 迷宫法测定，当归能改善三氯化铝所致痴呆，降低痴呆小鼠脑过氧化脂质水平和 B 型单胺氧化酯活性，治疗老年痴呆症。

麻　黄

【原文】麻黄[1]，味苦，温。主中风[2]，伤寒[3]，头痛，瘟疟，发表出汗。去邪热气，止咳逆上气，除寒热，破癥坚积聚。一名龙沙。

【注释】

[1] 麻黄：麻黄科植物草麻黄或木贼麻黄的草质茎。入肺、膀胱经。具有发汗、平喘、利水之功效。临证可治风寒感冒、发热无汗、麻疹初期透发不畅、风疹身痒、支气管炎、哮喘、肺炎，亦可治肾炎初期水肿。

[2] 中风：风邪外袭，症见发热、汗出、微恶风寒、脉浮缓之太阳中风证。

[3] 伤寒：广义伤寒，六淫邪气所致之外感病。狭义伤寒仅指寒邪袭表，症见恶寒、发热、无汗、头身疼痛、脉浮紧之表实寒证。

【导读】临床对于麻黄，一是用于风寒表实证。用治外感风寒，腠理密闭所致恶寒、发热、头身疼痛、无汗、脉浮紧等风寒表实证，常与桂枝相须为用，以增强解表散寒之功，如麻黄汤（《伤寒论》）。二是用于咳喘实证。凡肺气壅遏所致咳嗽气喘，无论寒、热、痰、饮以及有无表证，均可应用，尤适宜于风寒外束、肺气壅遏之咳喘。三是用于风水水肿。治疗风邪袭表、肺失宣降之水肿、小便不利而兼有表证的风水证，常配伍石膏、生姜等，如越婢加术汤（《金匮要略》）。此外，取麻黄散寒通滞之功，可用治风寒痹证、阴疽、痰核等证。

通　草

【原文】通草[1]，味辛，平。主去恶虫[2]，除脾胃寒热，通利九窍、血脉、关节，令人不忘。一名附支。

【注释】

[1] 通草：木通之别名。又名白通草、大通草、方通草，五加科植物通脱木的茎髓。入肺、

胃、膀胱经。具有清热、利水、通乳之功效。可治小便不利，水肿，尿路感染，乳汁不下。

[2] 恶虫：寄生大肠，随粪便而下的肠道寄生虫。恶，粪便。《汉书·武五子传》曰："如是青蝇恶矣。"颜师古注："恶，矢也。"

【导读】通草，乃今之木通，临床用以治疗淋证、水肿证，尤宜于热淋之小便不利、淋漓涩痛，如通草饮子《普济方》；用于石淋，可与金钱草、海金沙等同用；用于血淋，可与石韦、白茅根、蒲黄等同用；用于水湿停蓄之水肿证，如通草散（《小儿卫生总微论方》）。也可用以治疗产后乳汁不下，与穿山甲、甘草、猪蹄同用，如通乳汤（《杂病源流犀烛》）。

芍　药

【原文】芍药[1]，味苦，平。主邪气[2]腹痛，除血痹[3]，破坚积，寒热，

疝瘕[4]。止痛，利小便，益气。

【注释】

[1] 芍药：古代用芍药不分白芍、赤芍。白芍为毛茛科植物白芍的根。入肝、脾经。具有养血敛阴、柔肝止痛之功效。临证可治头痛、眩晕、胸胁、脘腹疼痛、泻痢腹痛、月经不调、痛经、崩漏、带下，又可治肌肉痉挛、手足拘挛疼痛、自汗盗汗等。

赤芍，又名木芍药、赤芍药、红芍药，毛茛科植物芍药或草芍药、川赤芍的根。入肝、脾经。具有清热凉血、活血祛瘀之功效。临证可治热病的发斑、吐血、血衄、血痢、肠风下血，也

可治闭经、痛经、瘀血之腹痛及胸胁痛、目赤肿痛、跌打损伤。

[2] 邪气：不正之致病因素。

[3] 血痹：病名。一指因气血虚弱而邪入血分的痹证。二指风痹游走无定者（《备急千金要方》）。

[4] 疝瘕：病证名。又名瘕疝、蛊。一指因风邪化热传于下焦，与湿邪相结而成，症见小腹热痛，尿道流出白色黏液，类似前列腺炎。二指因风寒与腹内气血相结而成，症见腹部隆起，推之可移，腹痛引背之病。

【导读】临床上白芍与不同的药物配伍，能发挥不同的效能，如桂枝汤用白芍调和肌表之荣卫，黄芩汤用白芍调和腹中之荣气，炙甘草汤用白芍补血脉之阴液等。在妇产科临床上，白芍更是得到广泛应用：白芍配熟地黄，肝肾并补，适用于气血亏虚之证，可治少女发育偏迟，月经推迟，经量少而淡者，用四物汤，取白芍、熟地黄为主药；白芍配当归，补血和营，兼以安胎，临床上对于气血不足、气血失调证，经常二药等量相配，以养血补血，和血敛肝，使营血充盈，治气血不足所引起的胎动不安；白芍配川芎，守中有动，血畅气化，对气机不调、月经先后不均、来潮不畅者，能鼓舞气化，调整月事；白芍配柴胡，如逍遥散，因妇女以血为本，常不足于血而有余之气，若情志不遂，木失条达，肝失柔和，则肝气横逆，见胁痛寒热等症，用之有效。

赤芍，其功效一是能清热凉血，散瘀止痛，用于温毒发斑、吐血衄血等；二是能清血分实热，散瘀血留滞，其功能与牡丹皮相近，故常与牡丹皮相须为用；三是缘于其能活血化瘀，故可治瘀滞经闭、疝瘕积聚、跌打损伤、疮痈肿毒等气血瘀滞证。

蠡　实

【原文】蠡实[1]，味甘，平。主皮肤寒热，胃中热气，风寒湿痹。坚筋骨，令人嗜食[2]。久服轻身。

花、叶去白虫。一名剧草，一名

三坚，一名豕首。

【注释】

[1] 蠡（lí）实：马蔺子的别名，又名马莲子，鸢尾科植物马蔺的种子。有清热利湿、凉血

止血之功效。可治黄疸、泻痢、吐血、衄血、血崩等疾病。

[2] 令人嗜食：有助消化、增强消化食谷的功效。

【导读】《本草纲目·草部》列举蠡实治疗喉痹的古方：用蠡实一合，升麻五分，加水一升，煎至三合，再加蜜少许搅匀慢慢饮下。又方：马蔺子八钱，牛蒡子六钱，共研为末，每服一匙，空腹服，温水送下。

瞿　麦

【原文】瞿麦[1]，味苦，寒。主关格[2]，诸癃结[3]，小便不通。出刺，决痈肿[4]，明目去翳[5]，破胎堕子[6]，闭血。一名巨句麦。

【注释】

[1] 瞿麦：别名野麦、剪绒花、竹节草，石竹科植物石竹或瞿麦的带花全草。入心、肾、小肠、膀胱经。有清利湿热、利尿、破血、通经之功效。临证可治小便不利、淋病、水肿、经闭、目赤障翳，煎水外洗治湿疹、疮毒。

[2] 关格：病证名。指小便不通与呕吐不止并见的病证

[3] 癃结：病名。小便不利，闭结不通的病证。

[4] 决痈肿：可使痈肿溃破（出脓）。决，通"缺"，破裂。

[5] 翳（yì）：生在眼球前方的异常组织，或为白内障，或为翳障胬肉。翳，同"瞖"。

[6] 破胎堕子：本品有损伤胎元和堕胎之虞。

【导读】瞿麦有利水作用，《外台秘要方》广而用之治石淋。将其"破胎，堕子"功用加以发挥，认为"瞿麦，催生……治月经不通，破血块"，《备急千金要方》也据此记载"治产经数日不出，或子死腹中，母欲死，以瞿麦煮浓汁服之"。

所谓关格证，指小便不通与呕吐不止并见的病证，类似于今之肾病综合征。

元　参

【原文】元参[1]，味苦，性微寒。主腹中寒热[2]，积聚，女子产乳余疾[3]。补肾气，令人目明。一名重台。

【注释】

[1] 元参：玄参的别称，玄参科植物玄参或北玄参的根。入胃、肺、肾经。具有清热滋阴、泻火解毒之功效。可治热病伤津、烦渴、发斑、

肠燥便秘、阴虚骨蒸劳热、咯血、衄血、咽喉肿痛、目赤痛、瘰疬。

[2] 寒热：一指恶寒发热症状；二指寒热邪气及其所致的病证；三指外感病，因外感病表证阶段均有恶寒发热症状；四指疟疾，因其以寒热往来为特征；五指引起瘰疬的病因。此处为第二指。

[3] 产乳余疾：妇女分娩后的各种疾病，如产后大便难、产后小便不利、产后不语、产后中风、产后中暑、产后气喘、产后头痛、产后发热、产后血晕、产后乳汁不下等。

【导读】临床应用元参主要取其四大功效。一是清热凉血：本品性寒，入血分而清热凉血，用于温热病热入营血，常配生地黄、牡丹皮等，如清营汤。二是养阴清热：本品质润多液，能养阴生津，用于热病伤津，常配麦冬、生地黄等同用，如增液汤。三是泻火解毒：本品味兼苦而性寒，有清热泻火作用，泻火所以解毒（热毒），用于温热病发斑，热毒盛之咽痛、目赤、耳肿等症，常配麦冬、生地黄、黄芩、连翘等，治疗咽喉肿痛和白喉有良效。四是软坚散结：本品味咸能软坚，性寒能清热，以清热软坚而消散郁结之痰火，用于治疗痰火结核、瘰疬等证，常配牡蛎、贝母等清热解毒、软坚散结等药，如消瘰丸。此外，本品还可用于脱疽（如血栓闭塞性脉管炎），常配金银花、当归、甘草等同用，如四妙勇安汤，取其清热解毒、软坚散结之用。

秦　艽

【原文】秦艽[1]，味苦，平。主寒热邪气，寒湿风痹[2]，肢节痛，下水，利小便。

【注释】

[1] 秦艽：别名秦纠、左秦艽，为龙胆科植物秦艽的根。入胃、肝、胆经。具有祛风湿、退黄疸、除虚热之功效。临证可治风湿痹痛、筋骨拘挛、湿热黄疸、肠风便血、骨蒸潮热、小儿疳积发热、肠燥便秘。

[2] 寒湿风痹：风寒湿邪引起的痹证疼痛。

【导读】研究证明秦艽有以下药理作用。①抗炎作用。秦艽碱甲能减轻大鼠的甲醛性"关节炎"。②对中枢神经系统的作用。秦艽碱甲小剂量对小鼠、大鼠的中枢神经系统有镇静作用，较大剂量则有中枢兴奋作用，最后导致麻痹而死亡。③对循环系统的作用。秦艽碱甲能降低豚鼠血压。④抗感染作用。秦艽乙醇浸液在体外对炭疽杆菌、葡萄球菌、伤寒沙门菌、肺炎球菌、痢疾志贺菌、霍乱弧菌均有抑制作用。

百　合

【原文】百合[1]，味甘，平。主邪气[2]，腹胀[3]，心痛[4]，利大、小便，补中益气[5]。

【注释】

[1] 百合：百合科植物百合的鳞茎。入肺、心经。具有润肺止咳、清心安神、健脾胃、强肾阴之功效。临证可治肺痨之咳、阴虚咯血、热病

后余热未尽、虚烦惊悸、精神恍惚等。

[2] 邪气：含义甚广，包括外感诸邪、内伤诸种病因，甚至病理性产物等。

[3] 腹胀：病证名。因邪气结聚肝胆、脾胃，或脾胃气虚，升降乏力，均可引起腹部胀闷，甚则疼痛。

[4] 心痛：病证名。腹部或心前区疼痛的总称。一指心绞痛；二指胃脘痛。

[5] 补中益气：一指调理内脏之气，因"中"指内脏；二指补中焦脾胃，此似以前者为主。

【导读】本品为药食两用之物，药理研究发现，百合煎剂对氨水引起的小鼠咳嗽有止咳作用，使小白鼠肺灌流量增加，并能对抗组胺引起的哮喘。临床常用以润肺止咳，治疗肺燥或阴虚之咳嗽、咯血，常配川贝；用以清心安神，可治热性病后余热不清、虚烦不眠、神志恍惚，常配地黄。

知　母

【原文】知母[1]，味苦，寒。主消渴[2]，热中[3]。除邪气，肢体浮肿，下水[4]。补不足，益气[5]。一名蚳母，一名连母，一名野蓼，一名地参，一名水参，一名水浚，一名货母，一名蝭母。

【注释】

[1] 知母：别名地参、穿地龙、羊胡子根，为百合科植物知母的根茎。入肺、胃、肾经。具有清热降火、滋阴润燥之功效。临证可治热病高热、口渴烦躁、肺热咳嗽、糖尿病、大便燥结等。

[2] 消渴：一指口渴多饮之证；二指口渴、多食、多尿，伴随消瘦的病；三指糖尿病。

[3] 热中：病证名。一指善饥能食，小便多的病证；二指以目黄为主的病证；三指脾胃阴虚火旺之证。

[4] 下水：本品有利水消肿之功效，使体内水湿邪气从下（包括大便和小便）而走。

[5] 益气：扶助人体正气，非参、芪之类之补气功能。

【导读】知母临证常用于治疗温热病，如邪热亢盛，症见壮热、烦渴、脉洪大等肺胃实热证，如白虎汤；用于肺热咳嗽或阴虚燥咳、痰稠者，如二母散；用于阴虚火旺，肺肾亏虚所致之骨蒸潮热、盗汗、心烦者，如知柏地黄丸；用于阴虚消渴，症见口渴、饮多、尿多者，如玉液汤。

贝　母

【原文】贝母[1]，味辛，平。主伤寒，烦热，淋沥[2]邪气，疝瘕[3]，喉痹[4]，乳难，金疮风痉[5]。一名空草。

【注释】

[1] 贝母：又名川贝、川贝母，百合科植物卷叶贝母或梭砂贝母的鳞茎。有川贝母、浙贝母、土贝母之分。川贝母入肺经，有润肺止咳、化痰散结之功效。临证可治肺热咳嗽、肺虚久咳、咯血、肺痿、肺痈。也可治痰火结核、瘿瘤、瘰疬、疮痈肿毒、乳痈喉痹等。

浙贝母入肺、胃、心经，也有清热化痰、散结解毒之功效，可治风热感冒、咽喉肿痛、肺热咳嗽痰多、脓痈、消化道溃疡、心胸郁闷疼痛、瘰疬、痈肿、瘿瘤等。

[2] 淋沥：病证名。湿热蕴结膀胱，气化不利，症见小便余沥不尽，或有尿痛之症。

[3] 疝瘕：病名。又名瘕疝，因邪聚下焦，湿热搏结，症见小腹胀痛、小便不利、尿浊者。

[4] 喉痹：病名。广义指咽喉肿痛的疾病。有急、慢性之分，急性多为风热犯喉所致，慢性为痰气郁结而致。

[5] 金疮风痉：外伤后受风而出现抽搐的现象，或称为破伤风。

【导读】 贝母有三类，然而何为《神农本草经》之贝母，据《新修本草》所描述的"叶似大蒜，四月蒜熟时采"当为浙贝母。郭璞注《尔雅》以为其根如小贝，白华叶似韭菜，当为川贝类的卷叶贝母，而陆玑认为似瓜楼而细小，其当为土贝母。《本草图经》将川贝母、浙贝母、土贝母均列为贝母，并附其图。若按《本草经集注》的"今出近道"为据，但陆玑是疏《诗经》者，其所述之土贝母为最早，《本草图经》肯定道："今近道出者正类此。"然而《神农本草经》所列其证，当为土贝母，而《本草正》之"土贝母"系指浙贝母，《本草从新》之"土贝母"则为陆玑之土贝母。

白　芷

【原文】 白芷[1]，味辛，温。主女人漏下赤白[2]，血闭，阴肿[3]，寒热，风头[4] 侵目泪出，长肌[5]，肤润泽，可作面脂[6]。一名芳香。

【注释】

[1] 白芷：别名香白芷、九步香、金鸡爪，伞形科植物白芷的根。入肺、胃经。具有祛风解表、散湿止痛、消肿排脓之功效。临证可治风寒感冒、头痛、牙痛、眉棱骨痛、鼻渊、肠风便血、痔疮、赤白带下，还可外用治疮疽疮疡、皮肤瘙痒、毒蛇咬伤。古人常以此为原料制作面脂，有增白护肤作用。

[2] 漏下赤白：妇女的赤白带下病及漏下病。

[3] 阴肿：病证名。女子外阴肿胀的病证。

[4] 风头：即头风。病名，风邪犯头所致的头痛病。

[5] 长肌：使肌肉生长，尤其是疮疡敛口后肌肉不长者，用之甚良。

[6] 面脂：涂面美容的脂膏。

【导读】 药理研究证明白芷有解热、镇痛与抗炎作用；白芷还有中枢兴奋作用，白芷素在少量时能兴奋延髓呼吸中枢、血管运动中枢、迷走中枢和脊髓，使呼吸兴奋、血压升高、心率减慢，并引起流涎，大量时可致间歇性惊厥，继而导致麻痹。

淫羊藿

【原文】淫羊藿[1]，味辛，寒。主阴痿绝伤[2]，茎中痛[3]。利小便，益气力，强志[4]。一名刚前。

【注释】

[1] 淫羊藿：别名仙灵脾、三枝九叶草、牛角花，为小檗科植物箭叶淫羊藿的全草。入肝、肾经。具有温肾助阳、祛风除湿之功效。临证可用以治疗阳痿、早泄等性功能减退的病症，也能治疗老年人慢性支气管炎、风湿痹痛以及围绝经期高血压。

[2] 阴痿绝伤：因湿热、阳虚、外伤等原因导致的阴茎萎软不能勃起。

[3] 茎中痛：因湿热或房事过度而致阴茎中的尿道疼痛。

[4] 强志：增强记忆。志，记，记忆。

【导读】实验研究证实，淫羊藿对下丘脑 – 垂体 – 性腺轴功能具有调节作用，所含淫羊藿多糖和总黄酮能够调节机体免疫功能，对阳虚动物模型具有"助阳"作用，可增加冠状动脉血流量，降低血压、强心等，此外亦可延缓衰老，有较强的抗细胞氧化作用。淫羊藿还有广泛的激素样作用，能够促进性腺功能，水提液可抗衰老与促进物质代谢。

黄　芩

【原文】黄芩[1]，味苦，平。主诸热，黄疸[2]，肠澼[3]，泄痢。逐水，下血闭[4]。恶疮[5]，疽蚀[6]，火疡[7]。一名腐肠。

【注释】

[1] 黄芩：唇形科植物黄芩的根。入心、肺、胆、大肠经。具有清热燥湿、泻火解毒、安胎之功效。

[2] 黄疸：病名。因湿热蕴积于脾或肝胆所致之以身黄、目黄、尿黄为特点的疾病。

[3] 肠澼：病名。因湿热所致的泄泻或痢疾。因泻下澼澼有声，故名。

[4] 血闭：病名。女子月经闭止，经闭。

[5] 恶疮：病证名。指红肿痒痛、溃烂后久不敛口、脓流不止之疮疡。

[6] 疽蚀：病证名。疽溃破，浸淫流水不止，疮面溃烂如腐蚀。

[7] 火疡：因火烧感染后的疮疡，或指火毒炽盛之疮疡。

【导读】黄芩临证可治温病发热、烦渴、肺热咳嗽、湿热泄泻、痢疾、黄疸、热淋、高血压，也可治血热妄行之吐血、衄血、便血、崩漏，也能治疗目赤肿痛、痈疖疮疡，还可用于因热引起的胎动不安。黄芩还能利胆，解除平滑肌痉挛。

石龙芮

【原文】石龙芮[1]，味苦，平。主风寒湿痹，心腹邪气。利关节，止烦满。久服轻身，明目，不老。一名鲁果能，一名地椹。

【注释】

[1] 石龙芮（ruì）：又名水堇、水毛茛、胡椒菜、野芹菜、小水杨梅等，为毛茛科植物石龙芮的全草。具有拔毒、散结、截疟之功效。

【导读】药理研究证明，石龙芮新鲜叶含原白头翁素，故能引起皮炎、发疱，如加热或久置，变为白头翁素，可丧失其辛辣味或刺激性。新鲜植物之茎、叶中未发现组胺或乙酰胆碱，但含有 7 种色胺的衍化物，其中之一为 5 - 羟色胺，还有两种抗 5 - 羟色胺的物质，所有 7 种色胺衍化物都对大鼠子宫的 5 - 羟色胺受体有抑制作用。

茅　　根

【原文】茅根[1]，味甘，寒。主劳伤[2]虚羸[3]，补中益气。除瘀血，血闭[4]，寒热。利小便。

其苗，主下水。一名兰根，一名茹根。

【注释】

[1] 茅根：又名白茅根、地管、地节根、茅草根、丝毛草根等，禾本植物白茅的根茎。入肺、胃、膀胱经。具有清热、凉血、止血、利尿之功效。

[2] 劳伤：又称劳倦，泛指劳累过度、七情内伤、房事不节、饥饱失常等病因。狭义仅指形劳、房劳、神劳。

[3] 虚羸：虚弱而消瘦。

[4] 血闭：一指血脉闭阻不通畅，二指妇女之闭经。

【导读】本品临证可治热病烦渴、胃热呕吐、肺热咳嗽、吐血、衄血、咯血、尿血、急性肾炎水肿、黄疸等。其花序为白茅花，甘，凉，有止血功效，可治衄血、咯血、吐血，外敷治外伤出血。茅根既能清热又能利水，张锡纯亦有类似论述。后世多用其苗治疗痈肿又出血之病证。

紫　菀

【原文】紫菀[1]，味苦，温。主咳逆上气[2]，胸中寒热、结气[3]。去蛊毒[4]，痿蹷[5]，安五脏。

【注释】

[1] 紫菀：别名小辫儿、夹板菜、驴耳朵菜等，菊科植物紫菀的根及根茎。入肺经。具有温肺降气、化痰止咳之功效。临证可用于治疗咳嗽、咳痰不爽、肺虚劳嗽、咯血、喉痹、小便不利等。

[2] 上气：肺气失于肃降而气逆壅上的病候。

[3] 结气：因邪气所犯，胸膈气机结滞所致的证候。

[4] 蛊毒：病名。症状复杂、病情较重的一类疾病，如重症肝炎、重症痢疾、肝硬化等。

[5] 痿蹷（jué）：病名。足受风后而瘸，行动不便。

【导读】紫菀是临床常用治咳药物，药理作用主要有：①祛痰作用。紫菀具有温肺、下气、消痰、止咳的功能。②抗感染作用。紫菀在体外对大肠埃希菌、痢疾杆菌、变形菌、伤寒杆菌、副伤寒杆菌、铜绿假单胞菌及霍乱弧菌等多种革兰阴性肠内致病菌有一定的抑制作用，并能对抗致病性真菌。③抗病毒作用。紫菀水煎剂在鸡胚尿囊中对流感病毒有明显的抑制作用。④抑制肿瘤的作用。据报道，从紫菀中分离出的表无羁萜醇对小鼠埃利希氏腹水癌有抑制功能。

紫　草

【原文】紫草[1]，味苦，寒。主心腹邪气，五疸[2]。补中益气，利九窍，通水道。一名紫丹，一名紫芺。

【注释】

[1] 紫草：别名山紫草、红石根，紫草科植物紫草的根，因产地不同，又有新疆假紫草、滇紫草。入心、肝经。具有凉血、解毒、滑肠之功效。

[2] 五疸：五种黄疸病。《金匮要略》谓黄疸、谷疸、酒疸、女劳疸、黑疸五者。《备急千金要方》中指黄疸、谷疸、酒疸、女劳疸、黄汗五种。

【导读】临证可用本品治疗温病斑疹、湿热黄疸、紫癜、吐血、衄血、尿血、血痢、淋浊、便秘、玫瑰糠疹及绒毛膜上皮癌，亦能治阴道滴虫病、湿疹、烧烫伤、疮疡肿毒。药理研究证明，本品有抗癌、避孕，以及抗感染、抗炎作用。"通水道"疑为注文误入正文。

茜　根

【原文】茜根[1]，味苦，寒。主寒湿风痹，黄疸[2]，补中。

【注释】

[1] 茜根：茜草的根，因茜草的药用部位而得名。又名茹藘、活血丹、血见愁、活血草等，为茜草科植物茜草的根及根茎。入肝经。有凉血、止血、行血、祛瘀、止咳化痰之功效。

[2] 黄疸：因湿热困脾或肝胆湿热所致的以身、目、尿俱黄为特点的疾病。

【导读】临证可用本品治疗咯血、吐血、衄血、尿血、便血、崩漏、经闭、风湿痹痛、血栓闭塞性脉管炎、黄疸、支气管炎等。外敷治疗跌打损伤。

败　酱

【原文】败酱[1]，味苦，性平。主暴热，火疮[2]赤气[3]，疥瘙[4]，疽，痔，马鞍热气[5]。一名鹿肠。

【注释】

[1] 败酱：又名败酱草、泽败、鹿酱、苦菜等，败酱科植物黄花龙芽或白花败酱的根及全草。入胃、大肠、肝经。具有清热解毒、败瘀排脓之功效。

[2] 火疮：因火烧灼而引起的疮疡。

[3] 赤气：火热毒气。

[4] 疥瘙：疥疮之瘙痒。

[5] 马鞍热气：因骑马而引起的皮肉感染疮疡。

【导读】临证可用本品治疗阑尾炎、肺脓肿、肝炎、肠炎、痢疾、宫颈炎、产后瘀血腹痛、疮痈肿毒、眼结膜炎等。鲜草捣敷可治疔腮、毒蛇咬伤。现代研究证明，本品具有促进肝细胞再生及镇静、催眠作用。近年来，临床发现败酱草的新用途，如：①治疗神经衰弱，能降低神经系统的兴奋性。②治疗慢性溃疡性结肠炎，本品有消除局部炎症、改善病变部位微循环、促进溃疡修复的作用。③用以治疗输卵管不畅所致不孕症。④治疗前列腺炎、精液不液化症。本品能解除前列腺局部肌肉血管痉挛，增加前列腺分泌，促进精液液化。

白　鲜

【原文】白鲜[1]，味苦，寒。主头风[2]，黄疸，咳逆，淋沥[3]，女子阴中肿痛，湿痹[4]死肌，不可屈伸，起止行步。

并能抗心律失常。从其所治证来看，其所祛风、湿、热、毒、咳逆者，当为虚热或湿热所致。

【注释】

[1] 白鲜：白鲜皮，又名八股牛、兆鲜皮、臭根皮等，芸香科植物白鲜的根皮。入脾、胃经。具有祛风、燥湿、清热、解毒之功效。临证可治皮肤瘙痒症、荨麻疹、湿疹、疥癣、黄水疮，也可治疗急慢性肝炎、风湿热痹、产褥热、妇女阴中痛等。外敷可治淋巴结炎、外伤出血。

[2] 头风：病名，因风邪侵袭于头而致的头痛病。

[3] 淋沥：病名。湿热侵犯膀胱，气化不利，症见小便不利、淋漓而痛的疾病。

[4] 湿痹：病名，痹证之一，又名著痹。是指风寒湿邪致病时以湿邪偏盛所致之痹，以肢体骨节重痛、病位固定不移为特征。

【导读】 实验研究发现白鲜皮有以下功能：①抑制免疫、抗变态反应和抗炎作用。白鲜皮能够抑制体液免疫，对抗体生成细胞的增殖和循环抗体的生成均有抑制作用。②抗癌作用。白鲜皮可使动物肿瘤细胞明显坏死，瘤体缩小，有大量淋巴细胞和吞噬细胞包围肿瘤细胞。③抗感染、解热、镇静作用。④治疗皮肤过敏性疾病。白鲜皮是一味免疫抑制药，又是抗变态反应药，临床治急慢性皮肤过敏有效，如治荨麻疹、过敏性皮炎、药疹、接触性皮炎、过敏性紫癜、银屑病、白塞病等。

酸　浆

【原文】 酸浆[1]，味酸，平。主热烦满，定志，益气，利水道，产难吞其实，立产。一名醋浆。

【注释】

[1] 酸浆：酸浆根，茄科植物酸浆的根。具有清热、镇咳、利尿的功效。临证可治疟疾、急性支气管炎、扁桃体炎、咽喉痛、黄疸、疝气。

【导读】 药理研究证明，酸浆对离体子宫平滑肌有收缩作用，故古人用治难产，但孕妇忌用。另有酢浆草亦名酸浆，但属另一药物，为酢浆科植物酢浆草的全草。两者作用虽然近似，但非同一药物，名同实异，不得不别。

紫　参

【原文】 紫参[1]，味苦，辛，寒。主心腹积聚，寒热邪气。通九窍，利大小便。一名牡蒙。

【注释】

[1] 紫参：别名牡蒙、童肠、五鸟花等。可治心腹积聚、寒热邪气、肠胃大热、唾血衄血、肠中聚血、痈肿诸疮。

【导读】临证用本品可治心腹坚胀、闭经、疟疾、血瘀等。《名医别录》认为，紫参"主心腹积聚""疗……肠中聚血"。《药性论》言"能散瘀血，主心腹坚胀，治妇人血闭不通"，均指本品具有活血祛瘀之功效。

藁　本

【原文】藁本[1]，味辛，温。主妇人疝瘕[2]，阴中寒、肿痛，腹中急。除风头痛，长肌肤[3]，悦颜色[4]。一名鬼卿，一名地新。

【注释】

[1] 藁（gǎo）本：别名野芹菜、山香菜，伞形科植物藁本的根或根茎，全草入药。入膀胱经。有祛风、胜湿、止痛之功效。临证可治风寒感冒、颠顶头痛、偏头痛、风湿骨痛、寒湿腹痛。煎水外洗，可治疥癣等。

[2] 疝瘕：病名。指风邪化热，传于下焦，与湿邪结合导致小腹疼痛、小便不利而尿浊的病证。

[3] 长肌肤：指长养肌肤，也指使肌肤柔美。

[4] 悦颜色：指使面容肌肤色泽明润悦目。

【导读】临证用本品祛风寒、止疼痛、活血、美容。《日华子本草》根据其能"长肌肤悦颜色"之功用，而"治皮肤疵䵟、面䵟粉刺"。临床常用藁本治疗寒邪郁于足太阳经，头痛及颠顶痛（《广济方》）；可治一切风偏正头痛，鼻塞胸闷，大解伤寒及头风，遍身疮癣，手足顽麻等（《普济方》白龙丸）；可治胃痉挛、腹痛（《新疆中草药手册》）。

狗　脊

【原文】狗脊[1]，味苦，平。主腰背强[2]，机关缓急[3]，周痹[4]寒湿，膝痛。颇利老人。一名百枝。

【注释】

[1] 狗脊：又名金毛狗脊、金狗脊，蕨科植物金毛狗脊的根茎。入肝、肾经。具有补肝肾、强筋骨、除风湿、止痹痛之功效。

[2] 强（jiàng）：坚硬，僵硬，拘紧不柔

和。《素问·脉解篇》："所谓强上引背者，阳气大上而争，故强上也。"

[3] 机关缓急：脊柱拘紧，关节活动不灵。机，古代弩箭上的发动机关。机关在此引申为脊柱关节。

[4] 周痹：痹证之一，指风寒湿邪伤及血脉，真气不能周行而致全身疼痛的痹证。

【导读】狗脊，常用以治疗肝肾不足、腰脊酸软、腿脚无力、尿频、遗尿、妇

女带下、风湿痹痛等。外敷可止金创出血。由于可补益肝肾，治疗腰脊无力之症，故曰"颇利老人"。狗脊之"颇利老人"言其年岁大的人活动多有不便，用之则使老人活动利落。

萆　薢

【原文】萆薢[1]，味苦，平。主腰脊痛，强骨节[2]，风寒湿周痹，恶疮不瘳[3]，热气[4]。

【注释】

[1] 萆薢（bì xiè）：又名百枝、竹木、山田薯等，薯蓣科植物粉萆薢的根茎。入肝、胃、膀胱经。具有祛风、利湿之功效。临床上可治风湿痹痛、腰膝酸痛、小便不利、淋浊、白带、尿浊等病。萆薢所治"风寒湿周痹"之"寒"与"热气"相悖。其性平，宜治风湿。

[2] 强骨节：骨节强直，活动不利的病症。

[3] 恶疮不瘳：疮疡久久不能愈合。

[4] 热气：热邪及其所致的病证。

【导读】临床有用本品治疗真元不足、下焦虚寒之小便白浊、频数无度者（《杨氏家藏方》萆薢分清散）；也有治小肠虚冷，小便频数者（《圣济总录》牛膝丸）。

白兔藿

【原文】白兔藿[1]，味苦，平。主蛇虺[2]、蜂、虿[3]、猘狗[4]、菜、肉、蛊毒，鬼疰[5]。一名白葛。

【注释】

[1] 白兔藿：别名白葛。内服主治毒蛇、毒虫咬伤，疯狗咬伤以及菜肉中毒，鬼疰病。外用也可治疗诸毒疮。

[2] 蛇虺（huī）：蜥蜴类动物或蝮蛇。

[3] 虿（dǔn）：当为"虿（chài）"。《广雅·释虫》："虿，蝎也。"

[4] 猘（zhì）狗：疯狗。

[5] 鬼疰：病名，指痨瘵，即因劳伤正而感染痨虫所致的病证。《诸病源候论·鬼疰候》："人有先无他病，忽被鬼排击，当时或心腹刺痛，或闷绝倒也，如中恶之类，其得差之后，余气不歇，停止积久，有时发动，连滞停住，乃至于死，死后注易傍人，故谓之鬼注。"

【导读】《名医别录》认为，白兔藿"无毒，主治风疰，诸大毒不可入口者，皆消除之。又去血，可末着痛上，立消"。现今人们不识此物，也无以为用。

营　实

【原文】营实[1]，味酸，温。主痈疽，恶疮结肉[2]，跌筋败疮[3]，热气[4]，阴蚀不瘳[5]。利关节。一名墙薇，一名墙麻，一名牛棘。

【注释】

[1] 营实：又名蔷薇子、石珊瑚等，蔷薇科植物多花蔷薇的果实。有利湿、活血、解毒之功效。临证可以治疗水肿、脚气、小便不利、风湿关节痛、痛经、疮毒肿痛。

[2] 恶疮结肉：恶疮有肉结聚突起，即高于皮肤的异常组织。

[3] 跌筋败疮：静脉高起怒张且疮不愈合，类似西医静脉曲张并发溃疡。中医谓之臁疮。跌，《集韵》："施没切。"高起，突出。《朝野金载》卷四："项缩而眼跌。"筋，指静脉。败，指毁，破损，破烂。

[4] 热气：热邪及其所致的病证。

[5] 阴蚀不瘳（chōu）：女性外阴溃烂，久治不愈者。

【导读】临床用本品治疗壮实体质之肾炎、脚气、浮肿（《本草推陈》）；也有治疗血热痈肿及热疹暑毒，流连不已者（《备急千金要方》）；还有用治眼热目暗者（《太平圣惠方》）；今人用以治月经不调，经期腹痛者（江西《草药手册》）。

白　薇

【原文】白薇[1]，味苦，平。主暴中风[2]，身热肢满[3]，忽忽[4]不知人，狂惑[5]，邪气寒热酸疼，温疟洗洗[6]，发作有时。

【注释】

[1] 白薇：别名白幕、白马尾、龙胆白薇等，萝藦科植物白薇的根及根茎。入肝、胃经。具有清虚火、除血热、利尿的功能。

[2] 暴中风：突然为风邪所犯。

[3] 满：通"懑"。郁闷，闷塞，憋胀的样子。

[4] 忽忽：迷糊，恍惚，神志不清爽貌。

[5] 狂惑：精神失常，疯狂迷乱貌。

[6] 洗洗（xiǎn xiǎn）：寒栗貌。

【导读】临证可用本品治疗阴虚内热，病后余热不尽，产后虚烦呕吐，风温灼热，肺热咯血，瘅疟，温疟，亦可治血淋、热淋。外敷治疗乳痈。也有用以治疗体虚低热，夜眠出汗者（《河北中药手册》）；有用以治妇人乳中虚，烦乱呕逆者（《金匮要略》竹皮大丸）；有用以治郁冒血厥，居常无苦，忽然如死，身不动，默默不知人，目闭不能开，口噤不能语，又或似有知，而恶闻人声，或但如眩冒，移时乃寤者（《全生指迷方》白薇汤）。

薇衔

【原文】薇衔[1]，味苦，平。主风湿痹，历节痛[2]，惊痫，吐舌[3]，悸气[4]，贼风[5]，鼠瘘[6]，痈肿。一名糜衔。

【注释】

[1]薇衔：鹿蹄草科植物鹿蹄草的全草，又名糜衔、鹿衔、吴风草、无心等。入肝、肾经。

[2]历节痛：伤风后全身关节疼痛。《金匮要略·中风历节病脉证并治》："汗出入水中，如水伤心，历节黄汗也，故曰历节。"《诸病源候论·历节风候》："历节风之状，短气，自汗出，历节疼痛不可忍，屈伸不得是也。"历，尽、遍。

[3]吐舌：舌出口外不能收。可因惊痫或心经有热所得。

[4]悸气：心悸，悸动不安。

[5]贼风：贼风所致病证的表现有身痛不能转动，按之则压痛，痛处发凉，得热则减，身内有冷索索之感，有时出汗，久则遇风冷可为瘰疬及偏枯，遇风热可为附骨疽。

[6]鼠瘘：颈淋巴结核溃烂后所生的窦道，脓水浸渍，久不敛口。

【导读】本品又名鹿衔，《本草逢原》认为，此草"群鹿引子衔食乃去"，故名。临床可用以治疗风湿痹痛、历节风、关节痛、惊痫、贼风、鼠瘘痈肿，有逐水功效，可疗痿厥。还可治疗淋浊、尿血、吐血、衄血、月经过多。鲜品外敷，治疗外伤出血及虫蛇咬伤。实验证明本品有抑菌作用，能扩张血管、降血压等。李时珍考证此为"糜衔，乃《素问》所用治风病自汗药，而后世不知用之，诚缺略也"。

翘根

【原文】翘根[1]，味甘，寒。主下热气[2]，益阴精。令人面悦好[3]，明目。久服轻身，耐老。

【注释】

[1]翘根：王好古认为，"此即连翘根"（《本草纲目·草部》），可泻热消火、益阴精，有美容明目作用。能治伤寒瘀热及发黄。外用治痈疽肿毒。

[2]下热气：指有清热泻火的功效。

[3]令人面悦好：指有美容的功效。

【导读】《神农本草经》载有翘根，《新修本草》列入有名未用，李时珍《本草纲目》则认为翘根就是连翘之根，合并于连翘条下。然《本草》记载不详，未便断为一物，待考。

水　萍

【原文】水萍[1]，味辛，寒。主暴热身痒[2]。下水气，胜酒[4]，长须发，止消渴。久服轻身。一名水花。

【注释】

[1] 水萍：浮萍，又名田萍，为浮萍科植物紫背浮萍或青萍的全草。入肺、膀胱经。具有发汗、祛风、利水、凉血之功效。

[2] 暴热身痒：突然身热、瘙痒。

[3] 胜酒：指有解酒、醒酒的功用。

【导读】临证应用本品可治感冒发热无汗、麻疹透发不畅、荨麻疹、皮肤瘙痒、风水浮肿、小便不利、口舌生疮。也可捣汁外涂，治疗鼻衄、丹毒、肿疡初起。《新修本草》认为水萍的来源有三，今只用小者，即浮萍也。其治皮肤病因热而痒，与痱子颇似，后世广而用之治皮肤病，如陈藏器用末敷面䵟，捣汁服之主水肿，利小便。

王　瓜

【原文】王瓜[1]，味苦，寒。主消渴，内痹，瘀血，月闭[2]，寒热酸疼[3]，益气，愈聋。一名土瓜。

【注释】

[1] 王瓜：又名鼋瓜、苦瓜莲、吊瓜、土瓜等，为葫芦科植物王瓜的果实，其根、种子皆可入药。入心、肾经。有清热、生津、通乳之功效。

[2] 月闭：即闭经。妇女月经应至而不至。《正字通·月部》：“月……谓之月事。以时下曰入月。又过时下为不月。”

[3] 疼：指因湿而痹的疼痛。《释名·释疾病》：“疼，痹也，气疼疼然也。”

【导读】本品有清热、生津、通乳的功效，临证可治疗消渴、黄疸、噎膈、反胃、乳汁滞少等病证。

地　榆

【原文】地榆[1]，味苦，微寒。主妇人乳痓[2]痛，七伤[3]，带下病[4]。止痛，除恶肉，止汗，疗金疮。

【注释】

[1] 地榆：又名酸赭、山枣参、山红枣根、黄瓜香等，蔷薇科植物地榆的根。入肝、大肠经。具有凉血止血、泻火敛疮之功效。

[2] 乳痓：病证名，指乳房抽搐疼痛。

[3] 七伤：病名。一指食伤、忧伤、饮伤、房事伤、饥伤、劳伤和经络卫气伤；二指七种虚劳病。

[4] 带下病：指阴道分泌物异常的病，常见的有白带、赤带、黄带、赤白带。

【导读】本品临证可治疗肠风下血、血痢、尿血、崩漏、痔疮出血、吐血、衄血、原发性血小板减少性紫癜、白带等。外用可治烧伤、烫伤、湿疹等。地榆除恶肉，一指疮痈久不愈有坏肉，二指癌肿类疾患。《洞天奥旨》用地榆治恶疮。有用治疗血痢不止者，如《圣济总录》地榆汤；有用治原发性血小板减少性紫癜者，如内蒙古《中草药新医疗法资料选编》所载之临床经验。

海　藻

【原文】海藻[1]，味苦，寒。主瘿瘤[2]气，颈下核。破散结气，痈肿，癥瘕，坚气，腹中上下鸣。下十二水肿[3]。一名落首。

【注释】

[1] 海藻：马尾藻科植物羊栖菜或海蒿子的全草。入肝、胃、肾经。具有消痰、软坚散结、利水泄热的功效。

[2] 瘿瘤：体表隆起的疙瘩样或块状物。但据其所在部位不同，分为瘿和瘤。瘿，长于颈部。

[3] 十二水肿：即多种水肿病。

【导读】本品可治地方性甲状腺肿瘤、淋巴结结核、癥瘕、水肿、脚气、睾丸肿痛，亦可预防和治疗因缺碘引起的甲状腺功能不全。临证有治颔下瘰疬如梅李（《肘后备急方》）；有用以治疗石瘿、气瘿、劳瘿、土瘿、忧瘿者，如《三因极一病证方论》之破结散。

泽　兰

【原文】泽兰[1]，味苦，微温。主乳妇[2]内衄[3]，中风余疾[4]，大腹，水肿，身面、四肢浮肿，骨节中水，金疮，痈肿，疮脓。一名虎兰，一名龙枣。

【注释】

[1] 泽兰：又名红梗、甘露秧、虎兰、小泽兰、奶孩儿等，唇形科植物地瓜儿苗或毛叶地瓜儿苗的茎叶。入脾、肝经。具有活血祛瘀、行水之功效。临证可治疗经闭、痛经、腹中包块、产后瘀血腹痛、身面浮肿、跌打损伤。外用治疗痈疡肿毒、蛇咬伤。

[2] 乳妇：产妇，也指哺乳期妇女。

[3] 内衄：内脏出血而凝滞。内，脏腑。

[4] 中风余疾：伤风遗留下的病痛。古代中

风包括外感风邪之证，也有肝风之证，并非单指　　瘫痪类的疾病。

【导读】本品用以治疗经候微少、渐渐不通，手足骨肉烦痛，日久羸瘦，渐生潮热，其脉微数者，如《鸡峰普济方》泽兰汤；治疗产后水肿或血虚浮肿者，取泽兰、防己（《随身备急方》）。其配伍不同则发挥功效不同，如《得配本草》认为"配防己，治产后水肿"；配佩兰，芳香化浊，活血利水而消肿，对湿阻血瘀大腹水肿如肝硬化之单腹胀、跌打损伤之痛肿作痛均效；配当归，理气活血，行血祛瘀，治月经不调，瘀血腹痛；配黄连，清热解毒，散痛肿，可用治痈肿疮脓。

防　己

【原文】防己[1]，味辛，平。主风寒，温疟[2]，热气，诸痫[3]。除邪[4]，利大小便。一名解离。

【注释】

[1] 防己：又名汉防己、白木香、倒地拱等，防己科植物粉防己的根。入膀胱、肺经。具有利水消肿、祛风除湿、降血压、消痈肿之功效。

[2] 温疟：以发热为主的疟疾。

[3] 诸痫：痫病种类繁多，本品可治各种痫证。

[4] 除邪：消除邪气。邪，似指外感之风、寒、湿诸邪。

【导读】临床主要用以治疗风湿痹证，以其辛能行散，苦寒降泄，既能祛风除湿止痛，又能清热，对风湿痹证湿热偏盛，肢体酸重，关节红肿疼痛，及湿热身痛者，尤为要药，常与滑石、薏苡仁、蚕沙、栀子等配伍，如宣痹汤（《温病条辨》）；用于治疗水肿、腹水、小便不利、脚气，因其苦寒降利，能清热利水，善走下行而泄下焦膀胱湿热，尤宜于下肢水肿，小便不利者。常与黄芪、白术、甘草等配伍，用于风水脉浮，身重汗出恶风者，如防己黄芪汤（《金匮要略》）。

牡　丹

【原文】牡丹[1]，味辛，寒。主寒热，中风瘛疭[2]，痉，惊痫邪气。除癥坚，瘀血[3]留舍[4]肠胃。安五脏，疗痈疮。一名鹿韭，一名鼠姑。

【注释】

[1] 牡丹：又名丹皮、粉丹皮、牡丹皮等，毛茛科植物牡丹的根皮。入心、肝、肾经。具有清热凉血、活血散瘀的功效。临证可治热病发斑、吐血、衄血、无汗骨蒸、惊痫、经闭、痛经、癥瘕、跌打损伤、肠痈、痈疡肿毒，亦治高血压。

[2] 瘛疭（chì zòng）：亦作瘈疭。俗称抽风。缩而急为瘛，伸而缓为疭，二者交替出现为

瘰疬。

[3] 瘀血：血液运行不畅，阻滞血脉，或残存体内的离经之血。

[4] 舍：停留；停止。

【导读】实验研究证明，该品制剂体外实验有明显的抑菌作用，对小鼠有镇静、催眠、抗惊痫、镇痛和抗炎作用，能防止实验性胃溃疡的发生，能解除肠管及子宫的痉挛。其所治"中风"可指多种抽风类疾病，古人认为与风有关，并为风的特征。

古方、名方多有用之，如青蒿鳖甲汤（《温病条辨》）主治温病后期、邪伏阴分证；犀角地黄汤（《备急千金要方》）主治热入血分证、热伤血络证；《太平惠民和剂局方》牡丹散，治疗血虚劳倦、五心烦热、肢体疼痛、头目昏重、心悸颊赤、口燥咽干、发热盗汗、减食嗜卧，及血热相搏、月水不利、脐腹胀痛、寒热如疟等；牡丹丸（《圣济总录》）治妇人月水不利，或前或后，乍多乍少，腰痛腹痛，手足烦热等。

款冬花

【原文】款冬花[1]，味辛，温。主咳逆，上气，善喘，喉痹[2]，诸惊痫[3]，寒热邪气。一名橐吾，一名颗冻，一名虎须，一名菟奚。

【注释】

[1] 款冬花：别名冬花，菊科植物款冬花的花蕾。入肺经。具有润肺下气、止咳化痰之功效。临证可用以治疗新久咳嗽、喘息、肺痈、喉痹。动物实验证明，本品有镇咳、祛痰和平喘作用，还对胃肠平滑肌有解痉作用。

[2] 喉痹：指咽喉肿痛，伴有咳嗽、音哑等症的病证，有急、慢性之别。

[3] 惊痫：小儿因受惊吓而抽搐，或痫证及惊风之证。

【导读】本品是临床止咳、平喘之要药，也是古今治疗咳喘名方的必用之品。如治疗暴发咳嗽的《圣济总录》款冬花汤，治久嗽不止之证的《太平圣惠方》紫菀散，治疗喘嗽不已，或痰中有血之《济生方》百花膏。今用款冬花制成醇浸膏等。

石 韦

【原文】石韦[1]，味苦，平。主劳热[2]邪气，五癃[3]闭不通。利小便水道。一名石䩅。

【注释】

[1] 石韦：别名皮、石兰、飞刀剑、单叶草等，为水龙骨科植物石韦或庐山石韦的叶。入肺、膀胱经。具有利水通淋、清肺泄热及止血的功效。

[2] 劳热：病证名。指虚劳所致的低热、骨蒸发热、五心烦热等，五脏余热不清也可引起劳热。

[3] 五癃：五淋。一指石淋、气淋、膏淋、劳淋、热淋五者；二指血淋、石淋、气淋、膏淋、劳淋五种淋病。

【导读】本品临证不仅可用以治疗肾炎水肿、肾盂肾炎、膀胱炎、尿道炎、泌尿结石，还可用以治疗肺热咳嗽、支气管哮喘、吐血、咯血、衄血、尿血、崩漏等。实验研究证明，本品在体外有抑杀细菌的作用。如古方中治疗血淋的《备急千金要方》石韦散，治疗石淋的《古今录验》石韦散，治疗咳嗽的《圣济总录》石韦散，均以本品为主药。

马先蒿

【原文】马先蒿[1]，味苦，平。主寒热[2]，鬼疰[3]，中风[4]，湿痹[5]，女子带下病[6]，无子[7]。一名马屎蒿。

【注释】

[1] 马先蒿：别名马矢蒿、马尿泡等，玄参科植物返顾马先蒿的根。苦，平。具有祛风、胜湿、利水之功效。临床可治风湿性关节炎、关节疼痛、小便不利、尿路感染等。外洗可治疗湿疹及疥癣。

[2] 寒热：病证名。一指恶寒发热症状；二指外感病的总称；三指疟疾，因其有寒热往来之症；四指瘰疬病因及瘰疬之恶寒发热症状；五指

寒热邪气及其所致的病证。此处指寒热邪气及其所致的病证。

[3] 鬼疰：古病名。又称鬼注。指突然心腹疼痛或昏仆，死后还能传染他人的病证。

[4] 中风：病名。指风邪伤及太阳经，症见发热、恶风、汗出、脉浮缓之证。

[5] 湿痹：痹证之一，又名着痹。是指风寒湿邪中的湿邪盛为主伤人所致之痹证，症见病位固定、肢体重痛等。

[6] 带下病：病名。指阴道分泌物异常的病证，临证又有赤带、白带、黄带、赤白带等之分。

[7] 无子：指不能生育的病证。

【导读】临床有用本品治大疯癞疾、骨肉疽败、眉须堕落、身体痒痛者（《肘后备急方》）；有用治风湿性关节炎、关节疼痛、小便少者，取马先蒿根五钱，水煎服；有用治尿路结石、小便不畅者，取马先蒿根四两，研末，每服二钱，开水送服，每天二次；外用可治疗疥疮，取马先蒿根适量，煎汤洗患部。

积雪草

【原文】积雪草[1]，味苦，寒。主大热[2]，恶疮[3]，痈疽[4]，浸淫[5]，赤熛[6]皮肤赤，身热。

【注释】

[1] 积雪草：又名落得打、崩大碗、马蹄

草、雷公根等，伞形科植物积雪草的全草。入肝、脾、肾经。具有清热、利湿、散瘀、解毒之功效。

[2] 大热：症状名，即热性病出现的壮热，又称高热，通常指体温39℃以上的发热。

[3] 恶疮：病证名。指局部突然红肿灼痛，

溃破后久久不能敛口的疮疡。

[4] 痈疽：病名。痈是急性化脓性疾患的总称。多因外感六淫、饮食失宜、外伤感染等所致营卫不和、邪热凝聚、气血停留、热胜腐肉而成。疽，分为有头疽和无头疽，其病位深，不易溃破，脓液清稀，难于敛口。

[5] 浸淫：病名，指浸淫疮，是一种瘙痒性湿疮。症见流黄水，不断蔓延。

[6] 赤熛（biāo）：病名，指赤熛火丹，又名赤游丹等。多发于小儿或中老年人，症见局部皮肤鲜红灼痛微痒，渐起形如粟粒小水疱，相当于末梢神经炎（即丹毒）。《诸病源候论·赤熛火丹候》："赤熛火丹者，发于背，亦在于臂，皮色赤是也。"

【导读】临床用本品治感冒发热、中暑、风火赤眼、扁桃体炎、咽喉炎、尿路感染、尿路结石、传染性肝炎、肠炎、痢疾、咯血、衄血等。捣敷也可治痈肿、疔疮、丹毒、湿疹、外伤出血。此外，本品还对顽固性皮肤病、麻风病有治疗作用，亦可抑制实验性胃肠溃疡。

女　菀

【原文】女菀[1]，味辛，温。主风寒洗洗[2]，霍乱[3]，泄痢[4]，肠鸣上下无常处，惊痫，寒热，百疾。

【注释】

[1] 女菀：又名白菀、女肠等，菊科植物女菀的全草或根。具有温肺化痰、和中、利尿之功效。临床常用以治疗咳嗽气喘、肠鸣腹泻、小便不利等病症。

[2] 风寒洗洗（xiǎn xiǎn）：因外感风寒而引起恶寒战栗的样子。洗洗，同洒洒，寒栗貌。

[3] 霍乱：病名。俗称触恶，泛指突然剧烈的呕吐泄泻、心腹绞痛的病证。

[4] 泄痢：病名。一指痢疾，二指泄泻和痢疾。

【导读】临床应用本品治咳嗽气喘，取女菀五钱、金线吊白米三钱、路边荆五钱，水煎服；也有用以治疗肠鸣腹泻者，取女菀五钱、陈皮二钱、菖蒲二钱，水煎服；还能治疗小便短涩，取女菀五钱、车前草五钱，水煎服（《湖南药物志》）。

王　孙

【原文】王孙[1]，味苦，性平。主五脏邪气[2]，寒湿痹[3]，四肢疼痛，膝冷痛。

【注释】

[1] 王孙：别名牡蒙、黄孙、黄昏、旱莲等。可疗百病、益正气，主治五脏邪气、寒湿痹病、四肢酸痛、膝部冷痛。亦有乌发功用。

[2] 五脏邪气：指五脏为邪气所伤的疾病，该药可以祛除五脏的邪气，即指能治五脏之病。

[3] 寒湿痹：病名。指因寒湿邪气偏盛所致之痹，临证又可分为寒痹和湿痹。

【导读】历代对本品认识较为混乱，李时珍认为："王孙，叶生颠顶，似紫河车叶。按《神农本草经》及《吴普本草》，紫参一名牡蒙。陶弘景亦曰：今方家呼紫参为牡蒙，其王孙并无牡蒙之名，而陶氏于王孙下，乃云又名牡蒙，且无形状。唐苏恭始以紫参、牡蒙为二物，谓紫参叶似羊蹄，王孙。"《中药大辞典》则确定"为百合科植物四叶王孙的根茎"。而《中华本草》认为是"百合科植物巴山重楼的根茎"，具有散寒祛湿、通络止痛、止血生肌之功效。能主治寒湿久痹、腰肢冷痛、外伤出血等病证。

蜀羊泉

【原文】蜀羊泉[1]，味苦，微寒。主头秃，恶疮，热气[2]，疥瘙，痂癣虫[3]。

【注释】

[1] 蜀羊泉：别名羊泉、羊饴、漆姑草等。

外敷可治头秃、恶疮、疥瘙痂癣、龋齿。亦可治女子阴中的疮疡伤痛、漆疮等。此外还能生发及治小儿惊风。

[2] 热气：指热邪及其所致的热性病证。

[3] 痂癣虫：指各种皮癣及体内寄生虫病。

【导读】本品为茄科茄属植物青杞的全草及果实。临床用以治疗癌症，如有用以治疗肺癌者，取蜀羊泉、半枝莲各等份，水煎服，日1剂。有用以治鼻咽癌者，蜀羊泉15g，白芷、川芎、黄芩各3g，辛夷、苍耳子、连翘、蒲公英、夏枯草各12g，半枝莲30g，牡蛎60g，捣碎，水煎服，另吞服木鳖子0.3g，全蝎1.5g，能使头疼减轻、脓涕减少、癌肿缩小、炎肿消除、鼻塞通顺。有用以治乳腺癌者，蜀羊泉、龙葵、蒲公英各30g，七叶一枝花、薜荔果、蛇莓各15g，切碎，水煎服，日1剂。连服几个月，肿块消失，溃疡愈合，病情显著好转。

爵 床

【原文】爵床[1]，味咸，寒。主腰背痛，不得著[2]床，俛[3]仰艰难。除热，可作浴汤[4]。

【注释】

[1] 爵床：又名小青草、孩儿草、野万年青等，爵床科植物爵床的全草。具有清热解毒、利

湿消肿、活血止痛之功效。

[2] 著：附着；挨着；连着。《一切经音义》卷十二引《桂苑珠丛》："着，附也。"

[3] 俛：同"俯"。《汉书·夏候胜传》："如俛拾地芥耳。"颜师古注："俛，即俯字也。"

[4] 汤：热水。此为煎成汤剂。《说文解字·水部》："汤，热水也。"

【导读】临床常用本品治疗感冒发热、咳嗽、咽喉肿痛、疟疾、泄泻、痢疾、黄疸、肾炎引起的水肿、泌尿系感染、小儿疳积等。煎汤外洗治疗痈肿疮毒、跌打损伤等。药理研究证明，爵床素煎剂对金黄色葡萄球菌有较强的抑制作用。

栀　子

【原文】栀子[1]，味苦。主五内[2]邪气，胃中热气，面赤，酒皶，齄鼻[3]，白癞[4]，赤癞[5]，疮疡。一名木丹。

【注释】

[1] 栀子：又名山栀子、山枝等，茜草科常绿灌木植物栀子的成熟果实，生用或炒焦用。归心、肝、肺、胃、三焦经。具有泻火除烦、清热利湿、凉血解毒、消肿止痛之功效。

[2] 五内：五脏。泛指内脏。

[3] 酒皶（pào），齄（zhā）鼻：病名，又称酒渣鼻。因饮酒过度，或脾胃湿热上熏所致，症见鼻头发红，久则紫黑，并生小疹，破后出白汁，甚则鼻头皮肤增厚。

[4] 白癞：病名。麻风病的一种类型。因恶风侵袭皮肤、肌肉、血脉之中，郁遏化火、耗伤血液而成，或因接触传染而得。局部肌肉肤色变白、四肢麻木、肢节发热无力、声音嘶哑、视物不清等。

[5] 赤癞：病名。皮肤病的一种，症见局部潮红或红肿，犹如癞疮。

【导读】临床常用本品治疗热病之烦闷、湿热黄疸、神昏谵语、高热烦躁，以及因热而致的吐血、衄血。亦可用于治疗疮疡肿毒、跌打损伤。实验研究证实，栀子不但具有抑菌杀菌的作用，还有镇静、镇痛、解热、降压、止血的功效。

竹　叶

【原文】竹叶[1]，味苦，平。主咳逆上气，溢筋急[2]，恶疮，杀小虫[3]。

根[4]，作汤益气止渴，补虚下气。

汁[5]，主风痓[6]。

实[7]，通神明，益气。

【注释】

[1] 竹叶：禾本科植物淡竹的嫩叶。入心、胃经。具有清热除烦、凉血止惊之功效。可治热病烦渴、口舌生疮、小儿惊痫、热淋、阴茎中痛。竹叶初生之嫩叶卷，名为竹卷心，又名竹心。具有清热除烦、消暑止渴之功效，多用于暑热烦渴及温病之神昏等。

[2] 溢筋急：筋脉过度拘急。

[3] 小虫：似指蛲虫。

[4] 根：竹根。竹子的根也有与竹叶类似的功效，还有益气、生津、止渴之功用。

[5] 汁：竹沥，又名竹汁、竹油、淡竹沥。为禾本科植物淡竹的根茎经火烧烤而流出的汁液。甘、寒。入心、肝、肺经。具有清热、豁痰、镇惊之功效。可治中风之昏迷、痰涎壅盛、肺热多痰、咳喘胸闷、热病之神昏惊厥、妊娠子烦、小儿惊痫等。

[6] 风痓：病名。一指太阳经因寒湿所伤而致颈项强直之证；二指产后中风，即产褥风；三指子痫。即孕妇分娩前的抽风。

[7] 实：某些竹子所结果实的种子。如剑竹。

【导读】本品为清热解毒药，对心脑血管疾病的防治有一定的作用。竹叶提取物高度浓缩了黄酮类化合物和香豆素类内酯等营养素，具有良好的抗自由基能力；其抗衰老、抗疲劳和免疫调节作用与松花粉相当；其降血脂和血胆固醇作用与银杏叶提取物相近；其抗感染、消炎和抗病毒作用与茶多酚相似。此外，竹叶具有调节血脂的保健功能，可有效保护人体健康。

檗　木

【原文】檗木[1]，味苦，寒。主五脏、肠胃中结热，黄疸，肠痔[2]。止泄痢，女子漏下赤白，阴阳伤[3]，蚀疮[4]。一名檀桓。

【注释】

[1] 檗（bò）木：黄柏，又称黄檗、黄檗木，芸香科植物黄皮树的树皮。入肾、膀胱、大肠经。具有泻火解毒、清热燥湿之功效。

[2] 肠痔：病名，五痔之一。即痔核。

[3] 阴阳伤：男、女生殖器损伤。似指男女两性因房事过度引起的劳伤病证。

[4] 蚀疮：脾肝湿热下注所致男女外阴溃烂流水的病证。

【导读】临床用本品治疗湿热泄泻和痢疾、黄疸、带下、淋浊、痔疮、足膝肿痛、湿热痿躄、骨蒸劳热、梦遗滑精；也可外用治疗目赤肿痛、湿疹、黄水疮、口疮、痈疖、烧烫伤。此外，本品还有止咳作用。本品所含小檗碱能杀菌、降糖、降血压。

研究表明，黄柏与黄连同样含较多的小檗碱，体外试验对金黄色葡萄球菌、肺炎球菌、白喉杆菌、草绿色链球菌、痢疾杆菌（宋内志贺菌除外）、溶血性链球菌、脑膜炎球菌、霍乱弧菌、炭疽杆菌均有较强的抑制作用；黄柏果实的挥发油具有镇咳作用，其镇咳成分主要为香叶烯；黄柏中的黄酮类和生物碱类提取物对麻醉动物静脉注射或腹腔注射，可产生显著而持久的降压作用，颈动脉注射效果较静脉注射明显，因此降压可能是中枢性的。

吴茱萸

【原文】吴茱萸[1]，味辛，温。主温中[2]，下气[3]止痛，咳逆，寒热。除湿，血痹[4]。逐风邪，开腠理。

根[5]，杀三虫。一名𧆑。

【注释】

[1] 吴茱萸：简称吴萸，别名茶辣，芸香科植物吴茱萸的未成熟果实。入肝、胃、脾、肾经。具有温中止痛、降逆止呕之功效。

[2] 温中：吴茱萸能温散中焦寒气，主治脾胃之寒证。

[3] 下气：本品具有降胃气的作用，能治胃寒之呕、恶、呃、嗳，故曰下气。

[4] 血痹：病证名。因气血不足，邪入血分而致的痹证。

[5] 根：吴茱萸的根皮，也可入药，能驱杀肠道蛔虫、绦虫和蛲虫。

【导读】研究证明：本品的醇提取物具有驱蛔作用；吴茱萸煎剂对霍乱弧菌有较强的抑制效力；大剂量吴茱萸对中枢有兴奋作用，并可引起视力障碍、错觉等。

临床用本品治脘腹冷痛、胁痛、疝气腹痛、脚气肿痛、呕逆吞酸、食积泻痢，也可治疗高血压及口腔溃疡；外用可治湿疹、黄水疮、神经性皮炎。研究证明，本品能杀体外蛔虫以及多种细菌。

桑根白皮

【原文】桑根白皮[1]，味甘，寒。主伤中，五劳[2]六极[3]，羸瘦，崩中[4]，脉绝[5]。补虚益气。

叶，主除寒热，出汗。

桑耳[6]，黑者，主女子漏下赤白汁[7]，血病癥瘕积聚，阴痛，阴阳寒热无子[8]。

五木耳[9]，名𣛜，益气，不饥，轻身，强志。

【注释】

[1] 桑根白皮：别名桑皮、桑根皮，桑科植物桑树的根皮，有时刮去根皮的表皮而仅用其韧皮部分。桑树上寄生的其他植物为桑寄生。螳螂中的大、小刀螂在桑树上的干燥卵鞘为桑螵蛸均能入药。桑树根的皮，入肺、脾经。具有泻肺平喘、利水、降压之功效。可治肺热咳嗽、水肿、脚气、小便不利、高血压、糖尿病。

[2] 五劳：说法不一，一指久视、久卧、久坐、久立、久行五种过度劳累致病因素（《素问·宣明五气篇》）。二指志劳、思劳、心劳、忧劳、瘦劳五种情志劳伤。三指肺劳、肝劳、心劳、脾劳、肾劳之五脏劳伤病证，为此处似指。

[3] 六极：六种极度损伤的病。《诸病源候论·虚劳候》谓六极者，一曰气极，二曰血极，三曰筋极，四曰骨极，五曰肌极，六曰精极。

[4] 崩中：突然阴道大出血不止，简称崩。

中，内脏，指子宫。崩中，即子宫出血中的崩证。

[5] 脉绝：无胃气、无神气、无根之脉。

[6] 桑耳：桑树所生的菌类物。

[7] 女子漏下赤白汁：女子阴道分泌物或出血淋漓不断。

[8] 阴阳寒热无子：男子或妇人的寒热病及不孕不育症。阴阳，指男女。"阴阳者……血气之男女也"（《素问·阴阳应象大论篇》）。

[9] 五木耳：《新修本草》注指楮、槐、榆、柳、桑树上寄生的木耳。

【导读】实验证明，本品具有明显的降血压、降血糖、扩张血管和利尿作用。关于"叶，主除寒热出汗"，若为同一证所具有其当指风热感冒，但若寒热与出汗并列当为二证，其出汗包括自汗与盗汗。《名医类案》中有用其治疗盗汗者，需进一步探讨。

芜荑

【原文】芜荑[1]，味辛，平。主五内邪气[2]，散皮肤、骨节中淫淫温行毒[3]。去三虫，化食[4]。一名无姑，一名蕨藩。

【注释】

[1] 芜荑：别名臭芜荑，榆科植物大果榆果实的加工品。入肺、胃经。具有杀虫、消食积的功效。可用以治疗蛔虫、蛲虫病以及由此引起的腹痛、小儿疳积泻痢等。

[2] 主五内邪气：祛除和治疗因邪气引起的五脏病。

[3] 散皮肤、骨节中淫淫温行毒：能消散和祛除皮肤、骨节内游走不定的风邪或温热毒气。淫淫，游走移动的样子。

[4] 化食：本品能治疗小儿因食积引起的疳积病，故曰化食。

【导读】研究证明，本品具有驱虫、抗真菌的作用。临床有用治蛔虫所致腹痛者，如《奇效良方》中的芜荑散；有用治久痢不瘥，有虫，兼下部脱肛者，如《太平圣惠方》中的芜荑丸；也有用治痰多咳嗽者（《吉林中草药》）。

枳实

【原文】枳实[1]，味苦，寒。主大风[2]在皮肤中如麻豆，苦痒[3]。除寒热结[4]，止痢，长肌肉，利五脏，益气，轻身。

【注释】

[1] 枳实：芸香科植物枸橘或香橼、酸橙的幼果。入脾、胃经。具有破气、行痰、消积之功效。临床可用以治疗胸腹痞满胀痛、痰癖、食积、便秘、胃下垂、子宫脱垂、脱肛等。

[2] 大风：疠风，又名癫风、大风恶疾、大麻风、麻风。因体内感染暴戾风毒，内侵血脉而成。

[3] 苦痒：因剧痒而痛苦。

[4] 寒热结：寒邪或热邪结聚体内及其所致的病证。

【导读】实验证明，本品有抗休克作用，能增强心肌收缩力、收缩血管、升高血压，与去甲肾上腺素作用相似。枳实其主大风今多不见用，然《外台秘要方》用其涂风疹。从文献来看，"利五脏，益气轻身"大多用治气滞胸痛，如葛洪、孙思邈单用其治胸痹。《简要济众方》用本品"治伤寒后卒胸膈闭痛"，可见其有较强的行气作用。

厚　朴

【原文】厚朴[1]，味苦，温。主中风[2]，伤寒[3]，头痛，寒热[4]，惊悸[5]，气血痹，死肌。去三虫。

【注释】

[1] 厚朴：又名川朴，木兰科植物厚朴的树皮或根皮。入脾、胃、大肠经。具有温中下气、燥湿消痰之功效。

[2] 中风：病证名。外感风邪所致的发热、恶风、汗出、头痛、脉浮缓为主症的表虚证。

[3] 伤寒：病证名。狭义伤寒证，以外感寒邪所致的以恶寒、发热、无汗、头身疼痛、脉浮紧为主症的表实证。

[4] 寒热：一指寒热邪气及其所致的病证；二指恶寒发热症状；三指外感病的总称，因其初起多有恶寒发热症状；四指疟疾，因其以寒热往来为特征；五指引起瘰疬的病邪。此处指第一义。

[5] 惊悸：病证名。一是指因惊骇而心悸，或心悸易惊，恐惧不安的病证。二指心悸证。

【导读】临证用本品治脘腹痞满胀痛、呕吐、泻痢、食积、痰饮咳喘。其煎剂对多种球菌、杆菌、皮肤真菌有抑制作用。厚朴所治"气血痹死肌"与"主中风伤寒"相联系，提示其有行气活血、祛风寒湿之功用。在活血方面，《子母秘录》用炙厚朴二两，水煎服治脉不通。在治气方面，《斗门秘传方》用其治疗心腹胀满。

秦　皮

【原文】秦皮[1]，味苦，微寒。主风寒湿痹[2]，洗洗寒气[3]。除热，目中青翳[4]，白膜[5]。久服头不白，轻身。

【注释】

[1] 秦皮：别名蜡树皮、苦榴皮等，木犀科植物苦枥白蜡树的树皮。入大肠、肝、胆经。具有清热燥湿、止咳祛痰、凉肝明目的功效。

[2] 风寒湿痹：泛指各种痹证。因"风寒湿三气杂至，合而为痹也。其风气胜者为行痹，湿气胜者为着痹，寒气胜者为痛痹也"（《素问·痹论篇》）。

[3] 洗洗（xiǎn xiǎn）寒气：因感寒而有恶寒战栗症状。

[4] 目中青翳：青风内障，因青光眼而致。翳，同"瞖"。《诸病源候论·目青盲有瞖候》："白、黑二睛，无有损伤，瞳子分明，名为青盲，更加以风热乘之，气不外泄，蕴积于睛间而生瞖，似蝇翅者覆瞳子上，故谓青盲瞖也。"

[5] 白膜：病名。眼生膜，其血丝色淡而稀疏者称白膜。

【导读】临证可用本品治疗细菌性痢疾、肠炎、白带、慢性气管炎，外用可治目赤肿痛、银屑病。实验证明，本品有治关节炎及杀抑痢疾杆菌的功效，还有止咳、祛痰的作用。秦皮味苦性寒，当以治风湿热痹为妥，其"除热"二字，指出发热者可用，故后世广而用之，以治多种热证或湿热证，或热邪所致目赤者。

秦　椒

【原文】秦椒[1]，味辛，温。主风邪气，温中，除寒痹[2]，坚齿发[3]，明目。久服轻身，好颜色，耐老，增年，通神。

【注释】

[1] 秦椒：产于秦地的花椒。具有温中散寒、除湿、止痛、杀虫、解鱼腥毒之功效。能治积食停饮、心腹冷痛、呕吐、噎呃、咳嗽气逆、风寒湿痹、泄泻、痢疾、疝痛、齿痛、蛔虫病、蛲虫病、阴痒、疮疥诸疾。详参川椒。

[2] 寒痹：病名。寒邪偏胜所形成的痹证。其痛较甚，伴有寒象，肢体关节冷痛，冬季病情加重。又名痛痹。

[3] 坚齿发：使牙齿坚固，防止脱发。

【导读】药理研究证明，花椒水提取物 5g/kg 可明显抑制大鼠结扎幽门性溃疡的形成；可对抗蓖麻油所致的小鼠腹泻；能明显延长实验性血栓形成的时间，提示有预防血栓形成的作用；另外，还有镇痛及抑菌、驱虫作用。

山茱萸

【原文】山茱萸[1]，味酸，平。主心下邪气，寒热。温中[2]，逐寒湿痹[3]，去三虫[4]。久服轻身[5]。一名蜀枣。

【注释】

[1] 山茱萸：别名山萸肉、蜀枣、药枣等，

山茱萸科植物山茱萸的果肉。入肝、肾经。具有补益肝肾、涩精止汗之功效。临床可用于治疗眩晕、耳鸣、腰膝酸软、遗精、尿频、虚汗不止。

[2] 温中：通过补益肝肾而治疗内脏虚寒证。中，内脏。

[3] 寒湿痹：风寒湿邪中以寒邪、湿邪为主所致之痹，即湿痹、寒痹证。

[4] 三虫：蛔虫、绦虫、蛲虫。

[5] 久服轻身：因本品有补益肝肾之功用，长期服用可强身健体，故言此。

【导读】 药理研究实验证实，山茱萸有利尿降压作用；能对抗组胺、氧化钡及乙酰胆碱所引起的肠管痉挛；在体外对志贺痢疾杆菌及金黄色葡萄球菌均有抑制作用。对于因化学疗法及放射疗法引起的白细胞下降，本品能使其升高。

紫 葳

【原文】 紫葳[1]，味酸，微寒。主妇人产乳余疾[2]，崩中[3]，癥瘕，血闭[4]，寒热羸瘦[5]，养胎[6]。

【注释】

[1] 紫葳：今多称陵霄花、凌霄花，又名堕胎花，紫葳科植物紫葳的花序。入肝、心包经。具有破瘀血、祛风、凉血之功效。

[2] 产乳余疾：指哺乳期各种因瘀血所致的疾病。

[3] 崩中：崩证，突然子宫大出血。

[4] 血闭：闭经。

[5] 寒热羸瘦：因寒热病久而引起的身体消瘦而虚弱。

[6] 养胎：安胎，保胎。但据其治"癥瘕，血闭"之功用，本品当有活血祛瘀功效，为孕妇禁用或慎用之列。故宜"养胎"为"堕胎"之误。

【导读】 本品临证可用以治疗瘀血闭经、痛经、癥瘕、血热、皮肤瘙痒。外用可治酒渣鼻、湿疹、疥癣。其性寒凉而味酸，故其治瘀血证，当以血热者为宜。临床有用以治疗血瘀经闭、癥瘕积聚及跌打损伤者，如《妇科玉尺》紫葳散；有用以治疗瘀血癥瘕积聚者，如《金匮要略》鳖甲煎丸；还可用以治疗风疹、皮癣、皮肤瘙痒、痤疮，如《医学正传》单以本品为末，酒调服；可外治风疹、皮癣，如《证治准绳》凌霄花散。

猪 苓

【原文】 猪苓[1]，味甘，平。主痎疟[2]，解毒，蛊疰不祥[3]，利水道。久服轻身，耐老。一名豭[4]猪屎。

【注释】

[1] 猪苓：又名枫苓、野猪粪等，多孔菌科植物猪苓的菌核。入脾、肾、膀胱经。具有利水

渗湿之功效。临证可治小便不利、泄泻、淋浊、带下等病。动物实验证明，本品不但有利尿作用，还能抑制癌细胞的生长。

[2] 痎疟：疟疾。

[3] 蛊疰不祥：蛊疰，病名，又名蛊注、疰

胀。其症"四肢浮肿，肌肉消索，咳逆腹大如水状，死后传易他人"（《备急千金要方》卷十四）。不祥，即疾病预后凶险。

[4] 豭（jiā）：公猪。

【导读】研究证明，猪苓煎剂静脉注射或肌内注射，对不麻醉犬具有比较明显的利尿作用，并能促进钠、氯、钾等电解质的排出，可能是由于抑制了肾小管重吸收功能的结果；致癌、致畸、过敏和皮肤刺激等试验均未见猪苓多糖有明显毒性和刺激作用。

白　棘

【原文】白棘[1]，味辛，寒。主心腹痛，痈肿溃脓，止痛，一名棘针。

【注释】

[1] 白棘：为棘针别名，又名棘刺、赤龙瓜等，鼠李科植物酸枣的棘刺。辛，寒。具有消肿、溃脓、止痛之功效。

【导读】白棘，又名马甲子、铁篱笆、铜钱树、马鞍树（四川），雄虎刺（福建），簕子、棘盘子（广东）。临证可治痈肿有脓、腹痛、腰痛、喉痹、尿血。外用可治疗肿。其叶为棘叶，外用可治臁疮腿，内服治疗心绞痛、冠心病均有效。本品可使实验动物心率加快、血压下降、心肌收缩力变弱。

龙　眼

【原文】龙眼[1]，味甘，平。主五脏邪气，安志，厌食[2]。久服强魂[3]，聪明[4]，轻身，不老，通神明。一名益智。

【注释】

[1] 龙眼：龙眼肉，别名桂圆肉，为无患子科植物龙眼的假种皮。入心、脾经。具有补心安

神、养血益脾之功效。

[2] 厌食：症状名。因伤食或脾肾虚弱而引起的食欲不振，甚至厌恶进食的病症。

[3] 强魂：因能治肝虚，使肝所藏之魂强健。

[4] 聪明：一指龙眼肉能补益心脾，使人思维敏捷，增强心智。二指补益肝肾，使人耳聪目明。

【导读】龙眼，又称桂圆、益智。仙人掌科强刺球属植物的果实也称为"龙眼"，不可与本品混淆。临证可用以治疗健忘、失眠、心悸、气血不足、身体虚弱

等。煎剂在体外有抑制痢疾杆菌的作用。其核也可入药，名龙眼核。涩，平。有止血止痛、理气散瘿的作用。研末治创伤出血，油调外涂治疗烧伤、烫伤、疥癣以及疝气等。

木　兰

【原文】 木兰[1]，味苦，寒。主身大热在皮肤中，去面热赤疱[2]，酒皶[3]，恶风[4]，癫疾，阴下痒湿。明耳目。一名林兰。

【注释】

[1] 木兰：木兰科植物落叶乔木的干燥花蕾。《本草纲目·木部》认为其别名为杜兰、林兰、木莲、黄心等。李时珍认为"其香如兰，其花如莲，故名。其木心黄，故曰黄心"。可治大热、阴下湿痒等。

[2] 赤疱：面部所生的红色疙瘩。

[3] 酒皶：即酒渣鼻，因脾胃湿热上熏于鼻所致。

[4] 恶风：即大麻风，又称大风。因湿热邪毒侵于肌肤所致，甚则须眉毛发脱落。

【导读】 李时珍描述的木兰是今之白玉兰，入药用其干燥花蕾。而辛夷也称为"玉兰"，别名紫玉兰、木笔等，为木兰科落叶小乔木或灌木的干燥花蕾。性温，味辛，入肺经。具有散风寒、通鼻窍之功效。可治风寒感冒之头痛、鼻塞、鼻炎等。现代多用于治疗鼻窦炎、下鼻甲肥大等。临床应用时要注意区分，不可混淆。

五加皮

【原文】 五加皮[1]，味辛，温。主心腹、疝气[2]腹痛。益气疗躄[3]，小儿不能行，疽疮，阴蚀。一名豺漆。

【注释】

[1] 五加皮：又名南五加皮，五加科植物五加或短梗五加的根皮。入肝、肾经。具有祛风湿、强筋骨之功效。临床可治风寒湿痹、筋骨挛急、腰酸腿痛、下肢痿软、脚气、水肿、阴囊湿痒。

[2] 疝气：病名。历代论疝指多种病证，范围很广，《诸病源候论》有五疝，《儒门事亲》有七疝之说。

[3] 躄：瘸腿。《一切经音义》卷二十四顾野王注："躄，谓足偏枯不能行也。"

【导读】 现代研究证明，本品有抗炎、镇痛、降血压，以及兴奋子宫、肠管平滑肌的作用。所谓"主心腹"，据其性味当有行气、活血、散寒、止痛之功。《药性论》认为其能"主多年瘀血在皮肌"。

卫　矛

【原文】卫矛[1]，味苦，寒。主女子崩中下血，腹满，汗出。除邪，杀鬼毒[2]，蛊疰[3]。一名鬼箭。

【注释】

[1] 卫矛：又叫鬼箭，《日华子本草》称鬼箭羽。又名六月凌、八面戟等，为卫矛科植物卫矛具有翅状物的枝条或翅状附着物。入肝经。具有破血散瘀、祛风、杀虫之功效。

[2] 鬼毒：古病名。又称毒注，类似食物中毒。《诸病候论·毒注候》："注者，住也，言其病连滞停住，死又注易傍人。毒者，是鬼毒之气，因饮食入人腹内，或上至喉间，犹如有物，吞吐不出；或游走身体，痛如锥刀所刺。连滞停久，故谓之毒注。"

[3] 蛊疰：古病名。"言其病连滞停住，死又注易旁人也"。《诸病源候论·蛊注候》："人之中者，心闷腹痛，其食五脏尽则死。有缓有急，急者仓促，十数日之间便死；缓者延引岁日，游走腹内，常气力羸惫，骨节沉重，发则心腹烦懊而痛，令人所食之物亦变化为蛊，渐侵食腑脏尽而死，死则病流注染着傍人，故谓之蛊注。"

【导读】本品临证可治经闭、癥瘕、产后瘀血腹痛、风湿性关节炎、虫积腹痛、跌打损伤。外洗可治各种皮肤病。至于其名的来源，《本草经集注》认为："其茎有三羽，状如箭羽，俗皆呼为鬼箭。"《本草衍义》云："人家多燔之遣祟。"由此可知其"杀鬼"之义。鬼毒、蛊疰，古人认为为鬼蜮类所致，其实前者类似食物中毒，后者类似肝硬化、重症肝炎、血吸虫等病。

合　欢

【原文】合欢[1]，味甘，平。主安五脏，利心志[2]，令人欢乐无忧。久服轻身，明目，得所欲[3]。

【注释】

[1] 合欢：又名合昏、夜会，其皮为合欢皮，花为合欢花，豆科植物合欢的树皮和花。入心、肝经。合欢皮具有宁心、解郁、和血、消肿、止痛之功效。临证可以治疗心神不安、失眠、肺痈咳吐脓血痰、瘰疬、外伤疼痛。外敷治疗跌打损伤、痈肿疔疖等。合欢花，甘、苦、平，具有理气解郁、养心安神、和络止痛之功效。可以治疗肝气郁结、胸闷、胁痛、胃脘气痛、健忘失眠、跌打损伤等。

[2] 利心志：调理心主神志的功能，因而可治失眠、健忘之疾。

[3] 得所欲：患者在应用该药后，心情舒畅、心态平和，因而也就对物质和精神方面易于满足。

【导读】实验研究表明，合欢花煎剂灌服，能明显减少小鼠的自发活动及被动活动，明显协同巴比妥类药物的中枢抑制作用，这应当是其入药治疗失眠的药理基础。合欢皮能够使五脏之气安和，能够调畅情志。古人讲萱草忘忧、合欢解忿。食用合欢可以使人心情欢快、舒畅。合欢皮最常用的功效是养心安神，用以治疗失眠、情志抑郁等。还可将合欢皮打成粉外用贴敷治疗疮疡病，有清热、解毒、杀虫、生肌之功用。

彼　子

【原文】彼子[1]，味甘，温。主腹中邪气。去三虫，蛇螫，蛊毒[2]，鬼疰[3]，伏尸[4]。

【注释】

[1] 彼子：《本草纲目》不载，故存疑待考。

[2] 蛊毒：古病名。多因感染邪毒之气，或中蛊毒所致。症状复杂，变化不一，病情较重。包括羌虫病、血吸虫病、重症肝炎等。

[3] 鬼疰：古病名，即痨瘵。指因劳累伤正而感染瘵虫所致的病，症见咳嗽、咯血、潮热盗汗，并传染他人。

[4] 伏尸：病名，即痨瘵。因该病患者死后还能传易他人，故名。

【导读】有人认为，彼子之"彼"字，姜本作"柀"，彼可通柀，而柀子即榧子，因"彼"通"榧"。据此，"彼"为"柀"的通假字。但《新修本草》注："仍音柀（彼）。"由此看出，其不知"彼"通"榧"。但由于目录不一，故有人认为是虫类，有人认为是果类或木类，也有人认为当为果类榧子，这可能是《本草纲目》不载的缘由。

梅　实

【原文】梅实[1]，味酸，平。主下气，除热烦满，安心，肢体痛，偏枯[2]，不仁，死肌[3]。去青黑志[4]，恶肉。

【注释】

[1] 梅实：乌梅，又名熏梅，为蔷薇科植物梅的未成熟果实焙干而成。入肝、脾、肺、大肠经。具有敛肺、涩肠、生津、安蛔、止血之功效。临床可治肺虚久咳、久泻、久痢、虚热烦渴、蛔虫腹痛、胆道蛔虫、便血、尿血、血崩等。外用可治银屑病、疮疡、胬肉、鸡眼等。

[2] 偏枯：病名。症见半身不遂伴肌肉萎缩。《诸病源候论·风偏枯候》："其状半身不遂，肌肉偏枯小而痛，言不变，智不乱是也……男子发左，女子发右，若不喑舌转者可治。"

[3] 不仁，死肌：肌肤感觉迟钝或消失，肌肤如同失去活力的死亡肌肉。

[4] 青黑志：痣，人体皮肤上隆起的有色斑

点。志，标志，记号。志，同"痣"。《广韵·职韵》："痣，黑子。"《正字通·疒部》："痣，

肌肤浮起黑子也，其巨细不一，赤色亦有之。"

【导读】动物实验证明，乌梅可安蛔，促进胆汁分泌。梅实，其色绿，故称"青梅"，若经熏刺后其色变黑则称为乌梅，晒干，或用盐汁腌渍者则称"白梅"。乌梅还有理气清热除烦之功。

桃核仁

【原文】桃核仁[1]，味苦，平。主瘀血[2]，血闭[3]，瘕瘕[4]，邪气。杀小虫[5]。

桃花[6]，杀疰恶鬼[7]，令人好颜色。

桃凫[8]，微温。主杀百鬼精物。

桃毛[9]，主下血瘕[10]，寒热，积聚，无子[11]。

桃蠹[12]，杀鬼邪恶不祥。

【注释】

[1] 桃核仁：桃仁，古人多写作桃人，蔷薇科植物桃或山桃的种仁。入心、肝、大肠经。具有活血行瘀、润燥润肠之功效。临证可治疗痛经、闭经、肠燥便秘、皮肤血热燥痒、跌打损伤、肺痈、肠痈、血滞风痹等。

[2] 瘀血：血行不畅，运行阻滞，或残存体内的离经之血。

[3] 血闭：闭经。

[4] 瘕瘕：病名，即腹腔中的包块。若病在血分，病位固定的实质性包块为瘕。若病在气分，时聚时散，痛无定处者为瘕。

[5] 小虫：生在皮肤中，能引起疥疮的微生物。

[6] 桃花：苦，平。具有利水、通便、活血之功效。可治水肿、腹水、脚气、痰饮、积滞、二便不利、经闭等。

[7] 杀疰恶鬼：能杀除引起疰病、中毒病的邪毒精怪和鬼魅。

[8] 桃凫（fú）：碧桃干的别名，又名瘪桃干、桃奴、阴桃子，为蔷薇科植物桃或山桃未成熟青干的果实。苦，微温。具有敛汗、止血、止痛之功效。可治疗自汗、盗汗、吐血、衄血、便血、胃痛等。

[9] 桃毛：桃子上的绒毛。有活血祛瘀的功效，可治疗瘕瘕积聚。

[10] 血瘕：病名，八瘕之一。"血瘕留着肠胃之外及少腹间，其苦横骨下，有积气，牢如石，因而少腹急痛，阴中若有冷风，或背脊痛，腰痛不可俯仰"（《杂病源流犀烛·积聚瘕瘕痃癖源流》）。

[11] 无子：不孕症，即不能生育的病。

[12] 桃蠹：桃子或桃树上所生的蠹虫。

【导读】关于鬼精、恶鬼，古人认为一些病因与"鬼"有关，如"幻视""妄言""哭笑无常"，或默默不语，均为"鬼"的表现，古人多是将引起症状怪异出现精神障碍的不同病因以"鬼"概之。桃凫，为经冬而不落，风干在桃树枝上未成熟的果实，俗称桃奴。

杏核仁

【原文】杏核仁[1]，味甘，温。主咳逆上气[2]，雷鸣，喉痹[3]，下气[4]，产乳[5]，金疮，寒心[6]，贲豚[7]。

【注释】

[1] 杏核仁：又有苦杏仁、甜杏仁之分，均能入药，但多用苦杏仁，蔷薇科植物杏的种子。入肺、大肠经。具有祛痰止咳、下气平喘、润肠之功效。临床可用以治疗感冒咳嗽、气息喘促、胸满烦闷、便秘等。

[2] 上气：肺气不降，气逆壅上的证候，常见咳呛、气喘等。

[3] 喉痹：病名。凡症见咽喉肿痛、声音嘶哑、吞咽困难者称喉痹。

[4] 下气：治疗方法，即有降气、镇潜的治疗作用。指杏仁降肺气以治"咳逆上气"，以及下文降肝肾之气以治"贲豚"。

[5] 产乳：分娩及产后诸疾。

[6] 寒心：寒邪犯胃或者脾胃阳虚所致的胃寒证。

[7] 贲豚：病名。亦作奔豚、奔豚气。腹腔积气因发作部位不同，可见气逆冲击心胸，症见满闷、膀胱切痛、上冲腹胁满痛、上下走窜疼痛等症。

【导读】杏核仁，今多称杏仁。动物实验发现，杏仁注射剂有持续的降压作用及抗癌功效。《外台秘要方》用其治偏风、半身不遂兼失音不语；《备急千金要方》用其"治破伤风肿，厚涂杏仁膏，燃烛遥灸"；又治"箭镝及诸刀刃在喉咽、胸膈诸隐处不出，杵杏仁傅之"；《必效方》用以"治金疮中风，角弓反张，以杏仁碎之，蒸令溜绞取脂，服一小升兼以疮上摩，效"，此为其治"金疮"的例证；《食医心鉴》认为其"主气喘促、浮肿、小便涩"。

蓼　实

【原文】蓼实[1]，味辛，温。主明目，温中，耐风寒[2]，下水气[3]，面目浮肿，痈疡。

马蓼，去肠中蛭虫[4]，轻身。

【注释】

[1] 蓼实：又名蓼子，蓼科植物水蓼的果实。入脾、肝经。具有温中利水、破瘀消积之功效。临床可以治疗呕吐、泄泻腹痛、痢疾、水气浮肿、癥积痞胀。也可以治疗痈肿疮疡、瘰疬、蚁虫咬伤，此时可煎水浸洗或研末敷涂。

[2] 耐风寒：使人体抗御寒邪能力增强。又，"耐"引申为祛除，亦通。

[3] 下水气：泻除体内水饮、痰湿之邪。水气，一指水肿，二指体内藏留的水饮痰浊。

[4] 肠中蛭虫：肠道寄生虫。此之蛭虫，非水蛭之蛭。

【导读】古人用以治疗交接劳复、阴卵肿，或缩入腹、腹中绞痛，或便绝者蓼子一大把，水挼取汁，饮一升，干者取浓汁服之（《补缺肘后方》）；也有用以治疗霍乱烦渴者，取蓼子一两、香豉二两，每服二钱，水煎服（《太平圣惠方》）；外用治疗小儿头疮，取蓼实捣末，和白蜜、鸡子白涂（《药性论》）。

葱　实

【原文】葱实[1]，味辛，温。主明目，补中不足。

其茎[2]，可作汤，主伤寒、寒热，出汗[3]，中风[4]，面目肿。

【注释】

[1] 葱实：葱子，为百合科植物葱的成熟种子。入肺、膀胱经。具有温肾、明目之功效。临床可治阳痿，并有明目作用。其白色的鳞茎为葱白，其绿色部分为葱叶，全株捣汁为葱汁，须根为葱须，均可入药。

[2] 其茎：葱的鳞茎，又称葱白。辛，温。入肺、胃经。具有发表、通阳、解毒、止血之功效。可治风寒感冒、阴寒腹痛、腹泻、痢疾。敷贴肚脐可治小便不利。捣汁滴鼻治鼻衄，煎汤熏洗治痔疮，捣烂外敷治疮疡、乳痈等。

[3] 出汗：发汗解表，使人出汗。

[4] 中风：风邪侵袭太阳经，症见发热、恶风、汗出、脉浮缓等症。

【导读】葱实多用以治疗肾阳不足所致诸症，眼科用以明目。葱茎，即"葱白"，其药理研究证明，对体外志贺痢疾杆菌有抑制作用；水浸剂对许兰毛癣菌、奥杜盎小孢子菌等有抑制作用；研磨的滤液能杀灭阴道滴虫。历代以葱白为主药的方剂有《补缺肘后方》中的葱豉汤、《外科精义》中的乌金散等。

薤

【原文】薤[1]，味辛，温。主金疮，疮败[2]。轻身，不饥，耐老。

【注释】

[1] 薤：又名薤白、薤白头、野蒜、小蒜等，为百合科植物小根蒜的鳞茎。入肺、胃、大肠经。具有理气、宽胸、通阳、散结之功效。临床常用以治疗胸痹、心绞痛、脘腹不舒、干呕、久痢、冷泻、胃炎、痰饮咳嗽、胁痛等。捣敷外治疮疖、蛇虫咬伤，以及疥疮。

[2] 疮败：败疮，疮疡化脓后脓毒扩散，形成脓毒败血。

【导读】实验证明，本品具有抗血小板凝集的作用，对球类细菌有抑制作用。薤白治外伤感染而不愈者，疗效较好，其方法不一。《食疗本草》记载"生捣薤白"敷之；《肘后备急方》认为"杵薤以傅"；《梅师方》也认为"可捣作饼子，以艾灸之"；《食医心鉴》言"治诸疮败，能生肌……诸疮中风寒水肿，生杵敷之"。均是其广而用之之例。

假　苏

【原文】假苏[1]，味辛，温。主寒热[2]，鼠瘘[3]，瘰疬[4]，生疮[5]。破结聚气，下瘀血，除湿痹[6]。一名鼠蓂。

【注释】

[1] 假苏：荆芥，又名稳齿菜、四棱杆蒿，为唇形科植物荆芥的全草。入肺、肝经。具有解表、祛风、止血、消疮毒之功效。可用以治疗感冒发热、头痛、咳嗽、咽喉肿痛、麻疹初起透发不畅及荨麻疹。炒炭可治吐血、衄血、便血、崩漏、产后血晕。也能治疗痈肿、疥疮、瘰疬。

[2] 寒热：一指外感病，因其初期有恶寒发热症状；二指疟疾，因其有寒热往来特征；三指引起瘰疬之病因；四指寒热邪气及其所治病证。此处指感冒之恶寒发热。

[3] 鼠瘘：病名。颈部瘰疬溃破流脓所形成的久不敛口之窦道。

[4] 瘰疬：病名。淋巴结肿大，累累如珠。临床又以所处部位不同而有不同名称，此病名多指颈淋巴肿大或淋巴结核。

[5] 生疮：所生疮疡，或疮疡未成脓。

[6] 湿痹：病名，痹证之一，又名着痹。风寒湿邪中以湿邪偏盛所致之痹，病位固定，以病变部位重痛为特点。

【导读】实验证明，荆芥炒黑后能使出血、凝血时间缩短，生用能抑制结核杆菌。临床用于祛风、解表、透疹、止血。代表方剂如《外科理例》荆防败毒散，治疮疡时毒，肿痛发热；《万病回春》之荆芥连翘汤治鼻渊；《太平惠民和剂局方》之荆芥汤、《黄帝素问宣明论方》倒换散等，治癃闭不通、小腹急痛、肛门肿疼，无问新久。

水　苏

【原文】水苏[1]，味辛，微温。主下气，辟口臭[2]，去毒，辟恶[3]。久服通神明，轻身，耐老。

【注释】

[1] 水苏：又名鸡苏、香苏、龙脑薄荷等，为唇形科多年生草本植物，具有横走根状茎，全草入药。可下气，除口臭，去邪毒。主治吐血、衄血、血崩、肺痿、血痢、崩中带下。亦可治脚肿、头风目眩、产后中风、产后恶血不止等。

[2] 口臭：症状名。因口腔不洁，或口腔溃疡，或胃火炽盛上熏所致。

[3] 恶（è）：中恶病之病因。所谓中恶，古人指中邪恶鬼魅而致的病证，故"恶"当指邪恶鬼魅精怪之属。

【导读】水苏所治之证以功能而论，具有行气化湿辟秽的作用。《新修本草》注"主吐血、衄血、下气消谷、大效"，其"下气"放在治证之首，说明其降气作用最强。《太平圣惠方》用之配伍皂荚（皮、种子）、芫花，炼蜜为丸，用以治疗风热头痛、热结上焦所致的生风气、痰厥头痛；《梅师集验方》伍豉香以研杵，搓如枣核大，纳入鼻中，治疗鼻衄血不止；《开元广济方》用鸡苏一握，竹叶一握，石膏八分（碎），生地黄一升（切），蜀葵子四分（末、汤成下），治疗血淋证。

水 靳

【原文】水靳[1]，味甘，平。主女子赤沃[2]。止血，养精，保血脉。益气，令人肥健，嗜食[3]。一名水英。

【注释】

[1] 水靳（qín）：水芹、水芹菜，伞形科植物水芹的全草。具有清热、解毒、利尿、止血、降血压之功效。临床常用以治疗感冒发热、肺热咳嗽、百日咳、黄疸、水肿、淋病、白带、乳糜尿、尿血、衄血、便血、血崩、高血压等。捣敷治疗流行性腮腺炎及乳腺炎。

[2] 女子赤沃：赤白带下病。

[3] 嗜食：有增进食欲的功效，使其"嗜食"。

【导读】实验研究发现，本品能扩张血管、兴奋中枢神经、升高血压、促进胃液分泌、增进食欲，并有祛痰作用。其中所含的水蓼素有降压作用。水靳，今多称水芹。其主"女子赤沃"功用，历代均有应用，如陈藏器就认为能"主女子赤白沃"。《食医心鉴》所载能治"女子白沃，漏下"，正与原文"止血"及"保血脉"相联系，其偏于止血，亦治赤白带下。

发 髲

【原文】发髲[1]，味苦，温。主五癃[2]，关格[3]不通。利小便水道，疗小儿痫，大人痓[4]。仍自还神化[5]。

【注释】

[1] 发髲（bī）：此指头发。人的发毛，后世据"发者血之余"观点，将其称为"血余"。

[2] 五癃：五淋。热淋、气淋、血淋、石淋和膏淋。淋和癃均指小便不利、排尿困难的病证，虽有区别，但《神农本草经》多用"癃"，少用"淋"。

[3] 关格：所指不一，一指小便不利，伴有呕吐；二指大小便不通；三指人迎、寸口脉象不相协调所反映的病理。《诸病源候论·大小便病

诸候》所载"关格"指前者。

[4] 痉：病证名。即痉病，症见抽风等。

[5] 仍自还神化：人体的某些组织（如人体毛发、指甲等）作为治疗人体疾病时，可以在人体产生神妙的作用，故谓之"仍自还神化"。"自还"，指人体自身；"神化"，指神奇、神妙的变化或药用效果。

【导读】人的毛发入药多为烧灰存性之"血余炭"。《本草纲目·人部》："发者血之余……故方家呼发为血余。"今血余不直接入药，须洗净煅炭后始供药用，名为"血余炭"。实验表明，血余炭有一定的止血功用；血余炭煎剂对金黄色葡萄球菌、伤寒杆菌、甲型副伤寒杆菌及福氏痢疾杆菌有较强的抑制作用。另据报道，还可用治面部色素痣、拔牙后出血。

白马茎

【原文】白马茎[1]，味咸，平。主伤中[2]，脉绝[3]，阴不足[4]。强志，益气。长肌肉，肥健，生子[5]。

眼[6]，主惊痫[7]，腹满，疟疾，当[8]杀用之。

悬蹄[9]，主惊邪[10]，瘈疭[11]，乳难[12]，辟恶气鬼毒[13]，蛊疰不祥[14]。

【注释】

[1] 白马茎：白马阴茎，为马科哺乳动物家马的阴茎干燥品。主治五脏伤损、阳痿，并能长养肌肉，治疗不孕症。另外马肉、马内脏、马驹胞衣均可入药。

[2] 伤中：因过劳而致五脏虚损。

[3] 脉绝：一指无胃气、无神气、无根之脉象。二指脉绝不止。

[4] 阴不足：阴茎不举，勃起无力之阳痿证。

[5] 生子：有治疗男子不育、女子不孕症之功效。

[6] 眼：马的眼球。

[7] 惊痫：小儿因惊而抽搐，或因惊而诱发癫痫发作。

[8] 当：白马阴茎的龟头。

[9] 悬蹄：为马蹄后不着地的二趾角化部分。

[10] 惊邪：引起惊悸的邪气，有外感之邪，也有内伤之邪。

[11] 瘈疭：也作瘛疭。俗称抽风、抽搐，指手足交替伸缩，抽动不已之证。

[12] 乳难：难产。

[13] 鬼毒：一指患者死后又传染他人之病邪；二指引起病状怪异、精神情志异常、病情危重的不明病因。

[14] 蛊疰不祥：因寄生虫所致的重危之证为蛊疰。不祥，即预后凶险。

【导读】《雷公炮炙论》中白马茎炮制方法：临用时以铜刀劈破作七片，用生羊血拌蒸半日，取出晒干，以粗布拭上皮，使羊血干燥，细锉用之。用以治疗阳痿等肾阳不足之证。

鹿　茸

【原文】 鹿茸[1]，味甘，温。主漏下恶血[2]，寒热，惊痫[3]。益气，强志，生齿，不老。

角[4]，主恶疮[5]，痈肿。逐邪恶气，留血在阴中[6]。

【注释】

[1] 鹿茸：鹿科动物梅花鹿雄体未骨化而带茸毛的幼角。入肝、肾经。具有壮肾阳、补精血、强筋骨之功效。可以治疗阳痿、滑精、早泄、腰膝酸冷、精血亏虚、眩晕、耳聋、虚寒崩漏带下等。

[2] 漏下恶血：子宫出血伴有血块。恶血，即瘀血块。

[3] 惊痫：病名。因惊而引起癫痫样抽搐，或抽搐伴有惊骇症状。

[4] 角：鹿角。为梅化鹿雄体角化的角。咸、温。入肾、肝经。具有温补肝肾、活血消肿之功效。可治阳痿、滑精、早泄、腰膝冷痛、崩漏。外涂可治阴证疮疡。鹿角熬制的胶为鹿角胶，有补肾阳、生精血、止血之功效。鹿角煎熬鹿角胶后的残余角为鹿角霜。咸，温。入肝、肾经。能补虚助阳，功同鹿角而力弱。

[5] 恶疮：久不敛口，脓液不止的疮疡。

[6] 留血在阴中：阴器（生殖器官）中有瘀血。

【导读】 鹿茸确为强壮剂，能提高工作效率、改善睡眠质量、增强食欲、减轻疲劳。亦能促进小儿生长发育、促进疮疡敛口和愈合，还有强心作用。《日华子本草》认为"夜梦鬼交，并治之，水磨服"为"逐邪恶气"佐证。孟诜用以治疗"女子胞中余血不尽欲死者，以清酒和鹿角灰，服方寸匕，日三夜一，甚效"，为"留血在阴中"之例证。

牛角䚡

【原文】 牛角䚡[1]。下闭血[2]，瘀血疼痛[3]，女人带下血[4]。

髓[5]，补中填骨髓。久服增年。

胆[6]，可丸药[7]。

【注释】

[1] 牛角䚡（sāi）：又名牛角胎、角心，为牛科动物黄牛角中的骨质角髓。《说文解字·角部》："䚡，角中骨也。"入心、肝经。具有化瘀止血之功效。可治经闭腹痛、血崩、赤白带下、便血、痢疾、水泻等。

[2] 下闭血：治疗闭经。下，去除，引申为治疗。

[3] 瘀血疼痛：结合上下文，此指瘀血之痛经。

[4] 带下血：呈血性的带下病，即赤带。

[5] 髓：牛骨髓。为牛科动物黄牛或水牛的骨髓。甘，温。具有润肺、补肾、助胃之功效。

可治虚劳羸瘦、伤损骨折、泄利、消渴病等。

[6] 胆：牛科动物黄牛或水牛的胆囊及胆汁。苦，寒。入肝、胆、肺经。具有清肝明目、利胆、止咳之功效。可治风热目赤、小儿惊风痰

热、黄疸、便秘、百日咳等。

[7] 可丸药：胆汁可作为辅料制作丸药。丸，动词。

【导读】牛胆，入药为牛科动物黄牛或水牛胆囊的干燥制品或新鲜胆汁。味苦，性大寒。入肝、胆、肺经。具有清肝明目、利胆通肠、解毒消肿之功效。主治风热目疾、心腹热渴、黄疸、咳嗽痰多、便秘、消渴、小儿惊风、便秘、痈肿、痔疮诸疾。临证有用以清肝明目者（《药性论》）；有用以明目清心、乌须发、补养下元、生髓、祛风湿、壮精神者，如《摄生众妙方》牛胆散；有用以治疗肝胆病性黄疸及慢性便秘者，取牛胆汁干燥粉末，为丸剂，或装入胶囊中，每日三次，每次三分，开水送服（《现代实用中药》）。

羖羊角

【原文】羖羊角[1]，味咸，温。主青盲[2]，明目。杀疥虫[3]，止寒泄[4]，辟恶鬼、虎狼[5]，止惊悸[6]。久服安心，益气，轻身。

【注释】

[1] 羖（gǔ）羊角：牛科动物雄性山羊或绵羊的角。入肝、心经。具有清热、镇惊、明目、解毒的功效。可治小儿惊痫、风热头痛、烦闷、吐血、青光眼等。外用调敷，可治肿毒。

[2] 青盲：病证名。眼外观无异常而逐渐失明的病证。多见于今之眼底病。

[3] 疥虫：引起疥疮的病原体。《诸病源候论·疥疮候》："疥疮多生于手足指间，染渐生至于身体，痒有脓汁……其疮里有细虫，甚难见。"

[4] 寒泄：病证名，又称寒泻、鹜溏。指脾胃虚寒所致的泄泻或者寒邪侵犯中焦，损伤中焦阳气之泻。

[5] 辟恶（è）鬼、虎狼：此药可以辟邪恶鬼怪，也能防避虎狼侵犯。

[6] 惊悸：心惊而心悸，或心悸伴有惊骇不安之状。

【导读】《名医别录》用其"辟恶鬼，虎狼"之功用"烧之杀鬼魅，辟虎狼"，前者当为治神志系统的疾病，后者为防止虎狼伤害的一种防御措施。临床有用以治疗小儿痫疾：羖羊角，烧存性，以酒服少许（《普济方》）；有用以治疗心烦恍惚、腹中痛，或时闷绝而后苏醒者，取羖羊角屑，微炒，捣细罗为散，不计时候，以温酒调下一钱（《太平圣惠方》）；有用以治卒吐血不止者，桂心一两，羊角二枚（炙令焦黄），上药，捣罗为末，不计时候，以糯米粥饮，调下二钱（《太平圣惠方》）。

牡狗阴茎

【原文】牡狗阴茎[1]，味咸，平。主伤中[2]，阴痿不起[3]，令强热大[4]，生子[5]。除女子带下、十二疾[6]。一名狗精。

胆[7]，主明目。

【注释】

[1] 牡狗阴茎：黄狗肾，又称狗鞭等，为犬科动物雄性狗的外生殖器，包括狗的阴茎、阴囊、睾丸等。入肾、肝经。有补命门之火，暖冲、任二脉之功效。

[2] 伤中：内脏虚损劳伤的病证。

[3] 阴痿不起：指阳痿，即阴茎萎软，不能勃起。

[4] 令强热大：可使男子阴茎在性交时发热，坚硬（强）而且因阴茎充血良好而变得粗大。

[5] 生子：可增强生育能力，使不孕症患者能生育。

[6] 女子带下、十二疾：泛指包括带下病在内的多种妇科疾病。

[7] 胆：指狗胆，苦，寒。入肝经。有清肝热、明目之功效。

【导读】临床主要用狗阴茎治疗阳痿等性功能减退症，以及女子性欲冷淡、宫寒不孕、遗精、带下等病。狗肉、狗骨髓均有温补作用。新鲜狗胆囊或其干燥制品，具有清肝明目、止血消肿的功效。临床可治风热眼痛、目赤涩痒、吐血、鼻衄、聤耳、疮疡诸疾。狗胃中的结石，称"狗宝"，甘，咸，平，有降逆气、开郁结、清热解毒之功效。可治噎膈、反胃、胃痛、癫痫等证。

羚羊角

【原文】羚羊角[1]，味咸，寒。主明目，益气，起阴[2]。去恶血[3]，注下[4]。辟蛊毒、恶鬼、不祥，安心气[5]，常不魇寐[6]。

【注释】

[1] 羚羊角：牛科动物赛加羚羊的角。入肝、心经。具有平肝息风、清热镇惊和解毒之功效。临证可治热病之神昏、惊厥、谵语、狂躁、头痛、眩晕、惊痫、手足抽搐、目赤翳膜。羚羊角所治恶鬼，当为蛊毒晚期有谵语的现象，因

《名医别录》有"狂越僻谬"之语，其当为恶鬼的佐证。

[2] 起阴：可使阴茎勃起。即治阳痿病。

[3] 恶血：瘀血。

[4] 注下：水泻的古称。又称注泄、泄注，即泄泻如水下注之状。

[5] 安心气：调理心之气血，使心神安静。

[6] 常不魇寐：长期不会因做噩梦而惊醒。常，通"长"。《说文通训定声·壮部》："常，段借为长。"魇，《广韵·叶部》："魇，噩梦。"

【导读】药理研究证明，羚羊角外皮浸出液对中枢神经系统有抑制作用；其煎剂对伤寒、副伤寒甲乙三联菌苗引起发热的家兔有解热作用；醇提取液静脉注射，可使血压降低；羚羊角酶、酸水解液对金黄色葡萄球菌、铜绿假单胞菌、流感杆菌、乙型链球菌及流感病毒均有不同程度的抑制作用；羚羊角外皮浸出液，能增加动物对缺氧的耐受能力，有镇痛作用。

以其为主药的组方如《圣济总录》中的羚羊角丸、羚羊角汤，《黄帝素问宣明论方》中的羚羊角汤等。

犀　角

【原文】犀角[1]，味苦，寒。主百毒蛊疰[2]，邪鬼，瘴气[3]。杀钩吻[4]、鸩羽[5]、蛇毒。除邪不迷惑、魇寐。久服轻身。

【注释】

[1] 犀角：犀科动物印度犀或爪哇犀等的角。入心、肝经。具有清热、凉血、定惊、解毒之功效。临床可用以治疗伤寒、温病之热入血分、症见壮热神昏、谵语、烦躁、惊厥、斑疹、吐血、衄血、下血、急黄、热毒疮肿等。

[2] 蛊疰：古病名。"疰者，住也，言其病连滞停住，死又注易旁人也。蛊是聚蚊虫之类……常乏力羸惫，骨节沉重，发则心腹烦懊而痛"（《诸病源候论·蛊注候》）。

[3] 瘴气：病证名。岭南山林间由雾露烟瘴、湿热杂毒而形成的致病因素，是一种具有很强传染性的热性疾病。一指感染山林湿热疫毒所致的一种温病；二指疟疾的一种。

[4] 钩吻：又名断肠草，是马钱科植物胡蔓藤的全草，有剧毒。言本品能消除钩吻的毒。

[5] 鸩羽：为一种有毒鸟的羽毛。《楚辞·离骚》，"吾令鸩为媒兮。"王逸注："鸩，羽有毒，可杀人。"

【导读】犀角所谓"除邪不迷惑"，理解时应与"邪鬼"相联系，指诸症有患者神志昏迷时的幻觉。纵观全文其能清热解毒、辟鬼魅而安心神。

研究证明，水煎剂有强心作用，能使心脏收缩力加强、振幅加大、心率增加，其强心作用主要是由于直接兴奋心肌的结果；静脉注射犀角的生理盐水浸煮液对大肠埃希菌引起的发热家兔，能使之体温降至正常；具有一定的定惊作用；犀角生理盐水浸煮液静脉注射，对离体兔肠和子宫有兴奋作用；对眼睑闭合不全有轻度的扩瞳作用。

临床常配以牛黄或羚羊角，则清心定惊，如《温病条辨》中的清宫汤，《圣济总录》中的犀角汤、生犀散，《太平圣惠方》中的犀角散，《备急千金要方》中的犀角地黄汤等。

牛　黄

【原文】牛黄[1]，味苦，平。主惊痫，寒热，热盛狂痓[2]，除邪逐鬼[3]。

【注释】

[1] 牛黄：又名西黄，牛科动物黄牛胆囊中的结石。入心、肝经。具有清心开窍、豁痰定惊、清热解毒之功效。临证常用以治疗热病高热烦躁、神昏、谵语、惊痫、发狂，以及小儿惊风之抽搐、热痰壅盛等。也可用以治疗咽喉肿痛、口舌生疮、痈疽疔毒等。实验证明，本品能解热、抗炎、促进肠管蠕动、收缩平滑肌，有镇静、止惊的作用。另外，牛肉、牛角、牛骨、牛髓、牛黄、牛内脏均可入药。

[2] 热盛狂痓：因大热而引起的狂躁和抽风。痓，痉也，抽搐。

[3] 除邪逐鬼：有除辟邪恶鬼魅的作用。邪鬼，古代认为其为致病因素之一，所致病证多为神志系统的疾病。

【导读】药理研究证明，本品有一定的镇静以及明显的抗惊厥和解热作用；对醋酸引起的小鼠腹腔毛细血管通透性增加、多形核细胞游走及大鼠甲醛滤纸性肉芽组织增生均有强烈的抑制而产生抗炎作用；其中所含的胆酸、去氧胆酸有明显的镇咳和祛痰作用；能明显增强离体蛙心、豚鼠心脏及猫心乳头肌的心肌收缩力，同时心率增加；其水提取液给大鼠口服，能显著增加其胆汁分泌；能显著促进红细胞生成，口服牛黄能使急性失血家兔网织红细胞急剧增多，红细胞及血红蛋白恢复时间明显缩短。以其为主药的代表方剂如《素问病机气宜保命集》中的牛黄膏、《景岳全书》中的牛黄泻心汤、《温病条辨》中的安宫牛黄丸等。

豚　卵

【原文】豚卵[1]，味甘，温。主惊痫，癫疾[2]，鬼疰[3]，蛊毒。除寒热[4]，贲豚[5]，五癃，邪气挛缩。一名豚颠[6]。

悬蹄[7]，主五痔[8]，伏热在肠，肠痈[9]，内蚀[10]。

【注释】

[1] 豚卵：猪科动物公猪的睾丸。味甘，性温。具有温肾纳气之功效。临床用以治疗肾虚咳喘、寒疝腹痛、贲豚气、阴茎中痛、癃闭等。也可治疗中风、惊痫癫疾等。

[2] 癫疾：病名。一指精神失常的疾病；二指痫证；三指神志清楚，但是手摇动，语言謇涩的病证。

[3] 鬼疰：病名。"人先天地痛，忽被鬼邪所击，当时心腹刺痛，或闷绝倒地，如中恶之类……死后注易旁人，故谓之鬼疰"（《太平圣惠方》卷五十六）。

[4] 寒热：依据《内经》内容，寒热之义

有五：一指恶寒发热症状；二指外感病；三指疟疾，因其有寒热往来症状；四指瘰疬病因；五指寒热邪气及其所致之病。

[5] 贲豚：奔豚。病状不一，《难经》指"肾之积为贲豚"，张仲景谓其"从少腹起上冲咽喉，发作欲死，复还止，皆从惊恐得之"（《金匮要略·奔豚气病脉证治》）。

[6] 豚颠：病名即豚癫、癫痫病种之一，古人依据痫证表现以家畜命名。

[7] 悬蹄：猪爪不能着地的趾。

[8] 五痔：牡痔、牝痔、脉痔、肠痔、血痔的合称。

[9] 肠痈：病名。肠内生痈并腹痛的病证。

[10] 内蚀：妇女阴道溃烂。

【导读】药理研究表明，本品具有使减轻的动物子宫和卵巢重量增加的作用，可提高实验动物的免疫功能，对实验动物有抗早孕作用。亦能加强造血功能、延缓衰老。现代临床用以治疗阳虚所致的慢性气管炎、支气管哮喘，以及冠心病。

麋　脂

【原文】麋脂[1]，味辛，温。主痈肿，恶疮[2]，死肌[3]，风寒湿痹[4]，四肢拘缓不收[5]，风头肿气[6]，通腠理[7]。一名宫脂。

【注释】

[1] 麋脂：鹿科动物麋鹿的脂肪。其雄性未角化的嫩角为麋茸，可代鹿茸。骨化后的角为麋鹿角，既可直接入药，也可熬胶入药，功效、主治皆类鹿角、鹿角胶及鹿角霜，只是功效稍弱。

[2] 恶疮：病证名。突然皮肤红肿痒痛肿胀突起，溃破后脓水久流不止，难以敛口的疮疡。

[3] 死肌：一指肌肤感消失，如同死亡的肌肉；二指恶疮内的腐肉。

[4] 风寒湿痹：病名。泛指痹证，因风寒湿邪是致痹之杂合之邪，因其偏盛之不同，又有风痹、湿痹、寒痹之分。

[5] 四肢拘缓不收：两种症状表现，拘，为四肢挛缩而不能伸。缓，为肢体松弛无力。无论"拘挛"或者"松弛"，患者的肢体都不能自如地伸缩，故曰"不收"。

[6] 风头肿气：头风而伴有肿胀。

[7] 腠理：泛指皮肤、肌肉、脏腑的纹理及皮肤、肌肉间隙交接的结缔组织。《金匮要略·脏腑经络先后病脉证》："腠者，是三焦通会元真之处，为血气所注；理者，是皮肤、脏腑之文理也。"

【导读】本品与鹿脂功效相近，现今多外用，有润泽皮肤、美容之功效。

丹雄鸡

【原文】丹雄鸡[1]，味甘，微温。主女人崩中，漏下赤白沃。补虚温中，止血，通神，杀毒，辟不祥。

头[2]，主杀鬼，东门上者尤良。

肪[3]，主耳聋。

肠[4]，主遗溺。

肫胵裹黄皮，主泄利。

矢白[5]，主消渴，伤寒寒热。

黑雌鸡[6]，主风寒湿痹，五缓六急，安胎。

翮羽[7]，主下血闭。

鸡子[8]，主除热，火疮，痫，痉。

鸡白蠹[9]，肥脂。

【注释】

[1] 丹雄鸡：为雉科动物家鸡中红色羽毛的公鸡。其全身多个器官均可入药。此指鸡肉。甘，温。入脾、胃经。具有补中益气之功效。可治虚劳羸瘦、病后胃呆纳少、崩漏、产后缺乳等。

[2] 头：鸡头，入药多用雄鸡头，可治小儿先天性不足之五迟、五软等证。

[3] 肪：鸡脂肪。甘，寒，无毒。能治耳聋，头秃发落。

[4] 肠：鸡肠子。能治遗尿，小便频数不禁，遗精，白浊，消渴。

[5] 矢白：药用名为鸡矢白。微寒，无毒。能治消渴、伤寒寒热、石淋、转筋、小便不利、中风失音、痰迷等。亦可消除癥痕。

[6] 黑雌鸡：今称乌鸡。甘，酸，温，平。可治风寒湿痹，能安胎、安心定志。

[7] 翮（hé）羽：又名翮翎。即鸡毛，可治疗血闭、阳痿、尿失禁、痈疽、小儿夜啼等。

[8] 鸡子：即鸡蛋。甘，平，无毒。可镇心神、安五脏、止惊安胎，用治产后虚劳。

[9] 鸡白蠹：李时珍认为是雌鸡之肥脂，如蠹虫之肥白（《本草纲目·禽部》）。

【导读】鸡身体的多器官入药，当今以鸡内金应用最为广泛。全鸡入药多用乌鸡，认为乌鸡内含丰富的黑色素、蛋白质、B族维生素等18种氨基酸和18种微量元素，其中烟酸、维生素E、磷、铁、钾、钠的含量均高于普通鸡肉，胆固醇和脂肪含量却很低，是营养价值极高的滋补品。食用乌鸡可以提高生理功能、延缓衰老、强筋健骨。对防治骨质疏松、佝偻病、妇女缺铁性贫血症等有明显功效。《本草纲目》认为乌骨鸡可补虚劳羸弱、治消渴、益产妇、治妇人崩中带下及一些虚损诸病。

雁　　肪

【原文】雁肪[1]，味甘，平。主风挛拘急，偏枯[2]，气不通利。久服益气，不饥，轻身，耐老。一名鹜肪。

【注释】

[1] 雁肪：雁的脂肪，鸭科雁亚科野雁的脂肪。主治风挛，拘急，偏枯，血气不通利诸证。亦可治耳聋、须眉脱落，补虚劳。

[2] 偏枯：病名。又名偏风，亦称半身不遂。多由营卫俱虚，其气不能充于全身而发病。《灵枢·热病》："偏枯，身偏不用而痛，言不变。志不乱，病在分腠之间。"

【导读】古人用本品治疗风挛拘急，偏枯，血气不通利者（《食医心鉴》）；也有用以治疗结热癖，心下肿，胸中痞塞，呕逆不止者（《外台秘要方》雁肪汤）。

鳖　甲

【原文】鳖甲[1]，味咸，平。主心腹癥瘕[2]，坚积，寒热。去痞[3]，息肉[4]，阴蚀[5]，痔，恶肉[6]。

【注释】

[1] 鳖甲：别名团鱼甲、脚鱼甲等，鳖科动物中华鳖的干燥背甲。入肝、脾、肾经。具有滋阴潜阳、软坚散结之功效。生用可治阴虚潮热、骨蒸盗汗、高血压。炙用可以治疗久疟、疟母、胸胁作痛、经闭、癥瘕积聚。

[2] 癥瘕：病名。指腹腔内的包块。隐见腹内，按之形证可验，坚硬不移、痛有定处者为癥；聚散无常、推之可移、痛无定处者为瘕。

[3] 痞：又名痞气，古病名。多因脾气虚郁，脘腹痞塞不通所致，症见脘腹胀闷、消瘦、乏力。《诸病源候论·诸否候》："其病之候，但腹内气结胀满，闭塞不通，有时壮热。"

[4] 息肉：体表皮肤或孔窍中长出的赘肉。

[5] 阴蚀：病名。肝、脾湿热下注所致的外阴、阴部溃烂如虫蚀的病证。

[6] 恶肉：《诸病源候论·恶肉候》："恶肉者，身里忽有肉如小豆突出，细细长乃如牛马乳，亦如鸡冠之状，不痒不痛，久不治，长不已，由春冬被恶风所伤，风入肌肉，结瘀血积而生也。"

【导读】本品为历代医家常用之药，如《金匮要略》鳖甲煎丸、《备急千金要方》鳖甲汤、《太平圣惠方》鳖甲丸、《圣济总录》鳖甲散、《温病条辨》二甲复脉汤等著名方剂均以其为主药。

临床多用以治疗阴虚劳热和癥瘕积聚类病证，如慢性感染、结核和肿瘤常有低热等（秦艽鳖甲散、青蒿鳖甲汤）；恶性肿瘤患者常有低热和内热，现今鳖甲为肿瘤患者常用的中药，既能抗癌，又能提高免疫功能，并对清退低热有效。临证常用其扶正抗癌功效。

鮀鱼甲

【原文】鮀鱼甲[1]，味辛，微温。主心腹癥瘕，伏[2]坚积聚，寒热，女子崩中，下血五色[3]，小腹阴中相引痛，疮疥，死肌。

【注释】

[1] 鮀（tuó）鱼甲：某些淡水小型鱼类称"鮀鱼"的鳞甲。这些小鱼称"鮀""鲨鮀"。古书中常将小鱼称为"鮀"。如《诗经·鱼丽》"鲿鲨"毛传："鲨，鮀也。"

[2] 伏：去，除掉，制服。《国语·晋语八》："以伏蛊慝。"韦昭注："伏，去也。"

[3] 女子崩中，下血五色：病证名。指阴道分泌物之五色带。

【导读】 研究证明，鱼鳞中还含有多种不饱和脂肪酸，可减少胆固醇在血管壁上的积聚，具有预防动脉硬化、高血压及心脏病等功效。营养学家研究发现，鱼鳞是特殊的保健食品，其中含有较多的卵磷脂，有增强大脑记忆力、延缓细胞衰老的作用；还能预防小儿佝偻病及中老年人骨质疏松与骨折。

蠡 鱼

【原文】 蠡鱼[1]，味甘，寒。主湿痹[2]，面目浮肿，下大水[3]。一名鲖鱼。

【注释】

[1] 蠡（lǐ）鱼：鳢（lǐ）鱼。又名乌鱼、黑鱼、乌鳢，为硬骨鱼类月鳢科的鱼。可治痔疮、湿痹、面目浮肿、小便不利、妊娠水肿等。

[2] 湿痹：痹证之一，指以湿邪偏盛所致之痹。病位固定，沉重而痛。

[3] 大水：严重的水肿病。

【导读】 因鲤鱼与其功用类似，故《本草纲目》以后多用鲤鱼，煮食，可治咳逆上气、黄疸、口渴、小便不利、下肢水肿及胎气不安。

鲤鱼胆

【原文】 鲤鱼胆[1]，味苦，寒。主目热赤痛，青盲[2]，明目。久服强悍，益志气。

【注释】

[1] 鲤鱼胆：入肝经。具有清热、消肿、明目、退翳之功效。可治咽肿喉痹、目赤肿痛、青盲、雀目、翳障、中耳炎等。

[2] 青盲：病名。指外眼完好而失明的病证，包括西医学之青光眼、白内障、眼底病。

【导读】 鲤鱼的肉、胆、鳔均可入药。鲤鱼为鲤鱼科动物鲤鱼的肉或全体。入脾、肾经。具有利水消肿、下气、通乳之功效。可治水肿胀满、黄疸、水泻、痢疾、咳嗽气逆、乳汁不通等。

乌贼鱼骨

【原文】 乌贼鱼骨[1]，味咸，微温。主女子漏下、赤白、经汁[2]，血闭，阴蚀肿痛[3]，寒热，癥瘕，无子。

【注释】

[1] 乌贼鱼骨：又名乌贼骨、海螵蛸等，乌贼科动物全乌贼或无针乌贼等的骨状内壳。入肝、肾经。具有收敛、止血、涩精、止带、制酸、敛疮之功效。临床可用以治疗崩漏、吐血、衄血、便血、遗精、早泄、滑精、带下等。外用可治外伤出血、聤耳、湿疹等。亦可用于治疗胃酸过多、胃及十二指肠溃疡。

[2] 女子漏下、赤白、经汁：女子月经血淋漓不断，带下连连。经汁，即月经期间阴道流溢的子宫出血，又称经水。

[3] 阴蚀肿痛：肝、脾湿热下注，外阴溃烂，血水连连，伴外阴肿胀疼痛。

【导读】 实验研究证明，本品具有制酸止痛、止血的作用，能明显促进骨缺损修复。临床用以治疗胃和十二指肠溃疡及出血等，外用可治疗浅度溃疡期压疮。用以治疗崩漏下血者，方如《医学衷中参西录》固冲汤；《太平圣惠方》中以该品单味研末，用米饮调服，治吐血及衄血不止。

海　蛤

【原文】 海蛤[1]，味苦，平。主咳逆，上气，喘息，烦满，胸痛，寒热。一名魁蛤。

【注释】

[1] 海蛤：李时珍："海蛤者，海中诸蛤料壳之总称，不专指蛤也。"（《本草纲目·介部》）。可治咳逆、上气、喘息、烦闷、胸痛、寒热、水肿等。

【导读】 临床用以治疗咳喘痰多者，取海蛤壳、半夏、桑皮、苏子、贝母各三钱，瓜蒌五钱，水煎服（《山东中草药手册》）；有用以治疗痰饮心痛者，取海蛤（烧为灰，研极细，过数日，火毒散，用之）、瓜蒌仁（蒂瓤同研），以海蛤入瓜蒌内，干湿得所为丸，每服五十丸（《医学纲目》）；有用以治水肿、咳逆上气、坐卧不得者，取海蛤一两（细研），甜葶苈一两（隔纸炒令紫色），汉防己一两，杏仁一分，甘遂一两（煨令微黄），桑根白皮一两（锉），捣罗为末，以枣肉和捣，丸如梧桐子大，食前，以大麻子汤下七丸（《太平圣惠方》）等。

文　蛤

【原文】 文蛤[1]，主恶疮[2]，蚀[3]，五痔[4]。

【注释】

[1] 文蛤：又名花蛤。咸，平，无毒。能止烦渴、利小便、化痰、软坚等。可治恶疮、五

痔、咳逆、胸痹、腰痛、鼠瘘等。

[2] 恶疮：凡疮疡表面红肿灼痛，溃烂后浸淫不止，久不愈口者。

[3] 蚀：阴蚀疮，肝、脾湿热下注导致外阴溃烂的病。

[4] 五痔：牡痔、牝痔、血痔、肠痔、脉痔等五种肛门病。

【导读】本品和青蛤的贝壳，药材通称为海蛤壳，用以治疗渴欲饮水不止者，如《金匮要略》文蛤散。

石龙子

【原文】石龙子[1]，味咸，寒。主五癃[2]，邪结气，破石淋下血[3]，利小便水道。一名蜥蜴。

【注释】

[1] 石龙子：又名蜥蜴、四脚蛇、马蛇子等，为石龙子科动物石龙子的全体。入肾经。具有解痉、破结、行水之功效。临床可用以治疗癫痫、瘰疬、石淋、乳腺癌等。外用治疗臁疮腿。

[2] 五癃：病证名。即热淋、血淋、石淋、气淋、膏淋五者。

[3] 石淋下血：病证名。可见尿路结石、尿血等症状。

【导读】石龙子为蜥蜴的统称。有利水渗湿的功效，临床治疗小便不利、石淋、恶疮瘰疬、臁疮等。研究证明，本品有抗癌作用，其醇提取物能抑制人肝癌细胞的增殖；体内试验表明，其可延长移植肿瘤动物的寿命。临床有治小儿颓疝者（《肘后备急方》）；有治诸瘘不愈者（《刘涓子鬼遗方》）；有外治久治不愈的臁疮、烂疡及一切无名肿毒者（《四川中药志》）。

露蜂房

【原文】露蜂房[1]，味苦，平。主惊痫，瘛疭[2]，寒热邪气，癫疾[3]鬼精[4]，蛊毒，肠痔[5]。火熬之良。一名蜂肠。

【注释】

[1] 露蜂房：又名蜂房、马蜂房、蜂巢等，胡蜂科昆虫大黄蜂或同属近缘昆虫的巢。入肝、胃经。具有祛风、攻毒、杀虫的功效。可用以治疗风痹、头风、百日咳、惊痫、瘾疹、瘙痒等。外用可治乳痈、疔疮、瘰疬、湿疹、头癣、龋齿疼痛等。肾功能不全者慎用。

[2] 瘛疭：又作瘈疭，病证名。指各种原因引起的肢体抽搐。

[3] 癫疾：病证名。一指精神失常的疾病；二指痫证；三指神志不清，但手足动摇，语言謇涩者。

[4] 鬼精：泛指能引起病证怪异的，尤其是出现神志障碍病的不明原因。

[5] 肠痔：病证名，五痔之一。肛门周围脓

肿而伴有恶寒发热者。

【导读】实验研究证明，本品对实验动物药物性炎症具有明显的抑制作用；皮下注射液可使实验动物体温明显下降。临床应用发现，本品具有祛风止痛、攻毒消肿、杀虫止痒之功效，可治风湿痹痛、风虫牙痛、痈疽恶疮、瘰疬、喉舌肿痛、痔漏、风疹瘙痒、皮肤顽癣诸疾。临证用以治疗急性乳腺炎、化脓性感染、外伤性感染、手术后伤口感染、疖、痈、烫伤、蜂窝织炎、新生儿皮下坏疽等均有一定疗效，特别是对坏疽性（溃烂的）和化脓性的疮面更为有效，药液具有去腐、生肌、消炎、止痛等作用，并能促进创口早期愈合（《中华本草》）。

蚱蝉

【原文】蚱蝉[1]，味咸，寒。主小儿惊痫，夜啼[2]，癫病，寒热。生杨柳上。

【注释】

[1] 蚱（zhà）蝉：又称蝉蜕、蝉衣，蝉科昆虫黑蝉或蚱蝉等昆虫羽化时脱落的皮壳。入肺、肝经。具有疏散风热、宣散肺气、透疹、解痉之功效。临证常用以治疗外感风热、咳嗽、音哑、咽喉肿痛、麻疹透发不畅、风疹、小儿惊痫、夜啼、破伤风、目赤、翳障等。

[2] 夜啼：病证名。指婴儿初生，日间安静，夜间啼哭不安者。

【导读】本品具有清热、息风、镇惊之功效，主治小儿发热、惊风抽搐、癫痫、夜啼、偏头痛诸疾。临证用治小儿风热惊悸、诸风痫、胸中痰盛，还可治小儿天钓、眼目搐上、筋脉急等，如《太平圣惠方》蚱蝉散。

白僵蚕

【原文】白僵蚕[1]，味咸，平。主小儿惊痫，夜啼。去三虫[2]，灭黑䵨[3]，令人面色好，男子阴疡病[4]。

【注释】

[1] 白僵蚕：又名僵蚕、天虫、僵虫等，为蚕蛾科昆虫家蚕因感染或人工接种白僵菌而致死的干燥全体。入肝、肺经。具有祛风解痉、化痰散结之功效。临证常用以治疗中风、惊痫抽搐、面瘫、头痛、眩晕、目赤、咽喉肿痛、皮肤瘙痒、瘰疬结核。也有用以治疗糖尿病者。生用外敷治疗乳腺炎。

[2] 三虫：肠道寄生的长虫（蛔）、赤虫（绦虫，又称姜片虫）、蛲虫。

[3] 黑䵨（gǎn）：面部黑斑，如女子产后的妊娠黑斑等。

[4] 男子阴疡病：男子阴茎、阴囊或睾丸感染而生的疮疡，包括外阴湿疹之感染、睾丸炎等。

【导读】本品具有息风止痉、祛风止痛、化痰散结之功效，临床可治疗惊痫抽搐、口眼歪斜、风热头痛、目赤咽痛、风疹瘙痒、痰核和瘰疬等病证。临证有人用以治疗过敏性鼻炎；有人用以治疗糖尿病合并神经病变，上肢麻木疼痛甚者加姜黄、羌活，下肢麻木疼痛甚者加牛膝，有热者加知母；用以治疗视网膜病变者，可选白僵蚕、全蝎各 3g，烘干研末，蜂蜜水冲服，每日 1 次，连用 3 个月；用以治疗强直性脊柱炎者，取白僵蚕 10g，狗脊、牛膝、威灵仙、桑寄生各 15g，鸡血藤、鹿角霜各 30g，补骨脂、骨碎补、防风、杜仲、续断、白芥子各 10g，全蝎 5g，细辛 3g；用以治疗慢性迁延性肝炎，尤善治血清丙氨酸氨基转移酶（ALT）居高不降者，以白僵蚕配蝉蜕、五味子各等份，研细末，制成水丸；用以治疗肠易激综合征者，用白僵蚕 15g，白芍 20g，茯苓、乌梅、莱菔子各 15g，白术 12g，炙甘草、柴胡、枳实、木香各 10g，随证加减。每日 1 剂，水煎服。

下　品

孔公孽

【原文】孔公孽[1]，味辛，温。主伤食不化，邪结气，恶疮[2]，疽，瘘[3]，痔[4]。利九窍，下乳汁。

【注释】

[1] 孔公孽（niè）：石钟乳其下较细部分或有中空者，称为孔公孽。名称虽异，实为一物，故今已不分开使用。石钟乳辛温，若加火炼，有毒无疑。纵治虚寒，尚须审察，阴虚火旺者用之慎之又慎。魏晋隋唐时期，因服石钟乳而发病者不可胜记。

[2] 恶疮：病名。疮疡表现为焮肿痛痒，溃烂后浸淫不休，经久不愈者。由风热夹湿毒之气所致。

[3] 瘘：瘘疮，又称瘘管。《诸病源候论·诸瘘候》："而方说九瘘者，是狼瘘、鼠瘘、蝼蛄瘘、蜂瘘、蚍蜉瘘、蛴螬瘘、浮疽瘘、瘰疬瘘、转脉瘘，此颈之九瘘也。"各瘘具体表现不一。

[4] 痔：病名。一指肛门病，分为内痔、外痔和混合痔，又有牡痔、牝痔、血痔、脉痔、肠痔之分；二泛指孔窍所生的赘肉（或息肉），如鼻痔、耳痔等。此处指前者。

【导读】本卷介绍了 125 种下品类药物，"下药一百二十五种，为佐使，主治病以应地，多毒，不可久服。欲除寒热邪气，破积聚愈疾者，本下经"。在临证组方时，此卷所载之药可担当佐药和使药的角色，当然，这里只是个说辞，或者是古人的组方经验或建议，并非所有方剂中所用本卷之药均如此对待。如白头翁之于白头翁汤、旋覆花之于旋覆代赭石汤、葶苈之于葶苈大枣汤等均为君药，而非佐药或使药，因此不可拘泥。这类药物主要以祛邪除病为其主要功用。因此大凡祛除外感邪气，破除体内积聚者，皆可在本卷之药中选用。由于这类药物多有毒性，与上、中两卷所载之药相较，不可久服，不可过量，缘"凡药皆有三分毒""药用其偏性"故也。

历代将石钟乳入方治病者如《千金翼方》钟乳煎、《黄帝素问宣明论方》焚香透膈散，以及《外台秘要方》中用其治疗乳汁不通等。

殷孽

【原文】 殷孽[1]，味辛，温。主烂伤，瘀血，泄痢[2]，寒热，鼠瘘[3]，癥瘕，结气。一名姜石。

【注释】

[1] 殷孽：附于钟乳石上的粗大根盘为殷孽。

[2] 泄痢：一指泄泻和痢疾。二指痢疾。

[3] 鼠瘘：瘘管的一种，专指颈瘘。相当于现代的颈淋巴结核溃破后久不敛口的窦道。

【导读】 殷孽，其与石钟乳、孔公孽来源相同，因其部位不同而名异。其主治病证中的"烂伤"究为何病，有人认为是汤火伤，若与"瘀血"相联系，其伤之因与创伤因素较大，因伤的本意是创，另，《方言》："凡草木刺人，北燕、朝鲜之间谓之茦，或谓之壮。"郭璞注："今淮南人亦呼为壮。壮，伤也。"《山海经》谓刺为伤也。据此"烂伤"或被撞而烂，或被刺而烂，二者都可有瘀血。当然创伤可有出血，说明其还有止血的功效，《十便良方》用其炼钟乳粉每服二钱，糯米汤下，以治吐血损肺。此可为其佐证之一。

铁精

【原文】 铁精[1]，平。主[2]明目。化铜[3]。

【注释】

[1] 铁精：铁粉，为钢铁飞炼而成的粉末，或生铁粉碎的粉末，又称铁粉。入肝经。有平肝、镇惊之功效，治惊痫、发狂。据《本草经集注》之注，当指炼铁炉中的粉尘。

[2] 主：别本其上有"微温"二字，可从。

[3] 化铜：由于冶铁过程中铁炉内的粉尘呈紫红色，古人误认为是铁在冶炼过程中转化为铜。

【导读】 本品是煅铁炉灶中飞出的紫色尘状的赤铁矿质细粉制成的矿物药。古本草文献又称铁精粉、铁花。具有镇惊安神、消肿解毒之功效。临证可治惊痫心悸、疔毒、阴肿、脱肛等症。古人有用以治火热燔心、暴发惊狂如痫者，取铁精一钱、甘草二钱，煎汁饮。外敷治疗阴肿、阴挺、小儿肛脱等。

铁落

【原文】 铁落[1]，味辛，平。主风 热，恶疮疡，疽，疮，痂疥气在皮肤中[2]。

【注释】

[1] 铁落：为生铁煅至红赤，外层氧化时被锤落的铁屑。具有清热解毒、镇心平肝的功效。

[2] 痂疥气在皮肤中：干性疥疮如鳞屑样且皮肤内有痒感。

【导读】 铁落是煅铁时从赤热铁块上脱落下来的部分。有降气作用，故《素问·病能论篇》记载"生铁洛（通'落'）饮"，治肝气暴逆之怒狂证即是其例。又能清泻心肝之火，而治疮疡痂疥之疾。

铁

【原文】 铁[1]，主坚肌[2]，耐[3]痛。

【注释】

[1] 铁：性平，无毒。具有长养肌肉等功效。

[2] 坚肌：使肌肉坚劲有力。又，长肌肉，使肌肉丰满。又，坚，有"长"意，如《吕氏春秋·贵信》："其谷不坚，谷不坚则五种不成。"《广雅·释诂四》："坚，长也。"

[3] 耐：别本作"能"。"能"通"耐"，古通用。

【导读】 别本将其并在"铁落"或"铁精"条下。

铅　丹

【原文】 铅丹[1]，味辛，微寒，主吐逆[2]胃反[3]，惊痫，癫疾，除热，下气[4]。炼化还成九光[5]，久服通神明。

【注释】

[1] 铅丹：铅丹为纯铅加工炼制的氧化物（Pb_3O_4）。归心、肝经。既能拔毒、生肌、敛疮，又能除湿、杀虫、止痒，为外科常用药，多与煅石膏末合用，如《是斋百一选方》中的桃花散。

[2] 吐逆：呕吐，以及胃气上逆之嗳气、呃逆等。因其沉重，有降胃气的作用因而主治呕吐等胃气上逆之证。别本"吐"作"咳"。

[3] 胃反：病名。《金匮要略·呕吐哕下利病脉证治》："朝食暮吐，暮食朝吐，宿谷不化，名曰胃反。"

[4] 下气：使气下行。即中药的降气功用。

[5] 九光：多种颜色而有光彩。《尚书纬·考灵曜》："日有九光，光照四极。"又"九"，《新修本草》及《千金翼方》并作"丸"，亦通。

【导读】 本品为制备外用膏药的原料，常与植物油熬制成膏药，供外贴；或以此为基础，加入具有解毒、活血、止痒、止痛、生肌作用的药物，制成各种不同功用的外用膏药。

粉　锡

【原文】粉锡[1]，味辛，寒。主伏尸[2]，毒螫，杀三虫[3]。一名解锡。

【注释】

[1] 粉锡：即今之铅粉。其治伏尸，《本草衍义》用其治积聚。张文仲方、《肘后备急方》据其能治三虫，而用以治疗寸白虫。由于有毒，故今多不内服。

[2] 伏尸：古病名。指突然心胸腹疼痛，甚至晕厥，病情严重的病证。《诸病源候论·伏尸候》："伏尸者……若发动则心腹刺痛，胀满喘急。"

[3] 三虫：蛔、绦、蛲等肠道寄生虫病。《诸病源候论·九虫候》："三虫者，长虫、赤虫、蛲虫也……长虫，蛔虫也，长一尺……赤虫状如生肉……蛲虫至细微，形如菜虫也。"

【导读】《本草经集注》：粉锡"即令化铅所作胡粉也。"《新修本草》注云："铅丹，胡粉，实用锡造。"可知，粉锡，即今之铅粉。有毒，不能内服。

锡镜鼻

【原文】锡镜鼻[1]，主女子血闭，癥瘕伏肠[2]，绝孕。

【注释】

[1] 锡镜鼻：又称锡铜镜鼻。《本草经集注》云："古无纯铜作镜者，皆用锡杂之。"《名医别录》："用铜镜鼻，即是今破古铜镜鼻尔，用之当烧令赤，内酒中饮之。"《新修本草》注云："今按别本注云：'凡铸镜皆用锡和，不尔即不明白'。"所以《日华子本草》称之为"古鉴"。纵观全文其为活血祛瘀，《药性论》云其"主治产后余疹刺痛三十六候，取七枚投醋中，熬过呷之"。《日华子本草》云其"催生"当为绝孕的注文。

[2] 癥瘕伏肠：癥瘕生在肠中。伏，居处。《左传·定公四年》："寡君越在草莽，未获所伏。"杜预注："伏，犹处也。"

【导读】锡镜鼻的成分为锡，味甘，性寒，有毒。具有清热解毒、祛腐生肌之功效。临证主治疮疡肿毒、杨梅毒疮、恶毒风疮。本品有毒，不宜内服。

代赭石

【原文】代赭石[1]，味苦，寒。主鬼疰[2]，贼风[3]，蛊毒[4]。杀精物恶鬼[5]，腹中毒邪气，女子赤沃漏下[6]。一名须丸。

【注释】

[1] 代赭石：简称代赭，为三方晶系氧化物

赤铁矿石，归心、肝经。有平肝潜阳、重镇降逆、凉血止血之功效。

[2]鬼疰：古病名。因劳后伤正而感染痨虫所致的病证，症见咳嗽、咯血、盗汗、消瘦、疲乏无力等，死后传易他人。《诸病源候论·鬼疰候》："人有先天他病，忽被鬼排击，当时或心腹痛，或闷绝倒地，如中恶之类……得之差之后，余气不歇，停住积久，有时有发动，连滞停住，乃至于死，死后注易傍人，故谓之鬼注。"

[3]贼风：泛指伤人致病的四时不正之气。

[4]蛊毒：原指古代巫士饲养毒虫而获取的虫毒。巫士常用这些虫毒辟邪，或者毒杀动物。此处指感染某些具有传染的邪毒而致的病证，或者感触虫毒所致的病证。

[5]精物恶鬼：言此物有避邪作用。古人常将引起病状怪异的不明原因谓之"精怪""鬼魅"。

[6]赤沃漏下：病证名。女子阴道流血，淋漓不断，如屋之漏，故名"漏下"。"赤沃"是对漏下症状的表述，即阴道流出的血性分泌物。

【导读】本品常与石决明、夏枯草、牛膝同用，治肝阳上亢、肝火偏盛之头晕、目眩、头痛诸证。如代赭石汤，与旋覆花、半夏、生姜相伍，可降上逆之胃气；与苏子、杏仁配伍使用，治肺气上逆之咳、喘等；亦与白芍、竹茹、牛蒡子同用，治疗血热之吐、衄。

戎　盐

【原文】戎盐[1]，味咸，寒，无毒[2]。主明目，目痛。益气，坚肌骨，去蛊[3]毒。

【注释】

[1]戎盐：又名"胡盐"，大青盐的别称，为卤化物类矿物石盐的结晶体。入心、肾经。有凉血、明目之功效。治尿血、舌出血、目赤肿痛。

[2]味咸，寒，无毒：此五字原缺，据别本补。

[3]蛊：《新修本草》作"虫"，作"虫"是。

【导读】本品产于青海，故民间又称为"青盐"。即今之天然的未经加工的氯化钠，为西北所产。其明目治目痛、去毒虫。陈藏器认为可治"眼赤皆烂风赤，细研和点目中。又主蚖蛇恶虫毒"。其益气，坚肌骨乃指服后有力气、骨头坚硬、肌肉张力增加。

大　盐

【原文】大盐[1]，胃肠结热，喘逆，胸中病[2]，令人吐[3]。

【注释】

[1]大盐：指产于山西、河北一带池泽的卤

盐。味咸性寒，《新修本草·米部》谓其"味咸温，无毒"。

[2] 胃肠结热，喘逆，胸中病：此九字诸本缺，唯《本草纲目》有此九字，并注为《本经》文。

[3] 令人吐：指盐的催吐作用。

【导读】《本草经集注》认为"五味之中，唯此不可缺。今有东海、北海盐，供京都及西川、南江用。中原有河东池盐，梁益有井盐，交广有海盐，西羌有山盐。"大盐，今俗称食盐。《新修本草》注云："大盐，即河东印盐也，人之常食者是，形粗于末盐，故以大别之。"

卤　碱

【原文】卤碱[1]，味苦，咸[2]寒。主大热，消渴，狂烦[3]。除邪及吐[4]下虫毒[5]，柔[6]肌肤。

【注释】

[1] 卤碱：别本作"卤盐"。具有强心、利尿、镇静、消炎、降血压之功效。临证可用以治疗克山病、大骨节病、地方性甲状腺肿大、风湿性关节炎、高血压等。

[2] 咸：诸本无"咸"字，据《证类本草》补。

[3] 狂烦：病证名。盐能主治狂躁和烦乱之类病证。

[4] 吐：诸本无"吐"字，据《新修本草·米部》补。

[5] 虫毒：诸本作"蛊毒"，《北堂书钞》作"毒虫"。"蛊"当作"虫"。

[6] 柔：使肌肤柔滑坚韧。

【导读】《本草纲目·金石部》云："凡盐未经滴去苦水，则不堪食，苦水即卤水也，卤水之下澄盐凝结如石者，即卤碱也。"据此，卤碱即卤水的结晶体。古代或用其熟皮制革，今多用其做豆腐用。又作卤咸、卤盐、寒石，为盐卤凝结而成的氯化镁的结晶。

青琅玕

【原文】青琅玕[1]，味辛，平。主身痒，火疮[2]，痈伤，疥瘙，死肌[3]。一名石珠。

【注释】

[1] 青琅玕：其说有二：一为绿色珠样美玉或美石。《说文解字·玉部》："琅，琅玕，似珠者。"《广韵·唐韵》："琅，琅玕，玉名。"《新修本草》注云："琅玕五色，其以青者入药为胜。"二为《本草图经》云："今秘书有《异鱼图》载，琅玕之，青色，生海中，云海人于海底以网挂得。初出水红色，久而青黑，枝柯似珊瑚而上有扎窍如虫蛀，击之有金石之声，乃与珊瑚

相类。"诸说不一，有待探究。

[2]火疡：烧烫伤而致的感染。

[3]死肌：丧失知觉而失去活力的肌肤。

礜　石

【原文】礜石[1]，味辛，大热[2]，主寒热，鼠瘘，蚀疮[3]，死肌，风痹，腹中坚癖邪气。一名青分石，一名立制石，一名固羊石。

【注释】

[1]礜（yù）石：又名太白石、立制石，为毒砂的矿石。具有祛寒湿、破积聚、蚀恶肉和杀虫功效。可治久病风湿痹痛、癥冷腹痛、积聚坚癖、疟疾。外用治疗痔瘘息肉、赘瘤、瘰疬、疥癣。

[2]味辛，大热：《吴普本草》作"辛，有毒"。

[3]蚀疮：病名，又称"月蚀疮"，多发于婴幼儿的耳廓、口唇、口角处，周期性发作，故名。

【导读】礜石为砷化物类矿物毒砂的矿石，也称毒砂。古代丹药常用，今已不入药。

石　灰

【原文】石灰[1]，味辛，温。主疽疡、疥、瘙、热气恶疮、癞疾、死肌、堕眉。杀痔虫[2]、去黑子[3]、息肉[4]。一名恶灰。

【注释】

[1]石灰：别名矿灰，为石灰岩经加热煅烧而成，或再经吸收水分而得的粉状物。熟石灰有解毒、止血、收敛之功效。生石灰有腐蚀作用。

临证常用于治疗烫伤、创伤出血、下肢溃疡，可用腐蚀赘疣、黑痣等。

[2]痔虫：痔核合并蛲虫感染。古人误认为因蛲虫而致的痔。

[3]黑子：又名黑痣。由肾经浊气滞结于皮肤而成。

[4]息肉：发生在身体局部的赘肉，俗称肉疙瘩。

【导读】《日华子本草》认为本品能"疗冷气、妇人粉刺、痔瘘疽疮、瘿瘤疣子"；《外台秘要方》认为本品可"治发疹"；《备急千金要方》认为本品可"治眉毛髭落"，亦可"治疥淋"。

白垩

【原文】白垩[1]，味苦，温。主女子寒热，癥瘕，月闭[2]，积聚[3]。

【注释】

[1] 白垩（è）：沉积岩类岩石白垩的块状物。主治女子寒热癥瘕、闭经、积聚。

[2] 月闭：病名。指女子闭经病。

[3] 聚：森立之辑本"聚"下有"阴肿病，漏下，无子"七字。

【导读】本品主要成分是碳酸钙（$CaCO_3$），内服治疗泄泻、出血、反胃等，外用治疗丹毒、痱子、黄水疮等。

冬灰

【原文】冬灰[1]，味辛，微温。主黑子、去肒[2]、息肉、疽、蚀、疥、瘙。一名藜灰。

【注释】

[1] 冬灰：蒿、藜之类植物燃烧后的灰烬。《本草图经》始载，用于止血，可内服，亦可外用。

[2] 肒："疣"的异体字。通称瘊子。《说文解字·肉部》："肒，赘也，从肉尤声，𩨷，籀文肒从黑。"《释名·释疾病》："肒，立也，出皮上，聚高如地之有丘也。"

【导读】《本草经集注》云："烧诸蒿、藜，积聚炼作之，性亦烈，又荻灰尤烈。"《新修本草》注云："冬灰是藜灰，余草不真。"其主要作用是疗黑痣，去疣赘。若杂草经燃烧后附于烟囱内的灰尘称为"百草霜"。本品具有止血、消积、清毒散火之功效。临床主治吐血、衄血、便血、血崩、带下、食积、痢疾、黄疸、咽喉肿痛、口舌生疮。外用治疗臁疮、白秃头疮、外伤出血等。

附子

【原文】附子[1]，味辛，温。主风寒，咳逆邪气。温中，金疮。破癥坚，积聚、血瘕[2]，寒湿踒躄[3]，拘挛，膝痛不能行步。

【注释】

[1] 附子：毛茛科植物乌头（栽培品）的侧根。入心、脾、肾经。具有回阳救逆、益阳补火、温中散寒及止痛之功效。临证可治亡阳汗出、四肢厥冷证。也可用于治疗脾胃虚寒之胸腹

冷痛、呕吐泄泻，肾阳虚之阳痿、尿频、水肿，以及风寒湿痹。

[2] 血瘕：病证名。因血瘀阻遏气机而成的一种病证。《内经》时期，"瘕"和"癥"两种病证的界定未清。《诸病源候论·产后血瘕痛

候》："新产后，有血气相击而痛者，谓之瘕痛。瘕之言假也，谓其痛浮假无定处也。"

[3] 寒湿踒躄（wō bì）：因寒湿侵袭而致下肢行走困难的病证。

【导读】本品具有散风、寒、湿，行气血止痛之功。其治"金疮"为何种程度不详，后世无证，但从乌头的具体用法推测，其可能治外伤有感染且疼痛者。《外台秘要方》记载本品可以治"疗半偏风半身不遂，冷癖疰"。这应当为治疗寒湿踒躄的一个方面。

乌 头

【原文】乌头[1]，味辛，温[2]。主中风，恶风洗洗[3]，出汗。除寒湿痹，咳逆上气[4]。破积聚，寒热。其汁煎之，名射罔[5]，杀禽兽。一名奚毒，一名即子，一名乌喙。

【注释】

[1] 乌头：毛茛科植物乌头（即栽培品）的块茎，其附根为附子，产于巴蜀者优，故名川乌头。入心、脾经。具有祛风湿、散寒邪、止疼痛之功效。临证多用于治疗风寒湿痹、半身不遂、寒性头痛、肢体痛、心腹冷痛。外治阴疽肿毒，也有局部麻醉、镇痛及抗炎作用。

[2] 温：今谓其大热。

[3] 恶风洗洗（xiǎn xiǎn）：指患者恶风且伴有寒战症状。洗洗，通"洒洒"。洒洒，寒栗貌。

[4] 咳逆上气：症状名。指咳嗽伴有肺气上壅而呼吸困难。

[5] 名射罔：乌头的别名。《本草经集注》对乌头之名称的由来做了解释，"春时茎初生，有脑形，似乌鸟之头，故谓之乌头。"其又曰："捣笮茎取汁，日煎为射罔，猎人以傅箭，射禽兽。"此当为"其汁煎之，名射罔，杀禽兽"的佐证。

【导读】本品为散寒止痛要药，既可祛经络之寒，又可散脏腑之寒。其能散经络之寒而止痛，适用于风湿、类风湿关节炎等，如乌头汤治历节病，散脏腑之寒而止痛，适用于寒邪所致心腹疼痛。乌头赤石脂丸治心痛，赤丸治腹满痛。大乌头煎、乌头桂枝汤治寒疝腹痛。

本品除单独为方外，多与其他药物配伍使用。如有相辅相成配伍者，如乌头赤石脂丸，方中大辛大热之乌头为主药，逐寒止痛，与大辛大热之附子、蜀椒、干姜合用，相辅相成，以加强其温阳逐寒止痛之力；也有相反相成配伍者，如治寒饮上逆腹痛的赤丸方中，乌头与相反药半夏同用，相反相成，以增强散寒化饮降逆之功。然其有大毒，用之宜慎。

天　雄

【原文】天雄[1]，味辛，温。主大风[2]，寒湿痹[3]，历节痛[4]，拘挛缓急。破积聚，邪气，金疮。强筋骨，轻身健行。一名白幕。

【注释】

[1] 天雄：又名白幕，是"种附子而生出或变出，其形长而不生子，故曰天雄"（《本草纲目·草部》）。具有散寒邪、祛风湿、止疼痛之功效，可用以治疗麻风病、风湿痹证。还能破积聚、治头风，亦有温补阳气的作用。

[2] 大风：病名。一指暴烈的风邪所致之病。二指麻风病，又名癞风。

[3] 寒湿痹：病名。指因寒湿邪气所致的痹证。

[4] 历节痛：病名。指因饮酒汗出受风而致的以全身关节游走性疼痛为特点的病证。历，尽。

【导读】本品为毛茛科植物乌头的子根加工品。其功效及临床主治病证可参考附子、乌头。故《本草衍义》认为，"乌头、乌喙、天雄、附子侧子凡五等，皆一物也，止以大小、长短、似象而名之。后世补虚寒，则须用附子，仍取其端平而圆大及半两以上者，其力全，不僭。风家即多用天雄，亦取其大者，以其尖角多热性，不肯就下，故取敷散也。此用乌头、附子之大略如此。余三等则量其材而用之。"

半　夏

【原文】半夏[1]，味辛，平。主伤寒[2]，寒热[3]，心下坚，下气[4]，喉咽肿痛，头眩，胸胀，咳逆，肠鸣，止汗。一名地文，一名水玉。生川谷[5]。

【注释】

[1] 半夏：天南星科植物半夏的块茎。辛、温、有毒。入脾、胃经。有燥湿化痰、降逆止呕、消痞散结之功效。临床常用以治疗湿痰、痰饮、咳喘、痰厥头痛、眩晕不眠、呕吐恶心，反胃和胸膈痞闷。外敷能消痈疽疖肿。古人为制其毒性常与生姜相伍，故《本草经集注》认为，"方中半夏，必须生姜者，亦以制其毒故也"。

[2] 伤寒：病名。有广义和狭义之分。广义伤寒指一切外感病之总称。狭义伤寒仅指寒邪袭表证，症见恶寒、发热、无汗、头身疼痛、脉浮紧。此处指前者。

[3] 寒热：病证名。一指恶寒发热症状。二指外感病，因外感病之初期多有恶寒发热症状。三指疟疾，因其有寒热往来特征。四指引起瘰疬的病因。五指寒热邪气。

[4] 下气：半夏有降气，使气下行之功效，如降肺气以治咳，降胃气以治恶心呕吐等，如二陈汤、小半夏汤即用其降气作用。

[5] 一名地文，一名水玉。生川谷：此十一字别本缺无，恐后世注语。

【导读】研究证明，半夏中生物碱能抑制咳嗽中枢产生镇咳作用，并有祛痰之功；制半夏能镇吐、抑制溃疡和促进胆汁分泌；在临床上，半夏对治疗食管癌、胃癌、舌癌、皮肤癌和恶性淋巴瘤取得较好疗效。

经不同方法炮制之饮片功效各有侧重：生半夏多外用，消肿散结；清半夏长于燥湿化痰；姜半夏偏于降逆止呕；法半夏偏于和胃燥湿。临证应根据不同的病症特点，合理地选用相应的炮制品，以保证其临床应用的安全、有效。

虎　掌

【原文】虎掌[1]，味苦，温。主心痛[2]，寒热，结气[3]，积聚，伏梁[4]，伤筋，痿[5]，拘缓。利水道。

【注释】

[1] 虎掌：天南星科，半夏属多年生草本植物的块茎。入肝、肺、脾经。有燥湿化痰、祛风定惊、消肿散结之功用。常用于治疗中风痰壅、口眼歪斜、半身不遂、风痰眩晕、癫痫、惊风、破伤风、痰湿咳喘等。生品研末外敷可治痈疽、

痰核、毒蛇咬伤。孕妇忌服。

[2] 心痛：病名。一指胃脘疼痛，二指心前区刺痛、剧痛、绞痛、闷痛。

[3] 结气：因邪气所致的气机郁结。

[4] 伏梁：古病名，五脏积之一。脘腹痞满肿块一类疾患，多由气血结滞而成。

[5] 痿：病名。由湿热、脾肾气虚、气血不足而致，也有因肝肾亏损，致使肌肉萎缩，肢体无力者。

【导读】本品临床治疗中风口噤目闭，用天南星研为末，加白龙脑等份，方名开失散或破棺散，调匀，用手指点末擦齿二三十遍；有治口眼歪斜，用天南星（生）研为末，姜汁调匀，病在左，敷右侧；病在右，敷左侧。

鸢　尾

【原文】鸢尾[1]，味苦，平。主蛊毒[2]邪气，鬼疰[3]诸毒。破癥瘕积聚，去水，下三虫[4]。

【注释】

[1] 鸢（yuān）尾：别名乌鸢、扁竹、蓝蝴蝶，鸢尾科植物鸢尾的根茎。具有活血行瘀、利湿、消积、解毒之功效。常用于治疗跌打损伤、风湿痹痛、癥瘕积聚、食积腹痛、二便不

通。研末外敷可治痈疖肿毒。

[2] 蛊毒：病名。《诸病源候论》分为蛊毒候、蛊吐血候、蛊下血候、氐羌毒候、猫鬼候、野道候、射工候、沙虱候、水毒候等，多因感染变惑之气，或中蛊毒所致。症状复杂，临床变化不一，通常病情较重。可见于羌虫病、血吸虫病、重症肝炎、肝硬化、重症痢疾、阿米巴痢疾等。蛊毒，相传古代巫师专门饲养各种毒虫，这

些毒虫互相吞咬而死，最后存活的毒虫其毒害作用最甚，然后取此虫毒（即蛊毒）作法，可致人于非命。后来将所有对人类有毒害作用的虫毒也称为蛊毒。

[3] 鬼疰：古病名，又作"鬼注"，即痨瘵（zhài），又有劳极、传尸劳、传尸、尸注、传注等名。"夫痨瘵一证，为人之大患。凡患此病者，传变不一，积年染疰，乃至灭门"（《济生方·痨瘵》）。说明本病的病程缓慢而具传染性。由于劳伤正气，感染痨虫所致，症见恶寒、潮热、咳嗽、咯血、食少、消瘦、乏力、盗汗等。

[4] 下三虫：杀长虫（蛔虫）、赤虫（绦虫）和蛲虫。下，去除。《周礼·司民》："岁登下其死生。"郑玄注："下，犹去也。"

【导读】临床应用本品治疗喉症、食积、血积。取鸢尾根一至三钱，煎服；用以治疗水道不通症，取本品（水边生，紫花者为佳）研自然汁一盏服，通即止药。

大　黄

【原文】大黄[1]，味苦，寒。主下瘀血[2]，血闭[3]，寒热。破癥瘕，积聚，留饮，宿食[4]。荡涤肠胃，推陈致新。通利水谷，调中化食，安和五脏。

【注释】

[1] 大黄：别名川军、将军、锦纹大黄，蓼科植物掌叶大黄的根茎。入胃、大肠、肝经。具有泻热毒、荡积滞、行瘀血之功效。能治实热便秘、谵语发狂、食积、泻痢、湿热黄疸、淋浊、暴眼赤病，以及因热而致的吐血、衄血、便血等。

[2] 瘀血：血行阻滞，运行不畅，或残存体内的离经之血。《诸病源候论·妇人杂病诸候·瘀血候》："血瘀在内，则时时体热面黄，瘀久不消，则变成积聚癥瘕也。"

[3] 血闭：妇人因血瘀而致的经闭。

[4] 留饮，宿食：留饮证和饮食积停不化的病证。也可因饮邪滞留于胃脘而致饮食滞碍不化。留饮为痰饮病之一，因饮邪日久不化，留而不去所致。若积蓄不散者名为积饮，其症状可因饮邪停留部位不同而各异。《诸病源候论·留饮宿食候》："留饮宿食者，由饮酒后饮水多，水气停留在脾胃之间，脾得湿气则不能消食，令人噫气酸臭，腹胀满，吞酸，所以谓之留饮宿食也。"

【导读】原文所谓"下瘀血，血闭，破癥瘕"，提示其能活血祛瘀，《备急千金要方》用其"治产后恶血冲心，或胎衣不下，腹中血块等"。《千金翼方》用其治妇人血痹痛；《太平圣惠方》用其治"热病狂语及诸黄"等。

葶　苈

【原文】葶苈[1]，味辛，寒。主癥瘕，积聚，结气，饮食寒热[2]。破坚逐邪，通利水道。一名大室，一名大适。

【注释】

[1] 葶苈：十字花科植物独行菜的种子，故又名葶苈子。入肺、膀胱经。具有泻肺行水、祛痰定喘之功效。能治疗痰浊壅肺、咳嗽气喘、面目浮肿、小便不利之症。其有活血行气、清热消食利水之功。

[2] 饮食寒热：因饮食所伤又感外邪之恶寒发热的病证。

【导读】药理研究证明，本品具有加强心肌收缩，减慢心率，阻滞心脏传导，对衰竭的心脏可增加输出量，降低静脉压的作用。临床用以治疗肺痈喘不得卧者，《金匮要略》葶苈大枣泻肺汤；用以治疗腹满口舌干燥者，如《金匮要略》己椒苈黄丸；用以治肺壅咳嗽脓血，喘嗽不得睡卧者，如《世医得效方》葶苈散。

桔　　梗

【原文】桔梗[1]，味辛，微温。主胸胁痛如刀刺，腹满，肠鸣幽幽[2]，惊恐，悸气[3]。

【注释】

[1] 桔梗：别名苦桔梗、玉桔梗，桔梗科植物桔梗的根。入肺经。具有宣肺、祛痰、利咽、排脓的功效。可治咳嗽、痰多不爽、咽喉肿痛、喑哑、胸满痞闷、肺痈咯吐脓血。

[2] 幽幽：通"呦呦"，形声词，肠鸣状。

[3] 悸气：悸，惊惧、惊骇的症状。此症多因心胆气虚，致使心神不宁，常见闻声而惊，或无端的惊惧。

【导读】桔梗主治胸胁痛如刀刺，后世多用其治肺痈咳嗽而吐脓血、咽喉疼痛者。《梅师方》用其治"卒蛊毒，下血如鹅肝，昼夜不绝，脏腑败坏，桔梗捣汁"。《药性论》言其"能治下痢，破血，去积气，消积聚"。此颇与《梅师方》的卒蛊毒类似，无怪乎《本草经集注》认为"桔梗疗蛊毒甚验"，而今人却不曾用。其活血作用，据《肘后备急方》中"若被打击，瘀血在肠内，久不消，时发动者，取桔梗末，熟水下刀圭"可证。临床常用有本品参与组成的名方有《金匮要略》的桔梗汤、《伤寒论》的桑菊饮、《温病条辨》的银翘散、《医学心悟》的止嗽散等。

莨菪子

【原文】莨菪子[1]，味苦，寒。主齿痛出虫，肉痹[2]拘急。使人健行，见鬼[3]，多食令人狂走。久服轻身，走及奔马。强志，益力，通神。一名横唐。

【注释】

[1] 莨菪子：又名天仙子，为茄科植物莨菪的种子。入肺、肝经。具有解痉、止痛、定痫、平喘、止泻之功用。临证能治癫狂、风痫、胃脘疼痛、哮喘、久泻。内服须慎重。心脏病、青光眼患者及孕妇忌服。外敷可治痈肿恶疮。

[2] 肉痹：又名肌痹，五体痹之一。风寒湿邪侵袭肌肉所致的痹证，除肌肉疼痛症状外，还有汗出、四肢痿弱、皮肤麻木不仁等症，类似于皮肌炎。

[3] 见鬼：本品所含的莨菪碱可使人中毒，指人产生的幻觉。

【导读】关于本品能"主齿痛出虫"，《药性论》中有"主齿痛，虫中牙孔，子，咬之虫出"，据此可知其治龋齿而痛者。其治"肉痹拘急"未见单用。文中"使人健行"等句，均为中毒症状，或中毒前的一些兴奋表现，此虽未书"有毒"二字，但此药确实有毒，一旦中毒，可用绿豆汤解之。临床有用其治疗风痹厥痛，也有用治久咳不止、痰有脓血者。

草　蒿

【原文】草蒿[1]，味苦，寒。主疥瘙[2]，痂痒，恶疮[3]，杀虱，留热在骨节间[4]，明目。一名青蒿，一名方溃。

【注释】

[1] 草蒿：青蒿，又名香蒿、苦蒿，菊科植物黄花蒿的全草。入肝、胆经。有清暑除热、截疟、杀虫、治疗骨蒸劳热之功效。

[2] 瘙：痒病。

[3] 恶疮：凡疮疡表现为焮红肿痛，溃烂后浸淫不止，经久不愈者均称为恶疮，由风热挟湿所致。

[4] 热在骨节间：骨蒸劳热症状。

【导读】青蒿药用价值很高，所含青蒿素能主治疟疾、结核病潮热、中暑、皮肤瘙痒、荨麻疹、脂溢性皮炎等。研究证明，本品能抗血吸虫病；可提高淋巴细胞的转化率，促进机体细胞的免疫作用；青蒿水煎剂对多种细菌有抑制作用。其挥发油对皮肤癣有杀灭作用；青蒿素能减慢心率、抑制心肌收缩力、降低冠脉流量。临床用以解暑，可治外感暑热，发热烦渴；截虐，主治疟疾引起的寒热往来；可凉血、退虚热、善治阴虚发热、骨蒸劳热及温热病后期，热入阴分，夜热早凉者。

旋覆花

【原文】旋覆花[1]，味咸，温。主结气，胁下满，惊悸。除水[2]，去五脏间寒热[3]，补中，下气。一名金沸草。一名盛椹。

【注释】

[1] 旋覆花：别名伏花、六月菊、金钱花，菊科植物旋覆花的头状花序。入肺、肝、胃经。具有消痰平喘、降逆下气之功效。可用以治疗喘咳痰多、呃逆、噫气、呕吐等证。其能利水而祛水湿、行气而安神志，从《药性论》的"寒热水肿"推测，其"去五脏间寒热"即为"身内有寒热邪气所致之证"。

[2] 除水：清除体内水湿邪气。

[3] 五脏间寒热：寒热邪气侵犯内脏所致之证。

【导读】以本品为主药的名方有治疗肝着，亦治妇人半产漏下的《金匮要略》旋覆花汤；治伤寒发汗、若吐若下、解后、心下痞鞕、噫气不除之《伤寒论》旋覆代赭汤；治胸膈痰结、唾如胶、食不下者之《外台秘要方》卷八所引旋覆花汤；治伤寒中脘有痰、令人壮热、项筋紧急、时发寒热、皆类伤风之《类证活人书》金沸草散；治痰饮在胸膈呕不止、心下痞硬者之《产科发蒙》旋覆半夏汤等。

藜　芦

【原文】藜芦[1]，味辛，寒。主蛊毒[2]，咳逆，泄痢，肠澼[3]，头疡，疥瘙[4]，恶疮。杀诸蛊毒[5]，去死肌。一名葱苒。

【注释】

[1] 藜芦：别名旱葱、毒药草、七厘丹，百合科植物藜芦的根茎。入肺、胃经。具有吐风痰、杀虫毒之功效。可治中风痰壅、癫痫、喉痹。研末外敷可治疥癣。内服宜慎，孕妇忌服。现代研究证明其可杀灭血吸虫。

[2] 蛊毒：古病名。人感染了变惑之气或者虫毒所致的病。其病势凶猛，病情险恶，预后不良。如恙虫病、血吸虫病、重症肝炎等。

[3] 肠澼：病名。澼，水流声。一为痢疾病的古称，指便下黏液如脓血；二指便血，如《古今医鉴》："夫肠澼者，大便下血也。"三指泄泻伴肠鸣，为此处所指。

[4] 疥瘙：因风湿热邪郁于皮肤，酿生疥虫所致的皮肤病。接触传染，多发于指（趾）缝及肘、腋、腹股沟等皮肤折缝处。呈针头大小丘疹或小疱，痒甚。以搔抓后有无溃水而分为干疥和湿疥，感染化脓者称为脓窝疥。

[5] 蛊毒：病因名。相传古代巫师为了辟邪除灾而饲养有毒的虫，这些毒虫互相啖食，致使最后存活的毒虫其毒力最甚，即为"蛊毒"。此虫之毒可以辟灾辟邪，若人感染所患之病，亦名"蛊毒"病。故前处之"蛊毒"为病名，此处之"蛊毒"为致病之因。

【导读】实验研究证明，本品对实验动物有明显而持久的降压作用，在降压的同时伴有心率减慢、呼吸抑制。临床用以治疗头痛不可忍者，如《圣济总录》中的吹鼻麝香散；有用以治疗久疟不能饮食、胸中郁郁如吐、欲吐不能吐者，如《素问病机气宜保命集》中的藜芦散。李时珍认为"吐药不一，常山吐疟痰，瓜丁吐热痰，乌附尖吐湿痰，莱菔子吐气痰，藜芦则吐风痰者也"。

钩　吻

【原文】钩吻[1]，味辛，温。主金疮，乳痓[2]，中恶[3]，风咳逆上气，水肿。杀鬼疰[4]，蛊毒。一名野葛。

【注释】

[1] 钩吻：别名断肠草、野葛、冶葛，马钱科植物胡蔓藤的全草。具有攻毒消肿、杀虫止痒之功效。外用可治疗疮、痈肿、麻风病、跌打损伤、疥癣、湿疹，多以鲜草捣烂外敷。禁止内服。

[2] 乳痓：古病名。因气滞血瘀于乳房而形成的肿块。相当于乳癌。

[3] 中恶：古病名。又称客忤、卒忤。泛指感触秽浊毒气而致突然厥逆，不省人事的病。"中恶之证，因冒犯不正之气，突然手足逆冷，肌肤粟起，头面青黑，精神不守，或错言妄语，牙紧口噤，或头旋晕倒，昏不知人"（《肘后备急方》卷一）。

[4] 鬼疰：古病名，亦称"鬼注""劳瘵"。患者因劳伤而感染瘵虫所致的病。症见咳嗽、咯血、潮热、湿汗、消瘦乏力等，死后易传他人。

【导读】本品的主要毒性成分为钩吻素子、钩吻素寅、钩吻素卯等。中毒的主要症状为呼吸麻痹，轻者呼吸困难，重者死于呼吸停止。钩吻全株有剧毒，与洋金花、马钱子和羊角拗合称"四大毒草"。外用可治顽癣、疥癣、疮患、湿疹、麻风、风湿、关节炎等，亦能驱虫。

射　干

【原文】射干[1]，味苦，平。主咳逆上气[2]，喉痹，咽痛，不得消息[3]。散结气，腹中邪逆，食饮大热[4]。一名乌扇，一名乌蒲。

【注释】

[1] 射干：别名乌扇、扁竹根、乌蒲，鸢尾科植物射干的根茎。入肺、肝经。具有泻火解毒、利咽消痰、散瘀散结之功效。可治咽喉肿痛、痰咳气喘、肝脾肿大、瘰疬结核。外用可治水田皮炎、跌打损伤。孕妇禁服。

[2] 咳逆上气：咳嗽伴有肺气上壅而致的呼吸困难。

[3] 消息：呼吸。

[4] 食饮大热：因饮食不节而致的发热，或外感夹食滞之发热。

【导读】本品能清热毒、消肿痛，常和牛蒡子、桔梗、甘草等配合应用。用治咳嗽痰喘，常与麻黄、紫菀、款冬等配合应用。除用治消痰、利咽之外，在鳖甲煎丸中还用以消癥瘕、除疟母、通经闭。配牛蒡子或黄芩，则清热利咽；如配麻黄，则消痰平喘。临证用以治疗咳而上气，喉中水鸡声者，如《金匮要略》射干麻黄汤；有用以治喉痹者，如《圣济总录》射干汤。

蛇 含

【原文】蛇含[1]，味苦，微寒。主惊痫[2]，寒热邪气[3]。除热[4]，金疮，疽，痔，鼠瘘，恶疮，头疡。一名蛇衔。

【注释】

[1] 蛇含：蔷薇科植物蛇含的全草。具有清热解毒之功效，常用于治疗小儿高热惊厥、外感发热、咳嗽、咽喉肿痛、痢疾。捣敷外用治疗痈肿、金创出血、蛇虫咬伤。今多称蛇含为蛇含草或蛇衔草。

[2] 惊痫：病名。指惊风和癫痫，也指因惊而诱发痫症发作。

[3] 寒热邪气：寒邪和热邪及其所致的病证，也指外感邪气所致的以恶寒发热为初期阶段症状特点的病证。

[4] 除热：本品有退热功效。

【导读】蛇含之"含"，诸本有作"含"，有作"合"，据"一名蛇衔"，当作"含"。顾氏引《新修本草》注："陶见误本，宜改为含，含、衔义同，见古本草也。"蛇衔草名称的由来，据《异苑》记载："有田父见一蛇被伤，观蛇衔一草着其疮上，经日，伤蛇乃去，田父因取其草以治疮，皆验，遂名曰蛇衔草。"其功为清热解毒，陈藏器认为其能"主蛇咬"，《本草图经》载"古今诸丹毒疮肿方通用之"，可为佐证。本品内服具有清热解毒功效，可治惊痫高热、疟疾、咳嗽、喉痛、湿痹等。外用可治痈疽、癣疮、丹毒、痒疹、蛇虫咬伤等。

常 山

【原文】常山[1]，味苦，寒。主伤寒寒热，热发温疟[2]，鬼毒[3]，胸中痰结[4]，吐逆[5]。一名互草。

【注释】

[1] 常山：诸多作"恒山"。别名互草、元草、鸡骨常山，虎耳草科植物黄常山的根。具有退热、截疟之功效。临床主要用以治疗各种类型的疟疾。

[2] 温疟：病名，一指素有伏热，复感疟邪所致，白虎加桂枝汤主之。二指只有发热而无恶寒症状的疟疾。三指瘴疟。四指体内有伏邪，又感染夏季暑热而致的疟疾。

[3] 鬼毒：能引起中恶病、鬼注病的毒气。《诸病源候论·中恶候》："中恶者，是人精神衰弱，为鬼神之气卒中之也……精神衰弱，便中鬼毒之气。其状，卒然心腹绞痛，闷乱欲死。"

[4] 痰结：痰浊郁结。诸本有将"痰"作"淡"者，"痰""淡"古通。

[5] 吐逆：胃气上逆所致的呕吐、呃逆等。

【导读】现代药理研究证明，本品能杀灭疟原虫和阿米巴原虫，也有降血压、扩张血管的作用，能抑制流感病毒。本品有清热截疟、涌吐痰湿之功效。生用多有呕吐之弊，若用酒浸或醋浸，然后炒之或蒸之，其弊可除。古人用之治疟疾的案例屡见不鲜，如《外台秘要方》治疟，用常山三两，以浆水浸经一宿，煎取一升，在欲发前顿服，然后微吐则愈。

蜀　漆

【原文】蜀漆[1]，味辛，平。主疟及咳逆，寒热，腹中癥坚，痞结[2]积聚，邪气蛊毒，鬼痊。

【注释】

[1] 蜀漆：虎耳科植物黄常山的嫩枝叶。具有退热、截疟之功效，可治各种类型的疟疾。

[2] 痞结：一指胸腹满闷不舒的症状，可用半夏泻心汤或枳实理中丸治之；二指五脏积之一，多因脾气虚郁，痞塞不通所致，症见胃腹有物突起、状如覆盘、消瘦乏力等，可用痞气丸。

【导读】本品用以治疟多寒者之牝疟（《金匮要略》蜀漆散）。《药征续编》认为"凡仲景之治动也，共活法有三：有胸腹之动，则以牡蛎治之；有脐下之动，则以龙骨治之；有胸腹脐下之动剧，则以蜀漆治之。此为仲景治动之三活法矣。故仲景之方，有以蜀漆配之牡蛎者，或有配之龙骨者，或有配之龙骨、牡蛎者，是又仲景用蜀漆之法也。本论不载此法者，盖属脱误，故晋、唐以来，无有知蜀漆之功者。"此处所谓"动"，是指患者自觉身体有某种不自主的抽动、悸动之状。

甘　遂

【原文】甘遂[1]，味苦，性寒。主大腹，疝瘕[2]，腹满，面目浮肿，留饮[3]，宿食[4]。破癥坚积聚，利水谷道。一名主田。

【注释】

[1] 甘遂：大戟科植物甘遂的根。入脾、肺经。具有泻水饮、破积聚、通二便之功效。可用于治疗水肿腹满、二便不通、胸胁积液、癥瘕积聚、癫痫等。内服用醋制，多入丸、散。孕妇忌服。

[2] 疝瘕：病名，又名瘕疝、蛊。一指风邪化热传于下焦，与湿热相结而成，症见小腹热痛、尿道流白色黏液、类似急性前列腺炎。二指因风寒与腹内气血互结而成，症见腹部隆起、推之可移、腹痛引腰背等。

[3] 留饮：病证名。因饮邪久留体内而不去所致之病。其症状以所停留部位不同而异。

[4] 宿食：病证名。因饮食停滞肠胃而致的病，多为暴饮暴食或脾虚不运引起。但据《诸病

源候论·留饮宿食候》的内容，"留饮"是导致"宿食"的前因，"宿食"是因"留饮"而致的

结果。可见，两者可相伴发生，也可独立为病。

【导读】本品主要通利二便，以消水肿。《杨氏产乳集验方》认为可"治腹满，大小便不利"。从其性味来看，其主要可治湿热者，《名医别录》之"下五水，散膀胱留热，皮中痞，热气肿满"可为佐证。

白　敛

【原文】白敛[1]，味苦，平。主痈肿、疽疮。散结气，止痛，除热，目中赤，小儿惊痫，温疟，女子阴中肿痛。一名菟核，一名白草。

【注释】

[1] 白敛：白蔹，别名白地瓜、见肿消、

菟核、白草，葡萄科植物白蔹的块根。入心、脾经。具有泻火散结、生肌止痛之功效。可用以治疗疮疡痈肿。研末调敷治疗疮疡痈肿、瘰疬、扭挫伤、烧烫伤。煎服可治湿热带下、温疟、痔漏、肠风。白蔹在古代多以外敷治热毒疮肿。

【导读】研究发现，本品有很强的抑菌作用，并有很强的抗真菌效果。所含多种多酚类化合物，具有较强的抗肝毒素作用，并有很强的抗脂质过氧化活性。

青葙子

【原文】青葙子[1]，味苦，微寒。主邪气皮肤中热，风瘙身痒[2]，杀三虫[3]。

子，名草决明，疗唇口青。一名草蒿，一名萋蒿。

【注释】

[1] 青葙子：青葙全草，后文"子"指青葙子。青葙别名野鸡冠、鸡冠苋、牛尾巴花等，为苋科植物青葙的茎叶。入肝经。具有清泄肝火、杀虫、祛风除痒之功效。其子为青葙子，又名草决明（但与现代所用之草决明非为一物），

具有清肝热和明目退翳之功效，常用于治疗目赤翳障、视物昏花之症。

[2] 风瘙身痒：致皮肤疾病及下阴部溃疡而瘙痒。

[3] 三虫：寄生于肠道的长（蛔）虫、赤虫和蛲虫。但据《诸病源候论·三虫候》记载，"三虫者，长虫、赤虫、蛲虫也……多则为痔，极则为癞，因人疮处，以生诸痈、疽、癣、瘘、痔、疥、龋虫，无所不为。"可见"三虫"有时泛指能杀人身之诸种寄生虫。

【导读】此节虽言本品别名为草决明，但非为现代草决明一物，不可混淆。临床用以治疗肝心毒热、疗翳入黑睛，兼治内外一切眼病者（《证治准绳·类方》）；有用以治疗风毒气眼、翳膜遮睛不计久新及内外障眼者，如《医部全录·目门》

所载的八子丸等。

雚　菌

【原文】雚菌[1]，味咸，平。主心痛，温中。去长虫[2]，白疿[3]，蛲虫，蛇螫毒，癥瘕，诸虫。一名雚芦。

【注释】

[1] 雚（guàn）菌："雚当作萑（huán），乃芦苇之属，此菌生于其下，故名"（《本草纲目·菜部》）。有温中杀虫之功效。可治心痛、蛔虫、蛲虫病。外用治癣、白秃、恶疮。

[2] 长虫：蛔虫。

[3] 白疿：病名。即白癣之误。癣与疿形近易被误用。

【导读】本品是一种菌类植物，《本草纲目·菜部》引用文献认为"其菌色白轻虚，表里相似，与众菌不同。疗蛔有效"。

白　及

【原文】白及[1]，味苦，平。主痈肿，恶疮，败疽，伤阴，死肌，胃中邪气，贼风[2]，鬼击[3]，痱[4]缓不收。一名甘根，一名连及草。

【注释】

[1] 白及：又作白芨，别名白根、白鸡儿、地螺丝，兰科植物白及的块茎。入肺、胃经。具有敛肺止血、消肿生肌之功效。可用于治疗肺结核咯血、支气管扩张出血、胃及十二指肠溃疡出血、衄血。研末外敷可治痈肿疮毒、外伤出血、烧烫伤、手足皲裂。白及所治"伤阴，死肌"，大多注释为疮疽而伤阴液，似也可通，但《药性论》认为，"主阴下痿"更与"痱缓不收"相合。故此为两证，一为"伤阴器"，二为肌肤丧失知觉如同死亡的肌肤。

[2] 贼风：又称贼邪，泛指四时不正之气。

[3] 鬼击：古病名。"鬼击之病，得之无渐，卒著如人力刺（cì，古同'刺'字）状，胸腹内绞急切痛，不可抑按。或即吐血，或鼻中出血，或下血。一名鬼排"（《肘后备急方》）。是指某些急病、暴病、重急症。

[4] 痱：中风后遗症，又叫风痱，类似偏枯。临床表现为肢体瘫痪，身无明显的如疼痛之类的症状，或有意识障碍。以手足痿废不能自主运动为特点，故名。

【导读】临床应用本品可治疗肺痿，取白及、阿胶、款冬、紫菀等分，水煎服（《医学启蒙》白及散）；可用以治疗咯血者，如《证治准绳》白及枇杷丸；也可外用治一切疮疖痈疽者，如《保婴撮要》铁箍散。

大　戟

【原文】大戟[1]，味苦，寒。主蛊毒，十二水[2]，腹满急痛，积聚，中风[3]，皮肤疼痛，吐逆。一名邛钜。

【注释】

[1] 大戟：别名为邛（qióng）巨、下马仙、龙虎草、膨胀草等，是大戟科植物京大戟的根。入肺、脾、肾经。具有逐水通便、消肿散结之功效。可治水肿喘满、腹大水鼓、留饮胸痛、瘰疬、痈疽肿痛等。外敷治疡疮肿毒。虚寒性阴水证及孕妇忌用。

[2] 十二水：水，病证名，指水肿、水胀病，水湿停聚所致的多种水肿病。十二，在此言其多。

[3] 中风：病证名。风邪乘虚侵袭所致之证，症见发热、恶风、汗出、脉浮缓等，如桂枝汤证。

【导读】本品主治水肿胀满、痰饮积聚、痈肿疔毒、二便不通。也可用于痰饮积聚、胸膈胀满、胁肋隐痛。用于痈肿疮毒及痰火瘰疬时内服外用均可。有毒，宜慎用。

临床用以治疗太阳中风（《伤寒论》十枣汤）；也可治疗通身肿满喘息、小便涩者（《圣济总录》大戟散）。

泽　漆

【原文】泽漆[1]，味苦，微寒。主皮肤热[2]，大腹水气，四肢、面目浮肿，丈夫阴气[3]不足。

【注释】

[1] 泽漆：别名五朵云、猫儿眼睛草，大戟科植物泽漆的全草。入脾、肺、小肠、大肠经。具有利水消肿、化痰散结、杀虫的功效。可用以治疗腹水、浮肿、痰饮、喘咳，以及瘰疬、瘘管等。

[2] 皮肤热：一指病名，据《灵枢·热病》所载，为邪气伤及于肺及皮毛而致的热病类型之一。二指症状，热在皮肤之症。

[3] 阴气：男子阴茎。阴气不足，指阳痿等性功能障碍病。泽漆功主利湿热水肿，"丈夫阴气不足"即阳痿不举证，因古代通指男子为丈夫。"气"通"器"。

【导读】近年来常用本品治疗食管癌、胃癌、淋巴肉瘤等，孕妇忌用。实验证明，其对金黄色葡萄球菌、铜绿假单胞菌及伤寒杆菌有抑制和杀灭作用。

茵芋

【原文】茵芋[1]，味苦，温。主五脏邪气，心腹寒热[2]，羸瘦如疟状，发作有时。诸关节风湿痹痛。

【注释】

[1] 茵芋：又名莞草、卑共，药用其根茎。可治五脏实证之心腹寒热病，羸瘦如疟状。还可治疗各种风湿病引起的关节痹痛。也可治男女下肢痿软无力，肢体拘挛痉痛等。

[2] 心腹寒热：发生于心腹部的寒热病。"寒热"之义广：一指恶寒发热之症状。二泛指外感病，因外感病初期均有恶寒发热症状。三指疟疾，因其有寒热往来的特征。四指引起瘰疬的病因（见《灵枢·寒热病》）。五指寒热之邪（即寒邪和热邪）及其所致病证。

【导读】本品有毒，慎用。临床有用以治疗贼风所犯，手足枯痹，四肢拘挛之症者，如《胡洽百病方》茵芋酒（载于《外台秘要方》）；也有用以治疗风气积滞成脚气，常觉微肿，发或痛者，如《普济本事方》茵芋丸。

贯众

【原文】贯众[1]，味苦，微寒。主腹中邪热气，诸毒。杀三虫[2]。一名贯节，一名贯渠，一名白发，一名虎卷，一名扁符。

【注释】

[1] 贯众：鳞毛蕨科多年生草本植物贯众，或紫萁科草本植物紫萁带叶柄基部的根茎。入肝、脾经。具有清热、解毒、杀虫、凉血、止血之功效。常用以治疗风热感冒、温病发斑、痄腮等。也用以杀除绦虫、钩虫、蛔虫。同时，可用于血热之吐血、衄血、便血、尿血及崩漏。现代研究证明，本品有显著的抗流感病毒之作用。

[2] 三虫：长虫（蛔）、赤虫（绦）、蛲虫。

【导读】药理研究证明，本品具有驱虫、抗真菌、抑制病毒的功效。目前临床用以治疗钩虫病、预防麻疹及流行性感冒。还有人用以预防流行性脑脊髓膜炎。

芫花

【原文】芫花[1]，味苦，寒。主伤寒，温疟。下十二水[2]，破积聚，大坚癥瘕。荡涤肠胃中留癖[3]、饮食、寒热邪气，利水道。

【注释】

[1] 芫（ráo）花：瑞香科植物芫花的花蕾。具有泻水饮、破积聚的功效。常用于治疗留饮、水肿、咳逆上气、癥瘕。孕妇忌用。

[2] 十二水：泛指体内多种因水湿邪气所致的病证。

[3] 癖：古病名，癖块生于两胁肋，时痛时止。也有癖块隐伏于肋下，平时循摸不见，痛时才可触及。多因饮食不节、痰浊凝积、气血瘀滞所致。临证又有寒癖、饮癖、痰癖、悬癖之分。

【导读】本品具有通经活络、祛风除湿、收敛的功效，能主治跌打损伤、筋骨疼痛、腮腺炎、乳腺炎、淋巴结炎。《本草求真》认为："芫花虽与芫花形式相同，而究绝不相似，盖芫花叶尖如柳，花似紫荆，芫花苗茎无刺，花细色黄。至其性味，芫花辛苦而温，此则辛苦而寒。若论主治，则芫花辛温，多有达表行水之力，此则气寒，多有入里走泄之效，故书载能治利，然要皆属破结逐水之品，未可分途而别视也。"

牙　子

【原文】牙子[1]，味苦，寒。主邪气热气，疥瘙，恶疡疮[2]，痔。去白虫[3]。一名狼牙。

【注释】

[1] 牙子：又名狼牙、狼齿、犬牙等，苗似蛇莓而药用其根，根黑色，若兽之牙齿，故名。为蔷薇科植物狼牙的根，非动物狼之牙。《本草经集注》认为"其根牙亦似根兽之牙齿也"，指其名称的由来。有泻热、杀虫、止痒之功效。能治疗瘙痒、疮疥、肠道寄生虫。外敷可治疮疡。内服能治痢疾、止血。

[2] 恶疡疮：古病名。初起即见局部红肿灼痛，溃破后久不敛口，脓水浸渍。

[3] 白虫：又称姜片虫，即绦虫的节片。

【导读】本品为狼牙草的茎、叶，具有活血止血、解毒敛疮之功效。临床主治跌打损伤、外伤出血、肺虚咳嗽、泄泻、痢疾、胃痛、狂犬咬伤、疮疡等。

羊踯躅

【原文】羊踯躅[1]，味辛，温。主贼风在皮肤中，淫淫痛[2]，温疟，恶毒[3]，诸痹。

【注释】

[1] 羊踯躅（zhí zhú）：又名闹羊花、黄杜鹃、黄喇叭花、一杯倒等，为杜鹃科植物羊踯躅的花序。入肝经。具有祛风、除湿、镇痛之功效。可治风湿痹痛以及外伤、骨折之疼痛，外敷可治顽痹，也可用于手术麻醉。

[2] 淫淫痛：游走性疼痛貌。淫淫、游动、行进、流动的样子。引申为走窜。《楚辞·哀郢》中有"涕淫淫其若霰"，王逸注："淫淫，

流貌也。"

[3] 恶毒：又称恶注。具有传染性的慢性疾病，古人多指痨瘵。《释名·释疾病》："注病，一人死，一人复得，气相灌注也。"《诸病源候论·恶注候》："恶注者，恶毒之气，人体虚者受之，毒气入于经络，遂流移心腹，其状往来掣痛，痛不一处，故名为恶注。"

【导读】 古代多用其治百病风湿及蛊毒下血，因此疑"恶毒"为《诸病源候论》的"中恶注候"。贼风，在《内经》中多有提及，贼风邪气多指四时不正之气以及具有传染性疾病的病因，与《诸病源候论·贼风候》所论之"贼风者，谓冬至之日，有疾风从南方来，名曰虚风，此风最能伤害于人，故言贼风也。其伤人也，但痛不可得按抑，不可得转动，痛处体卒无热，伤风冷则骨解深痛，按之乃应骨痛也，但觉身内索索冷，欲得热物熨痛，即小宽，时有汗，久不去，重遇冷气相搏，乃结成瘰疬及偏枯。遇风热气相搏，乃变附骨疽也"有别，巢氏所述与《内经》观点并非完全一样。

芫　花

【原文】 芫花[1]，味辛，温。主咳逆上气，喉鸣喘[2]，咽肿，短气[3]，蛊毒，鬼疟[4]，疝瘕，痈肿。杀虫鱼。一名去水。

【注释】

[1] 芫花：别名药鱼草、头痛花、老鼠花，为瑞香科植物芫花的花蕾。入肺、脾、肾经。具有泻水逐饮及杀虫的功效。可治水肿胀满、痰饮咳喘、痛引胸胁、精神疾病等。外用治疗秃疮。孕妇忌用。

[2] 喉鸣喘：气喘伴有喉中痰鸣声，即哮喘证。

[3] 咽肿，短气：因咽喉肿胀而引起的呼吸急促困难。

[4] 鬼疟：突然发病的重症疟疾。又称为山瘴疟。

【导读】 芫花能"杀虫鱼"，可知其有毒。其主要功能为利水化饮、平喘解毒、散瘕止痛。其治"瘕"，《史记·扁鹊仓公列传》有载，言太公淳于意治临淄女子薄吾蛲瘕，蛲瘕为病，腹大，皮肤黄粗，循之戚戚然，意饮以芫花一撮，即出蛲虫数升，病遂愈。药理研究证明，本品煎剂可使实验动物排尿与排钠率有明显增加；醋制芫花与苯制芫花的醇水提取液均有一定的祛痰、止咳作用；其乙醇提取物显示有明显镇静、抗惊厥的作用；醋制芫花的 50% 水煎剂、水浸剂及醇浸剂均能使肠蠕动增加，张力提高，使肠蠕动加快；兔宫颈注射芫花萜，可引起强烈宫缩。

姑　活

【原文】姑活[1]，味甘，温。主大风邪气[2]，湿痹寒痛。久服轻身，益寿，耐老。一名冬葵子[3]。

【注释】

[1] 姑活：《本草经集注》《新修本草》均有记载，《水经》引《神农本草经》云："地有固活，女疏，铜芸，紫菀之族也。陶弘景云：方药亦无用此者，乃有固活丸，即野葛一名，此大名冬葵子，非葵菜之冬葵子，疗病乖异。"

[2] 大风邪气：大风，古病名，麻风病，是感染麻风邪毒所致的病，症见肌肤麻木不仁、久则须眉脱落、鼻梁塌陷等。此处"邪气"指引起麻风病的病因。

[3] 冬葵子：锦冬葵植物冬葵的种子，味甘性寒，入小肠、膀胱经，具有利尿、通乳、滑肠的功效。治疗小便不利、水肿、热淋、砂淋、乳汁不行、乳房肿痛、大便干结。从主治及功效看，冬葵子与"姑活"非同一物。因此，对"姑活"之别名"冬葵子"的认识，必不能与今之"冬葵子"相混淆。

【导读】《神农本草经赞》卷上："姑活，味甘温，主大风邪气、寒湿痹痛、无眠轻身、益寿耐老，一名冬葵子。姑云徐徐，当生者活。燥湿寒湿，风驱邪遏，菜匪（通'非'）冬葵，烟祛野葛。《孟子》谓之姑徐徐云耳。《说苑》扁鹊医赵太子，言当生者活耳。陶弘景曰：冬葵非菜之冬葵。李时珍曰：野葛折之。"

别　羁

【原文】别羁[1]，味苦，微温。主风寒湿痹，身重，四肢疼酸，寒邪[2]，历节痛。

【注释】

[1] 别羁（jī）：《千金翼方》认为"别羁味苦、微温、无毒，主风寒湿痹、身重、四肢疼酸、寒邪历节痛"。又名别枝、别骑、鳖羁。生于蓝田川谷，二月、八月采摘。

[2] 邪寒：邪，据《证类本草》补。

【导读】《神农本草经赞》卷一谓"别羁，味苦微温，主风寒湿痹、身重、四肢酸痛、寒邪历节痛。生川谷，蓝田玉暖，小燠别枝。身重酸痹愁羁，融通百节，安畅全肢。青逵春曰：凉吹秋期。李商隐诗：蓝田日暖玉生烟。《晋书志》：小燠不出。《名医别录》曰：一名别枝。"此药为何物？难以详言，《本草纲目》亦未录入。

商　陆

【原文】商陆[1]，味辛，平。主水胀[2]，疝瘕，痹。熨除痈肿，杀鬼精物。一名荡[3]根，一名夜呼。

【注释】

[1] 商陆：别名见肿消、山萝卜等，商陆科植物商陆的根。入脾、膀胱经。具有泄水、消肿之功效。可治水肿胀满、小便不利。外敷治疗疮疡肿毒。孕妇忌用。

[2] 水胀：病证名。一为胀病之一。水胀之状，先腹内之胀，而后外亦大，渐至四肢亦肿。二指水肿病。《灵枢·五癃津液别》："水溢则为水胀。"

[3] 荡（yì）：同蒋（tāng）。假借为"商"。《广韵》："荡，音汤，与蒋同。"

【导读】药理研究证明，本品对实验动物有明显的祛痰、止咳、平喘作用；其煎剂及酊剂对流感杆菌及肺炎双球菌等部分菌株有一定的抑菌效果。

《圣济总录》商陆豆方用以治疗水气肿满，《严氏济生方》的疏凿饮用以治疗通身红肿、喘呼气急、烦躁多渴、大小便不利、服热药不得者。

羊　蹄

【原文】羊蹄[1]，味苦，寒。主头秃，疥瘙。除热，女子阴蚀[2]。一名东方宿，一名连虫陆，一名鬼目。

【注释】

[1] 羊蹄：别名土大黄、野菠菜、牛舌大黄，为蓼科植物羊蹄的根。具有凉血止血、清热解毒、通便、杀虫之功效。

[2] 阴蚀：多因情志郁结化火、损伤肝脾、湿热下注、郁蒸生虫、虫蚀外阴或阴道所致。症见外阴溃烂、脓血淋漓、或痛或痒、肿胀坠痛，并伴有赤白带下。

【导读】本品可治鼻衄、吐血、便血、子宫出血、血小板减少之紫癜；还可治淋浊、黄疸、肛门周围炎、大便秘结。其功效和大黄相似，但古人用其治疥癣、疮肿。其能清热解毒说明可治热。陈藏器认为其根主暴热、腹胀。《太平圣惠方》用其治大便不通。古人常用带毛的羊蹄治病，但与此品非同一物。

萹　蓄

【原文】萹蓄[1]，味苦，平。主浸淫[2]，疥瘙，疽，痔。杀三虫[3]。

【注释】

[1] 萹蓄：别名扁竹、竹节草，蓼科植物萹蓄的全草。入膀胱经。具有清热、利尿、杀虫之功效。可治尿路感染、尿路结石、黄疸、痢疾、蛔虫病、钩虫病等；也有用煎汤熏洗的方法治疗湿疹、阴道滴虫病者；也能杀灭皮肤真菌。古代多用其治疮疡及虫证。

[2] 浸淫：病名，又称浸淫疮，由心火脾湿，凝滞不散，复感风邪，郁于皮肤而成。初起如粟粒，瘙痒不止，流黄水，蔓延迅速，相当于急性湿疹。

[3] 三虫：蛔虫、绦虫和蛲虫。

【导读】 药理研究证明，本品对实验动物有利尿作用，可使尿量、钾、钠的排出量增加；对葡萄球菌、福氏痢疾杆菌、铜绿假单胞菌及皮肤霉菌等都有抑制作用；有驱蛔、蛲虫及缓下的作用。临床常用本品治疗小便赤涩，或癃闭不通及热淋、血淋等尿路感染疾患，如《太平惠民和剂局方》之八正散即是其例。

狼 毒

【原文】 狼毒[1]，味辛，平。主咳逆上气[2]。破积聚，饮食，寒热，水气，恶疮，鼠瘘，疽蚀，鬼精蛊毒。杀飞鸟走兽[3]。一名续毒。

【注释】

[1] 狼毒：别名红狼毒、绵大戟，瑞香科植物瑞香狼毒的根。入肝、脾经。具有逐水祛痰、散结、止痛、杀虫之功效。可治水肿腹胀、痰浊食积、虫积、心腹疝痛、痰饮、积癖、咳嗽、上气等。研末外用治瘰疬、疥疮、顽癣。孕妇忌用。

[2] 上气：病证名。气逆上壅的证候，多由外感六淫、痰气凝结、肺道阻滞失于肃降而致。症见咳喘、痰多、胸闷气憋、面目浮肿。

[3] 杀飞鸟走兽：古人常用本品涂抹于箭头或标枪头猎杀鸟兽。

【导读】 本品临床常用于治疗结核病（淋巴结核、骨结核、皮肤结核、附睾结核、结核性角膜炎及肺结核）；也可用以治疗胃癌、肝癌、肺癌、甲状腺乳头状癌等。还可取狼毒与大戟制成煎剂或丸剂，治疗慢性气管炎，具有较好的平喘、化痰、镇咳、消炎作用，尤以平喘作用显著。

鬼 臼

【原文】 鬼臼[1]，味辛，温。主杀蛊毒，鬼疰[2]精物。辟恶气[3]不祥，逐邪解百毒。一名爵犀，一名马目毒公，一名九臼。

【注释】

[1] 鬼臼：又名八角莲、一把伞、独叶一枝花等，小檗科植物六角莲或八角莲的根茎。具有解毒、散瘀、消肿的功效。可治毒蛇咬伤、痈疮

肿毒、跌打损伤。也治淋巴结炎、腮腺炎、带状疱疹等。

[2] 鬼疰：古病名，又名痨瘵。病程长而慢，有传染性，多因劳伤正气、感染痨虫所致，症见咳嗽、胸痛、怕冷、发热、盗汗、咯血、消瘦、乏力等。

[3] 恶气：使人致病之污秽之气。恶，病也。《左传·成公六年》："其恶易觏。"注："恶，疾疢。"

【导读】鬼臼所辟之恶气，当为《诸病源候论·邪注候》所载"凡云邪者，不正之气也，谓人之脏腑血气为正气，其风寒暑湿、魅魅魍魉，皆谓为邪也，邪注者……令人神志不定，或悲或恐，故谓之邪注"者。临床有用本品治疗蛇虫咬伤者，也可用以治跌打损伤、筋骨疼痛、劳伤等。

白头翁

【原文】白头翁[1]，味苦，温。主温疟，狂易[2]，寒热，癥瘕，积聚，瘿气[3]。逐血，止痛，金疮。一名野丈人，一名胡王使者。

【注释】

[1] 白头翁：毛茛科植物白头翁的干燥根。别名毛姑朵花、老白毛、白头公等。入胃、大肠经。具有清热解毒，凉血止痢之功效。可用于治疗阿米巴痢疾、细菌性痢疾、疟疾，以及妇女带下病。

[2] 狂易：狂证。一为热邪侵入营血，邪犯心包，扰乱心神，其人如狂，如白虎汤证、大承气汤证，以及安宫牛黄丸证等。一指情志郁结化火，炼液为痰，痰火犯扰心神之内伤狂证。一为外感疾病，火热邪气内陷心包之证。白头翁所治者，多为外感病之狂，但内伤之狂属于热证者亦可用之。

[3] 瘿气：瘿瘤，又名大脖子。名目繁多，如石瘿、泥瘿、劳瘿、忧瘿、气瘿、血瘿、肉瘿等。发病与水土有关（缺碘），或忧思郁怒、肝郁不舒、脾失健运，导致气滞痰凝，结滞于肝脉并过于颈部而成。

【导读】白头翁为治阿米巴痢疾的要药，单用较大剂量时即有效果，常用成方白头翁汤，既可用于治疗阿米巴痢疾，也可用于治疗菌痢。其茎叶与根的功效不同，具有强心作用，有一定毒性，使用时必须注意。

羊　桃

【原文】羊桃[1]，味苦，寒。主熛热[2]，身暴赤色，风水[3]，积聚，恶疡。除小儿热。一名鬼桃，一名羊肠。

【注释】

[1] 羊桃：猕猴桃，又名藤梨、阳桃，猕猴桃科植物的果实。入胃、肾经。具有解热、止

渴、通淋的功效。用以治疗烦热、消渴、食欲不振、消化不良、黄疸、尿路结石、痔疮等。其根名猕猴桃根。苦，涩，寒。具有清热利尿、活血消肿的功效。可用以治疗肝炎、水肿、风湿关节痛、丝虫病、带下，以及胃癌、乳腺癌等。外敷治疗瘰疬和跌打损伤。

[2] 熛（biāo）热：发作迅速，病势凶狠的火热病证。

[3] 风水：病名，水肿病的一种。多由风邪侵袭、肺失宣降、水道不通而致水湿停留体内的一种水肿病。发病急骤，症见恶寒发热、面目及四肢肿胀、骨节疼痛、小便不利等，相当于急性肾小球肾炎。

【导读】研究证明，本品果实能预防癌症；能增白、祛斑、除暗疮、排毒抗衰老；可治口腔溃疡；可防治大便秘结、结肠癌及动脉硬化；可治疗食欲不振、消化不良；可预防抑郁症；能增强免疫功能，消除紧张疲劳；能预防心血管疾病、清热止渴、和胃降逆、利尿通淋等。其根能治疗水气、心腹膨胀，大小便艰涩。

女　青

【原文】女青[1]，味辛，平。主蛊毒[2]，逐邪恶气，杀鬼，温疟，辟不祥[3]。一名雀瓢。

【注释】

[1] 女青：又名蛇衔根、雀瓢。《本草纲目·草部》认为，"女青有二：一是藤生，及苏恭解说的萝藦者；一种草生，为蛇衔根也。蛇衔有大、小二种：叶细者蛇衔，用苗茎叶；大者为龙衔，用根。故王焘《外台秘要方》有龙衔膏，用龙衔煎膏治痈肿金疮者，此女青也。"可见，女青其说有二，一为蛇衔根，一为"似萝藦两叶相对，子似瓢形，大如枣许"的雀瓢。可在治证的实践过程中加以鉴别。

[2] 蛊毒：古病名，患者感染虫毒或者变惑之气而引起的病情较重、预后凶险的病。如血吸虫病、重症肝炎、中毒型痢疾、恙虫病等。

[3] 辟不祥：因科学技术受限的原因，古人将凡能引起病状怪异，甚至出现精神症状，如种种幻觉的不明原因，皆用"鬼魅精怪""不祥"之物概之。

【导读】蛇衔，又称蛇含，蔷薇科植物蛇含委陵菜的带根全草，具有清热定惊、截疟、止咳化痰、解毒活血之功效。临证主治高热惊厥、疟疾、肺热咳嗽、百日咳、痢疾、疮疖肿毒、咽喉肿痛、风火牙痛、带状疱疹、目赤肿痛、虫蛇咬伤、风湿麻木、跌打损伤、月经不调、外伤出血诸疾。

雀瓢，为萝藦科鹅绒藤属，多年生草本植物，幼果可食。全株可药用，果可治劳伤、虚弱、腰腿疼痛、缺奶、白带、咳嗽等；根可治跌打、蛇咬、疔疮、瘰疬、阳痿；茎叶可治小儿疳积、疔肿等。

蛇衔、雀瓢为两物，临床应用时要区别对待。

连翘

【原文】连翘[1]，味苦，平。主寒热[2]，鼠瘘[3]，瘰疬[4]，痈肿，恶疮，瘿瘤，结热[5]，蛊毒。一名异翘，一名兰华，一名折根，一名轵，一名三廉。

【注释】

[1] 连翘：木犀科落叶灌木连翘的果实。苦，微寒。入肺、心、胆经。具有清热解毒、消痈散结、疏散风热之功效。用于治疗痈肿疮毒、瘰疬痰核；也可治疗外感风热、温病初期。长于清心火、散上焦风热，也可治热入营血之神昏谵语。其种子名为连翘心，尤长于治热入心包之证。

[2] 寒热：一指外感病的总称，因其有恶寒发热的症状；二仅指恶寒发热的症状；三指疟疾，因其有寒热往来的特征；四指引起瘰疬的病因；五指寒邪和热邪及其所致的病证。

[3] 鼠瘘：病名。颈淋巴结核溃烂，久不敛口而形成的瘘管。

[4] 瘰疬：病名。生于颈、腋、胯之间的淋巴结核。未破称瘰疬，溃破流脓不敛口者称为鼠瘘，或曰老鼠疮。多为肺肾阴虚，肝郁化火，痰火搏结而成，或受风火邪毒，结于颈腋而成。

[5] 结热：证候名。邪热结聚所引起的病证。如热结大肠之阳明腑实证等。

【导读】药理研究证明，本品的浓缩煎剂在体外有抗感染作用，可抑制伤寒沙门菌、副伤寒沙门菌、大肠埃希菌、痢疾志贺菌、白喉杆菌、霍乱弧菌、葡萄球菌、链球菌等。

金银花与连翘均有良好的清热解毒作用，既能透热达表，又能清里热、解疮毒，故在临床上两药常可同用。但金银花尚能凉血止痢，连翘又能清心热、散结消瘰。连翘心的清心功效较好。

石下长卿

【原文】石下长卿[1]，味咸，平。主鬼疰，精物邪恶气。杀百精，蛊毒，老魅[2]。注易[3]，亡走[4]，啼哭悲伤，恍惚。一名徐长卿[5]。

【注释】

[1] 石下长卿：《本草纲目·草部》将其归于徐长卿项下，后世只用徐长卿，而无"石下长卿"。

[2] 老魅：古人对引起症状怪异、神志错乱及产生各种幻觉的不明致病原因，多用老魅、精妖、鬼魅概之。

[3] 注易：具有传染性的疾病。

[4] 亡走：精神失常的狂妄奔走。"亡"，通"妄"。

[5] 徐长卿：别名鬼督邮、寮刁竹、一枝香，为萝摩科植物徐长卿的根及根茎或带根全

草。具有祛风止痛、活血、利尿、解毒消肿之功效。可用以治疗风湿关节痛、胃脘痛、肠炎、痢疾、水肿、腹水。也可治疗毒蛇咬伤、跌打损伤、湿疹和荨麻疹。内服外用皆可。

【导读】徐长卿临证可用于治疗风湿痹痛、腰痛、跌打损伤之疼痛、脘腹痛、牙痛等各种痛症。徐长卿有较好的祛风止痛作用，能广泛地用于治疗风湿、寒凝、气滞、血瘀所致的各种痛症；也可用于治疗手术后疼痛及癌肿疼痛。可单味应用，也可随证配伍相关的药物；可用以治疗湿疹、风疹块、顽癣等皮肤病；能解蛇毒，治毒蛇咬伤，可与半边莲同用内服或外用。

藘茹

【原文】藘茹[1]，味辛，寒。主蚀恶肉[2]，败疮[3]，死肌。杀疥虫，排脓恶血[4]，除大风热气，善忘不乐。

【注释】

[1] 藘（lú）茹：又名离娄、掘据。李时珍谓"藘茹本作蘆蒘（cuó rú）"（《本草纲目·草部》）。可以腐蚀恶肉，治疗败疮、死肌，能杀虫，排除脓血、瘀血，能治麻风病，治热痹，破除癥瘕积聚和息肉。从藘茹所治之证来看，其功为清热解毒、去死肌、疏风、散瘀血。古人多用治疮疡久不收口及疥疮者。

[2] 恶肉：病名。"恶肉者，身中忽有肉，如赤小豆粒突起，便长如牛马乳，赤如鸡冠"（《肘后备急方》）。

[3] 败疮：疮疡溃烂难以敛口，日久不愈者。

[4] 恶血：瘀血，又称为死血、衃。

【导读】陶弘景将本品描述为"花黄色，初断时汁出凝黑如漆，故云'漆头'。次出近道，名'草藘茹'，色白，皆烧铁烁头令黑以当漆头，非真也。叶似大戟，花黄，二月便生"。后世基本不识，也不用。

乌韭

【原文】乌韭[1]，味甘，寒。主皮肤往来寒热[2]，利小肠膀胱气。

【注释】

[1] 乌韭：别名大叶金花草，又名金花草、雉鸡尾、细叶凤凰尾等，鳞蕨科植物乌蕨的全草或根茎。具有清热，解毒，利湿，止血之功效。主治风热感冒、咳嗽、扁桃体炎、腮腺炎、肠炎、痢疾、肝炎、带下、吐血、便血、尿血。捣敷外用可治痈肿、烫火伤。

[2] 皮肤往来寒热：病在皮肤，症见往来寒热症状的半表半里证。

【导读】本品临床可用以治疗肝炎，也可用以治疗急性胃肠炎，取鲜乌韭叶60g、生姜3g、冰糖15g、食盐10g，煎水代茶饮。

鹿藿

【原文】鹿藿[1]，味苦，平。主蛊毒，女子腰腹痛，不乐[2]，肠痈[3]，瘰疬，疡气[4]。

【注释】

[1] 鹿藿：别名老鼠豆、野黄豆、乌眼睛豆，豆科植物老鼠眼的茎叶。入胃、肾经。具有解毒、祛风湿、止痛之功效。能治蛊虫、瘰疬、痈肿、流注。也可治疗头痛、腰腿痛、腹痛、妇女产褥热。

[2] 不乐：患者因病痛而有闷闷不乐的精神抑郁症状。

[3] 肠痈：病名。"肠痈者，少腹肿痞，按之即痛，如淋，小便自调，时时发热，自汗出，复恶寒，其脉迟紧者，脓未成，可下之，当有血。脉洪数者，脓已成，不可下也。大黄牡丹皮汤主之"（《经方实验录》）。包括急性阑尾炎、阑尾周围脓肿等。

[4] 疡气：疮疡。

【导读】我国南方用本品治疗头痛，取鲜鹿藿7钱，水煎服；也用以治疗妇女产褥热，取鹿藿茎叶3~5钱，水煎服；外用可治疗流注、痈肿，取鲜鹿藿叶适量，捣烂，酌加白酒捣匀，外敷。

蚤休

【原文】蚤休[1]，味苦，微寒。主惊痫[2]，摇头弄舌[3]，热气在腹中，癫疾[4]，痈疮，阴蚀。下三虫[5]，去蛇毒。一名蚩[6]休。

【注释】

[1] 蚤休：又名七叶一枝花、重楼，百合科植物中华重楼或七叶一枝花的根茎。入心、肝经。具有清热解毒、消肿、定惊、止咳之功效。能治蛇咬伤、疮疖痈肿、痄腮。也可治小儿高热惊厥，流行性乙型脑炎、扁桃体炎、肺炎、咳喘。

[2] 惊痫：病名。一指因惊而致痫，如《素问·奇病论篇》之胎癫疾。二指惊而诱发痫病发作。

[3] 弄舌：病证名。因心脾有热，引起患者时时将舌伸出口外，旋伸旋缩，左右吐弄，舌红胀满或生疮之证。

[4] 癫疾：癫痫证。

[5] 三虫：寄生肠道的长（蛔）虫、赤（绦）虫和（蛲）虫。

[6] 蚩（chī）：森立之本作"螫"（biē）。

【导读】药理研究证明，小鼠灌服本品煎剂可有明显止咳、平喘效果。《中药大辞典》记载，本品临床可用以治疗慢性气管炎；也有用以治疗神经性皮炎者，将重楼根茎研成细粉，以香油或热菜油调敷，糜烂湿润病变处可以将粉剂直接撒布于上，治疗2~8天即可止痒，皮损逐渐消退。

石长生

【原文】石长生[1]，味咸，微寒。主寒热，恶疮，大热[2]。辟鬼气不祥。一名丹草。

【注释】

[1] 石长生：又名丹草、丹砂草，为铁线蕨科植物单盖铁线蕨的全草。因"四时不雕，故曰长生"（《本草纲目·草部》）。能治疗寒热病、恶疮之大热，亦能治疗蛔虫、绦虫、蛲虫病。外用治疗疥癣。内服治各种风邪所致之证。

[2] 大热：高热、壮热。通常指体温在39℃以上者，或指阳盛之实热证。

【导读】研究认为，本品具有清热、化痰、解毒之功效。主治肺热咳嗽、感冒发热、痈肿疔毒。方如《圣济总录》石长生丸。

陆　英

【原文】陆英[1]，味苦，寒。主骨间诸痹，四肢拘挛疼酸，膝寒痛，阴痿[2]，短气不足，脚肿[3]。

【注释】

[1] 陆英：忍冬科植物蒴藋的花。具有祛风湿、散瘀消肿之功效。能治疗风湿痹痛、水肿、脚气、跌打损伤，煎水外洗可治疗顽固性荨麻疹。

[2] 阴痿：病证名，又称阳痿。男子性功能障碍之阴茎不能勃起，无法完成性交活动的病证。多由肾阳不足所致，亦可见之于肝郁及湿热侵犯于肝者。

[3] 脚肿：下肢肿，不仅限于脚。

【导读】现代认为本品具有活血散瘀、疏肝健脾、祛风活络、发汗利尿之功效，用于治疗跌打损伤、急性病毒性肝炎、风湿痛、脱臼、骨折、肾炎水肿、脚气水肿、荨麻疹。其根，能散瘀消肿、祛风活络，用于治疗跌打损伤、扭伤肿痛、骨折疼痛、风湿性关节炎。其茎、叶，能利尿消肿、活血止痛，用于治疗肾炎水肿、腰膝酸痛。外用治疗跌打肿痛。

荩　草

【原文】荩草[1]，味苦，平。主久咳，上气喘逆，久寒，惊悸[2]，痂疥，白秃[3]，疬气。杀皮肤小虫。

【注释】

[1] 荩（jìn）草：别名黄草、绿竹、萧藜草、细叶莠竹、马耳草。有止咳平喘、杀虫之功效，可治疗久咳气喘。捣敷或外洗，可治疗恶疮、疥癣、白秃。

[2] 惊悸：病证名。因惊而致心慌、悸动不安，或者心慌伴有惊惧不安的症状。

[3] 白秃：病证名，头皮癣之一。又名癞头疮、秃疮、白秃疮。由风邪侵袭头皮腠理，结聚不散，或由接触传染而发。多见于小儿。初起头皮毛发根部出现灰白色屑斑，小如豆粒，日久连成片，毛发干枯并偶有瘙痒，头发脱落从而形成秃斑。

【导读】《中华本草》认为，本品具有止咳定喘、杀虫解毒之功效。能治久咳气喘、急性肝炎、咽喉炎、口腔炎、鼻炎、淋巴结炎、乳腺炎、疮疡疥癣等疾病。临床有用以治疗气喘者，取马耳草4钱，水煎，日服2次。也可用治恶疮疥癣，取鲜品捣烂敷患处即可治。

牛扁

【原文】牛扁[1]，味苦，微寒。主身皮疮热气[2]，可作浴汤。杀牛虱小虫，又疗牛病。

【注释】

[1] 牛扁：又名扁特、扁毒，为毛茛科植物牛扁的根。可治疮疡，煎汤浴洗可治疗皮肤病。又能治疗家畜病，如牛虱等。牛扁能清热、解毒、杀虫。但兽医多用之，《新修本草》认为本品治"疗牛虱甚效"。

[2] 皮疮热气：因热邪所致的皮肤疮疡。

【导读】《中华本草》认为，本品具有祛风止痛、止咳化痰、平喘之功效。能够治疗风湿关节肿痛、腰腿痛、喘咳、瘰疬、疥癣等疾病。

夏枯草

【原文】夏枯草[1]，味苦，辛，寒。主寒热[2]，瘰疬，鼠瘘[3]，头疮[4]，破癥，散瘿结气[5]，脚肿湿痹。轻身。一名夕句，一名乃东。

【注释】

[1] 夏枯草：别名大头龙、铁色草、棒槌草、夏枯球等，唇形科植物夏枯草的花穗或果穗。入肝、胆经。具有清肝火、散郁结之功效。可治目赤肿痛、目珠痛、高血压病、头痛、眩晕、急性肝炎、肺结核、瘰疬、瘿瘤、乳痈、乳癌、腮腺炎、痈疖肿毒等。

[2] 寒热：病证名。一指恶寒发热症状；二指瘰疬的病因（《灵枢·寒热病》）；三指外感病，以其早期可有恶寒发热症状故；四指疟疾，以其有寒热往来之特征故；五指寒热邪气及其所致的病证。

[3] 鼠瘘：颈部瘰疬溃破形成的瘘管。

[4] 头疮：病名。泛指头部所生疮疡。多因热毒侵袭头皮肌腠所致。

[5] 散瘿结气：使瘿病的郁结邪气消散。

【导读】本品用于治疗肝火上炎、目赤肿痛、目珠疼痛、头痛、晕眩等症。能清泄肝火，为治肝火上炎所致的目赤、头痛、头晕的要药，常与菊花、石决明等同用；如肝虚目珠疼痛，至夜尤剧，可与当归、白芍等配合应用；也可用于治疗瘰疬痰核，临床常与玄参、贝母、连翘、牡蛎、昆布等同用。本品配以菊花、决明子，可清肝明目，治疗目赤肿痛；本品配以石决明、钩藤，可平降肝阳，治疗头痛、头晕；本品配以玄参、贝母、牡蛎等品，可软坚散结，治疗瘰疬结核。近年来临床上也用其治疗肿瘤。

屈　草

【原文】屈草[1]，味苦，微寒。主胸胁下痛，邪气肠间寒热，阴痹[2]。久服轻身，益气，耐老。

【注释】

[1] 屈草：又称大辣蓼、九龙天子、裂叶蓼、鸭脚蓼、猪草，为蓼科植物掌叶蓼的全草。

[2] 阴痹：病名。一指发于阴分的痹证，如骨痹；二指阴邪所致之痹，如寒痹、湿痹。

【导读】《中华本草》认为，本品具有止血、清热的功效，能主治吐血、衄血、崩漏、赤痢及外伤出血。

巴　豆

【原文】巴豆[1]，味辛，温。主伤寒，温疟寒热[2]。破癥瘕，结聚坚积，留饮痰癖[3]，大腹水胀。荡练[4]五脏六腑，开通闭塞，利水谷道。去恶肉，除鬼毒[5]、蛊疰[6]邪物[7]。杀虫鱼。一名巴椒。

【注释】

[1] 巴豆：别名刚子、江子、巴果、双眼龙，为大戟科植物巴豆的种子。入胃、大肠经。

具有泻下寒积、逐痰、行水、杀虫之功效。可用以治疗寒积停滞、胸腹胀满急痛、大便不通、痰饮、水肿、腹水、癫痫、癫狂。也可用以治疗痢疾、白喉。外用可治恶疮、疥癣等。孕妇忌用。

[2] 温疟寒热：温疟病及其出现的恶寒发热症状。温疟，以发热为主的疟疾。

[3] 痰癖：病名。水饮酿痰，流聚胸胁而成的癖病。《诸病源候论·痰癖候》："痰癖者，由饮水未散，在于胸腑之间，因遇寒热之气相搏，沉滞而成痰也。痰又停聚流移于胁肋之间，有时

而痛，即谓之痰癖。"

[4] 练：通"涑"。涤练，即冲刷、洗涤。《说文通训定声·乾部》："练，假借为涑。"

[5] 鬼毒：病名。不明原因邪毒所引起的病证，又称毒注。

[6] 蛊疰：古病名。由于虫毒结聚，脉络瘀塞引起的胀满、痞块一类的疾患，或指少腹痛热、尿白浊一类的病证。

[7] 邪物：引起诸病的各种病邪。

【导读】巴豆能泻下祛积、逐水消肿，用于治疗寒积停滞、胸腹胀满；外用蚀疮，治疗恶疮疥癣、疣痣、白喉、疟疾、肠梗阻。其根，具有温中散寒，祛风活络之功效，用于治疗风湿性关节炎、跌打肿痛、毒蛇咬伤。其叶，外用治冻疮，并可杀孑孓、蝇蛆。以本品组成的名方有《伤寒论》的三物白散、《金匮要略》三物备急丸等。

蜀　椒

【原文】蜀椒[1]，味辛，温。主邪气咳逆，温中。逐骨节皮肤死肌，寒湿痹痛，下气。久服之，头不白[2]，轻身，增年。

【注释】

[1] 蜀椒：又名花椒、川椒，为芸香科植物青椒或花椒的果皮。其果仁为椒目，亦能入药。

入脾、胃、肾经。本品具有温中散寒、止痛、燥湿、杀虫的功效。可煎汤灌肠治疗蛲虫病。煎水熏洗治疗阴痒及滴虫病，含漱可治疗龋齿疼痛。椒目能利水。

[2] 头不白：头发不白。蜀椒言其有乌发的功效。

【导读】本品据产地不同而有蜀椒、秦椒之分。蜀椒主治咳嗽上气及慢性风湿痹痛；秦椒主治风邪引起的腹痛、寒痹，可暖脾胃、止牙痛，使牙齿坚固。本品可使头发不易脱落，明目，止呕逆，去皮肤瘢痕，促使毛发生长。

皂　荚

【原文】皂荚[1]，味辛，咸，温。主风痹[2]，死肌[3]，邪气风头[4]，泪出。利九窍，杀精物[5]。

【注释】

[1] 皂荚：又名皂角、大皂角，豆科植物皂荚的果实。入肺、大肠经。具有开窍、涤痰、通

便、消肿、杀虫之功效。可治风痰昏厥、口噤不开、头风头痛、癫痫痰盛、咳嗽痰喘。可治大便干燥，肠麻痹，不完全性梗阻。外用可治痈疽、便毒、癣疥等。古人有用以治疗中风口噤不开者，用皂荚去皮，涂猪脂炙令黄色，为末，每服一钱匕。《斗门秘传方》治"卒头痛，以皂角

末，吹入鼻中令嚏则止"。孙思邈"治误食物落鼻中及入眼不出，吹皂角耳嚏"。治"人好魇，以末吹鼻中"。

[2] 风痹：风邪偏盛所致，指痛呈游走不定，时作时止的痹证，又名行痹，故曰"风气胜者为行痹"。

[3] 死肌：肌肤麻木不仁，感觉丧失，如同肌肤坏死。

[4] 风头：病证名。即"头风"证。风邪犯于头所致的经久不愈之头痛病。常为素有痰饮或痰火结滞头部，加之风寒或风热侵犯而致。

[5] 精物：原因不明的致病因素。

【导读】皂荚树的荚果、种子、枝刺、根、茎、叶均可入药，荚果入药可祛痰、利尿；种子入药可治癣、通便秘；皂刺入药可活血并治疮癣；其根、茎、叶可清热解毒。皂荚即为皂荚树的果实和种子，具有祛风痰、除湿毒、杀虫之功效，临床用以治疗中风口眼歪斜、头风头痛、咳嗽痰喘、肠风便血、下痢噤口、痈肿便毒、疮癣疥癞等。

柳 华

【原文】柳华[1]，味苦，寒。主风水[2]，黄疸[3]，面热黑[4]。一名柳絮。

叶，主马疥痂疮。

实，主溃痈，逐脓血。

子汁，疗渴。

【注释】

[1] 柳华：又名柳椹、杨花、柳蕊，为杨柳科植物垂柳的花。其叶、实、子均可入药。具有祛风利湿、止血散瘀之功效。可治风水、黄疸、咯血、吐血、便血、血淋、经闭。烧灰存性外用可治走马牙疳（牙龈炎、牙龈脓肿）。

[2] 风水：病名。指风邪袭肺，肺失宣降，水道不通之突然浮肿，以上身半为甚的水肿病。

[3] 黄疸：病名。多因湿热蕴脾，或肝胆湿热所致的以身黄、目黄、尿黄为特点的病证。

[4] 面热黑：面部因邪热所致的如烟火熏灼之黛黑症状。

【导读】药理研究证明，柳树皮、叶、花的提取物（水杨贰）被称为"天然阿司匹林"，具有解热、镇痛、抗风湿作用，可用以治疗轻度发热、流行性感冒，可以减轻关节炎疼痛和腰腿疼痛。

楝 实

【原文】楝实[1]，味苦，寒。主温疾[2]，伤寒[3]，大热烦狂[4]。杀三虫，疥疡，利小便、水道。

【注释】

[1] 楝实：即川楝子，又名金铃子，为楝科植物川楝的果实。入肝、胃、小肠经。具有清利

湿热、理气止痛及杀虫的功效。可治肝胃气痛、胁痛、疝痛、痛经、虫积腹痛、乳腺炎等。外用可治疗头癣。有明显的驱杀蛔虫作用。川楝树的根皮也能驱杀蛔虫。

[2] 温疾：温病，是外感风热之邪所致

之病。

[3] 伤寒：有广狭两义，广义伤寒指外感病之总称，狭义仅指寒邪外袭，症见恶寒、发热、无汗、身痛、脉浮紧。

[4] 大热烦狂：因高热而致心烦、狂乱。

【导读】 临床有用楝实治热厥心痛，或发或止，久不愈者（《活法机要》金铃子散）；有用其治膀胱疝气，闭塞下元，大小便不通，疼痛不可忍者（《杨氏家藏方》金铃子散）；有用以治疗寒疝，以及阴囊偏坠疼痛、小肠疝痛者（《医方简义》导气汤）；有用以治疗肾消膏淋、病在下焦者（《太平圣惠方》）。

郁李仁

【原文】 郁李仁[1]，味酸，平。主大腹水肿，面目、四肢浮肿，利小便水道。

根，主齿断肿，龋齿[2]，坚齿[3]。一名爵李。

【注释】

[1] 郁李仁：为蔷薇科植物欧李或郁李的果核。入脾、大肠、小肠经。具有润肠通便、利水消肿之功效。可治肠燥便秘、小便不利、水肿。郁李的根亦可入药，可治龋齿、齿断肿痛。

[2] 龋齿：病名。牙齿蛀空朽痛者，多因口腔不洁，或风痰湿热熏蒸阳明所致。症见龈肿齿痛，时作时止。

[3] 坚齿：因其能治齿病，故称其能使牙齿坚固。

【导读】 药理研究证明，本品对实验动物有强烈的泻下作用。临证可用以治疗风热气秘（《圣济总录》郁李仁散）；可用以治疗脚气、肿满、喘促、大小便艰涩（《太平圣惠方》郁李仁粥）；可用以治疗气血壅涩、腹胁胀闷、四肢浮肿、坐卧气促者（《鸡峰普济方》郁李仁散）。

莽　草

【原文】 莽草[1]，味辛，温。主风头[2]，痈肿，乳肿[3]，疝瘕。除结气[4]，疥瘙。杀虫鱼。

【注释】

[1] 莽草：别名红茴香、山木蟹，木兰科植物狭叶茴香的叶。具有祛风湿、消肿胀的功效。常用以治疗头风、痈肿、瘰疬、皮肤麻痹、疥癣、秃疮。只可煎水外洗、外敷，不可内服。

[2] 风头：头风病。风邪侵犯于头而致以头痛、时发时止等为特征的病。

[3] 乳肿：乳腺炎早期，乳房红肿疼痛。化脓后为乳痈，故别本作乳痈。实乃一病的不同

阶段。

【导读】本品的枝、叶、根、果均有毒，其果实形似大茴香而有误用中毒者。历代外用其治疗头风久痛，如取莽草煎汤沐之，勿令入目（《太平圣惠方》）；可用以治疗瘰疬、发肿而坚、结成核者（《太平圣惠方》）；可用以治疗诸贼风、肿痹、风入五脏、恍惚，以及疥癣杂疮（《补缺肘后方》莽草膏）。

[4] 结气：病机名，气机郁结滞碍。

雷　丸

【原文】雷丸[1]，味苦，寒。主杀三虫[2]，逐毒气，胃中热。利丈夫，不利女子[3]。作摩膏[4]，除小儿百病。

【注释】

[1] 雷丸：别名竹苓、雷实、竹铃芝，多孔菌科植物雷丸的菌核。入胃、大肠经。具有杀除肠道寄生虫的功效。能治疗绦虫病、钩虫病、蛔虫病、脑猪囊尾蚴病，也有抗滴虫的功效。雷丸驱杀绦虫疗效极佳，但要生用，每次20g。

[2] 三虫：指肠道寄生的蛲虫、绦虫、蛔虫。

[3] 利丈夫，不利女子：雷丸治病对男性比女性的效果明显。

[4] 摩膏：指用雷丸制成的药膏，以供按摩时敷涂之用。

【导读】临床用以治疗肠道寄生三虫（《圣济总录》雷丸散），可用以消疳杀虫（《杨氏家藏方》雷丸散），可外用治疗小儿风痫、掣疭戴眼（《普济方》雷丸膏），还可制成粉状涂身，用以治疗少小有热不汗之者（《备急千金要方》二物通汗散）。

梓白皮

【原文】梓白皮[1]，味苦，寒。主热，去三虫。

叶，捣傅[2]猪疮，饲猪肥大三倍。

【注释】

[1] 梓（zǐ）白皮：紫葳科植物梓的根皮或树皮的韧皮部。入胆、胃经。具有清热、解毒、利湿之功效。可治温病发热、黄疸、水肿。煎水外洗可治疗小儿热疮、皮肤瘙痒、疥疮。现代研究证明，其木质部为梓木，煎水熏洗，可治痛风。

[2] 傅：通"敷"。外敷。

【导读】临床应用本品可治疗伤寒瘀热在里，身体发黄之证（《伤寒论》麻黄连翘赤小豆汤）；也可用以治疗伤寒及时气温病、头痛、壮热、脉大、始得一日者（《补缺肘后方》）；还可用以治疗肾炎浮肿，如以梓根白皮、梓实、玉蜀黍须，水煎服。

桐　叶

【原文】桐叶[1]，味苦，寒。主恶蚀疮[2]，著阴[3]。

皮，主五痔[4]，杀三虫。

花，主傅猪疮。饲猪肥大三倍。

【注释】

[1]桐叶：又名白桐叶，大戟科植物油桐的叶子。具有清热解毒、利水消肿之功效。可治手足浮肿、痈疽肿毒。可内服，亦可外用。其皮、根、子、花均可入药治病。

[2]恶蚀疮：亦名阴中生疮、阴疮、阴蚀疮等。多因情志郁火，损伤肝脾，湿热下注郁蒸生虫，虫蚀女阴所致。症见阴部溃烂，脓血淋漓，或痛或痒，肿胀坠痛，伴有赤白带下。

[3]著阴：将桐皮外敷于阴疮部位。阴疮，外阴生疮。

[4]五痔：五种痔病，牡痔、牝痔、脉痔、肠痔、血痔的合称。详载于《备急千金要方》。

【导读】油桐的根、叶、花均可入药。根可以消积驱虫、祛风利湿，用于治疗蛔虫病、食积腹胀、风湿筋骨痛、湿气水肿；叶可以解毒、杀虫；外用可治疮疡、癣疥。花可以清热解毒、生肌，外用治烧、烫伤。油桐的毒性也很大，油桐树的叶、树皮、种子、根均含有毒成分，种子的毒性最大，有毒成分主要为桐子酸及异桐子酸，对胃肠道有强烈的刺激作用，并可损伤肝、肾。榨油后的桐油饼含毒苷，其毒性大于桐油。

石　南

【原文】石南[1]，味辛，平。主养肾气，内伤阴衰[2]。利筋骨皮毛。

实[3]，杀蛊毒，破积聚，逐风痹[4]。一名鬼目。

【注释】

[1]石南：又名"石楠"，为蔷薇科植物石楠，其叶、藤均可入药。其叶名为石南叶。入肝、肾经。有祛风湿、强筋骨之功效。可治风湿痹痛、头风、风疹、腰膝酸软、阳痿、遗精。石南藤又名南藤、瓜岩香，也能治风湿痹痛、肾虚腰痛、阳痿及咳喘。

[2]阴衰：指性功能减退的阳痿、性欲冷淡等。

[3]实：石南的果实。

[4]风痹：病名，即《素问·痹论篇》所说的"其风气胜者为行痹"。以症状移走不定，时作时止为特点。

【导读】石南的叶和根入药可用作强壮剂、利尿剂，有镇静解热等作用。临床可祛风除湿、活血解毒。常用于治疗风痹、历节痛风、头风头痛、腰膝无力、外感咳嗽，以及疮痈肿痛、跌打损伤、风湿筋骨疼痛、阳痿遗精等。

黄 环

【原文】黄环[1]，味苦，平。主蛊毒，鬼疰[2]，鬼魅[3]，邪气在脏中。除咳逆，寒热。一名凌泉，一名大就。

【注释】

[1] 黄环：《新修本草》注谓其就葛，其子谓狼跋子。

[2] 鬼疰：古病名，即痨瘵，因劳伤伤正，感染痨虫所致。症见潮热、盗汗、咳嗽胸痛、咯血等，患者死后还可能传染给他人。

[3] 鬼魅：能引起症状怪异病症的不明病因。

【导读】《吴普本草》谓"蜀黄环，一名生刍，一名根韭"。《本草经集注》认为其"味苦，平，有毒。主治蛊毒、鬼疰、鬼魅、邪气在脏中，除咳逆寒热。一名凌泉，一名大就，生蜀郡山谷。三月采根，阴干。鸢尾为之使，恶茯苓、防己"。《新修本草》谓之"味苦，平，有毒。主蛊毒、鬼疰、鬼魅、邪气在脏中，除咳逆寒热。一名陵泉，一名大就。生蜀郡山谷"。后世不识本品，故而不用。

溲 疏

【原文】溲疏[1]，味辛，寒。主身皮肤中热，除邪气，止遗溺[2]。可作浴汤。

【注释】

[1] 溲疏：又名巨骨、空木，为虎耳草科植物溲疏的果实。具有清热利水之功效。可治胃中热、小便不利。煎水熏洗，可治皮肤中热。

[2] 遗溺：病证名，即遗尿。溺，后通作"尿"。

【导读】"溲"，指尿；"疏"，即疏导顺畅。因本品具有利尿之功而名之曰"溲疏"，其根、叶、果均可入药。本品具有清热利尿、补肾截疟、解毒、接骨之功效。临证可治感冒发热、小便不利、夜尿频数、疟疾、疥疮、骨折等病证。《备急千金要方》承泽丸以本品组方，治疗妇人下焦三十六疾、不孕绝产者。

鼠 李

【原文】鼠李[1]，主寒热[2]，瘰疬疮[3]。

【注释】

[1] 鼠李：指鼠李科植物鼠李的树皮，其根

为鼠李根。苦，微寒，有小毒。具有清热、通便之功效。可治风痹、皮肤热毒、大便秘结。煎水含漱治龋齿、牙痛。

[2] 寒热：一指恶寒发热症状；二指外感病的泛称，以外感病初起均有恶寒发热表现故；三指疟疾，以疟疾寒热往来为特征故；四指引起瘰疬的病因；五指寒热邪气及其所致病证。

[3] 瘰疬疮：病名，鼠瘘。瘰疬溃破后的疮疡又称为"老鼠疮"，形成的窦道名鼠瘘。

【导读】 古代多用本品治疮疡，如《新修本草》认为，鼠李"子（果核）主牛马六畜疮中虫，或生捣敷之，或和脂涂，皆效"。《传信方》列举实例以证之，指出"方大人口中疳疮并发背，万不失一……如患发背，重汤煎令极稠，和如膏，以帛涂之疮上神效。襄州军事柳岸妻窦氏口疳十五年，齿尽落，龈亦断坏，不可近，用此方遂瘥"。

松　萝

【原文】 松萝[1]，味苦，平。主嗔怒[2]，邪气。止虚汗，头风，女子阴寒肿痛[3]。一名女萝。

【注释】

[1] 松萝：又名云雾草、老君须、金线草、龙须草、松上寄生等，为松萝科植物长松萝的丝状体。具有止咳化痰、活血通络、清热解毒之功效。可治慢性气管炎、肺结核、咳嗽痰多、风湿痹痛、头痛、目赤翳膜。研末外敷治疗瘰疬、痈肿、溃疡、创伤出血、烧伤。

[2] 嗔（chēn）怒：因生气而睁大眼睛。嗔，睁大眼睛。

[3] 女子阴寒肿痛：阴寒，病名。因肾阳不足而致外阴寒冷、小腹冷痛，影响生育，伴有阴部肿痛。

【导读】 药理研究表明，本品有很强的抗感染和抗原虫的作用，所含的松萝酸之抗感染作用尤为突出，还具清肝、化痰、止血、解毒之功用。《中药大辞典》载，本品可用于治疗肺结核，内服松萝提取物制成的松萝酸钠片剂或粉剂，可取得较满意的效果。也可用以治疗慢性气管炎，内服松萝煎剂或松萝提取物制成的片剂，均对单纯型喘息性或有合并症的慢性气管炎有较好疗效。

药实根

【原文】 药实根[1]，味辛，温。主邪气[2]，诸痹疼酸。续绝伤，补骨髓。一名连木。

【注释】

[1] 药实根：《本草纲目》作"解药实根"，

附在解药子项下。李时珍亦认为该品味辛、性温，能祛除湿寒风邪引起的多种痹证疼痛。尚志钧校注本据其能"续绝伤，补骨髓"作用而移于"中品"之内。

[2] 邪气：结合上下文，似指引起"诸痹"的致痹邪气。

【导读】古代本草类著作对本品记载不一，《证类本草》中有"唐本注云：此药子也，当今盛用，胡名那绽，出通州、渝州。《本经》用根。恐误载根字。子，味辛，平，无毒。主破血、止痢、消肿，除蛊疰蛇毒。树生，叶似杏，花红白色，子肉味酸、甘，用其核仁"，与李时珍的记载有别，故当今少有研究。

蔓　椒

【原文】蔓椒[1]，味苦，温。主风寒湿痹，历节[2]疼。除四肢厥气[3]，膝痛。一名家椒。

【注释】

[1] 蔓椒：别名入地金牛，又名两面针、上山虎等，为芸香科植物光叶花椒的根及根皮。具有祛风、治血、麻醉止痛、解毒之功效。可治疗风湿痹痛、腰肌劳损、跌打损伤、胃肠绞痛、胆道蛔虫引起的疼痛。煎水含嗽，治疗牙痛。外敷治疗毒蛇咬伤。《本草求原》称之为地金牛，为治风寒湿痹的专药。《本草经集注》认为此药"可以蒸病出汗也"。《食疗本草》认为该药能"主贼风挛急"。

[2] 历节：病名。又名历节风、痛风。"历节风之状，短气自汗出，历节疼痛不可忍，屈伸不得是也"（《诸病源候论·风病诸候》）。

[3] 四肢厥气：四肢逆冷。《素问·五脏生成篇》："凝于足者为厥。"王冰注："厥，谓足逆冷也。"

【导读】本品有祛风、通络、消肿、止痛之功效。临床主治风湿骨痛、喉痹、瘰疬、胃痛、牙痛、跌打损伤、火烫伤等。据《中药大辞典》记载，用蔓椒和七叶莲制成注射液，可治疗神经痛、头痛、风湿痛、胃肠绞痛。也可用以治疗急性扁桃体炎、扁桃体周围脓肿、咽旁脓肿患者。

栾　华

【原文】栾华[1]，味苦，寒。主目痛，泪出，伤眦[2]。消目肿。

【注释】

[1] 栾华：为无患子科植物栾树的花。主治目痛、流泪，及目赤烂等疾。

[2] 伤眦：目内外眦受伤的病证。

【导读】《中华本草》认为，本品具有清肝明目的功效。临证可治疗目赤肿痛、多泪等症，《新修本草》有"台黄连作煎，疗目赤烂"的记载。《岭南采药录》所载的"栾华"为菊科植物阔苞菊的茎叶或根，性温，味甘，具有暖胃去积、软坚散结、祛风除湿的功效，主治小儿食积、瘿瘤痰核、风湿骨痛等。二者名称虽同，但并非一物，不可混淆。

淮　木

【原文】淮木[1]，味苦，平。主久咳上气，伤中虚羸[2]，女子阴蚀[3]，漏下赤白沃[4]。一名百岁城中木。

【注释】

[1] 淮木：《本草纲目》认为，此物又名"百岁城中木、城里赤柱"。即古城中之木。治久咳上气、伤中虚羸、女子阴蚀、漏下、赤白带下、崩漏、湿痹邪气。亦主难产。

[2] 伤中虚羸：指因损伤内脏所导致的虚衰瘦弱乏力症状。中，内脏。

[3] 阴蚀：指因肝、脾湿热下注，致使外阴生疮溃烂的病。

[4] 漏下赤白沃：指女子非月经期间的阴道出血病。出血量不多，但淋漓不断，如屋之漏，且伴有白带。

【导读】《本草纲目》记载："《吴普本草》：淮木生晋平阳、河东平泽，与《别录》城里赤柱出处及主治相同，乃一物也。即古城中之木，晋人用之，故云生晋平阳及河东。今并为一，但淮木字恐有差讹耳。"

大豆黄卷

【原文】大豆黄卷[1]，味甘，平。主湿痹[2]，筋挛膝痛。生大豆，涂痈肿。煮汁饮，杀鬼毒，止痛。

赤小豆[3]，主下水，排痈肿脓血。

【注释】

[1] 大豆黄卷：别名大豆卷、豆卷，为豆科植物大豆的种子发芽后晒干而成。入脾、胃经。有清解表邪、分利湿热之功效。治暑湿感冒、湿温初起之汗少、胸脘痞闷、小便不利、水肿、湿痹。《普济方》中应用其治头风、湿痹，用大豆黄卷一斤，酥半两，为末，食前温水服一匙，日一服。《宣明论方》用其治周痹，每服半钱，温酒调下，空心，加至一钱，日三服。生大豆，古人用其和饭捣涂一切肿毒。唐慎微认为，煮饮服之，可去一切毒气。其有止痛功效，故《备急千金要方》用其治头风头痛、头项强不得顾视、胁痛如打等。

[2] 湿痹：病名。指以湿邪为主伤人所致之痹，又称"着痹"。症见病位固定，肢体困重而痛者。

[3] 赤小豆：别名红豆、红小豆，为豆科植物赤小豆的种子。酸，平，入心、小肠经。具有利水除湿、解毒排脓的功效。可治水肿、脚气、

黄疸、泻痢。外敷治痈肿、痄腮。《药性论》认为其能消热毒痈肿，散恶血不尽，捣薄涂痈肿上，主小儿急黄烂疮，取汁令洗之，不过三度差。此为"排痈肿脓血"的佐证。对其下水之用，《独行方》认为"疗水肿，从脚起入腹则杀人，亦用赤小豆一斗，煮令极烂，取汁四五升，温渍膝以下，若已入腹，但服小豆勿杂食亦愈"。

【导读】此节列二味药物论之。大豆黄卷为豆科植物大豆的种子发芽后晒干而成，具有清解表邪、分利湿热之功效。主治湿温初起、湿热不化、汗少、胸痞、水肿胀满、小便不利、湿痹、筋挛、骨节烦疼等症。常与藿香、佩兰等配合应用，治疗湿温、暑湿初起、发热、恶寒、身重、胸闷、苔腻等有表证者。对于湿温、暑湿等湿热病证，每与茯苓、滑石、黄芩等配合应用。

赤小豆具有利湿消肿、清热退黄、解毒排脓的功效。治疗水肿、脚气、黄疸、泻痢、便血、痈肿等症。以其为主要药物组成的方剂，如《伤寒论》中的麻黄连翘赤小豆汤、《太平圣惠方》中的赤小豆散，均可治湿热黄疸。本品作为食疗佳品，有良好的润肠通便、降血压、降血脂、调节血糖、预防结石、健美减肥的作用。

腐婢

【原文】腐婢[1]，味辛，平。主痃[2]，疟[3]，寒热邪气，泄利，阴不起[4]，病酒头痛[5]。

【注释】

[1] 腐婢：又名小青、凉粉柴、山膏药、六月冻，为马鞭草科植物豆腐木的根或茎、叶。具有清热解毒、消肿之功效。可治疟疾、腹泻、痢疾、阑尾炎、肝火头痛。外敷治疗痈肿疮疖、外伤出血、蛇咬伤、烫伤。

[2] 痃：病名，亦称痃气。指腹部两侧筋脉杠起急痛的病。

[3] 疟：《本草纲目》引文为"痰疟"。

[4] 阴不起：指阴茎不能勃起，不能完成正常的性交活动，即阳痿。

[5] 病酒头痛：因饮酒而引起的头痛。

【导读】临床可用于治疗跌打损伤、风火牙痛、毒蛇咬伤。取腐婢鲜根皮捣烂敷天庭穴及伤口，还可以治疗烧伤。

瓜蒂

【原文】瓜蒂[1]，味苦，寒。主大水[2]，身面四肢浮肿。下水[3]，杀蛊毒[4]，咳逆上气，及食诸果病[5]在胸腹中，皆吐、下之。

【注释】

[1] 瓜蒂：又名甜瓜蒂、瓜丁、瓜丁香，为葫芦科植物甜瓜的果柄。入胃经。具有催吐、退黄疸之功效。可治宿食停积、食毒入胃、癫痫痰盛，可用以催吐，可治湿热黄疸。

[2] 大水：严重的水肿病。"主大水"诸句所述，疑指今之"肝硬化"所出现的症状。

[3] 下水：经通便、利尿而祛除水湿，达到使水肿消退的功效。

[4] 蛊毒：病名。症状复杂，变化不一，病情较重，预后凶险的病。如恙虫病、血吸虫病、毒痢、肝硬化等。

[5] 食诸果病：包括进食水果在内的食物中毒及食积病。

【导读】本品常用于治疗急性黄疸型传染性肝炎。《伤寒论》瓜蒂散可用以治疗桂枝证，如治胸中有寒之头不痛、项不强、寸脉微浮、胸中痞硬、气上冲咽喉、不得息者；《金匮要略》一物瓜蒂汤用以治疗太阳中暍，如治夏月伤冷水，水行皮中所致之身热疼重而脉微弱者。

苦 瓠

【原文】苦瓠[1]，味苦，寒。主大水，面目，四肢浮肿，下水。令人吐[2]。

【注释】

[1] 苦瓠（hù）：又名苦匏（páo）、苦壶卢等。有利水祛湿、杀虫的功效。可治水肿、石淋、痰饮、小便不通、黄疸，也可治痈疽恶疮。外用疥癣，龋齿。《本草纲目》称苦瓠为苦壶卢，古代多用其治肿满、黄疸、蛊毒等水湿较盛的痰患。

[2] 令人吐：该药有催吐的作用或不良反应。

【导读】本品味苦，有毒，其蔓、须、叶、花、子、壳均可入药，医治多种疾病。蔓、须药性与花相同，可治麻疮。苦瓠瓤及子，味苦，性寒，有毒，可治牙病、牙龈或肿或露、牙齿松动，又可治面目及四肢肿、小便不通、鼻塞及一切痈疽恶疮。苦瓠壳的药用价值最高，其味甘，性平，有毒，用于消热解毒、润肺利便。愈是陈年的苦瓠壳，疗效愈高，可治疗高血脂、尿道结石等疾病，还可用于减肥、去口臭。鲜苦瓠有清热利水、止渴、解毒功效，可治水肿、消鼓胀（如《备急千金要方》卷二十一的苦瓠丸）。生食或煎汤饮，能清热利尿、生津止渴。

六畜毛蹄甲

【原文】六畜毛蹄甲[1]，味咸，平。主鬼疰[2]，蛊毒，寒热，惊痫，癫痓[3]，狂走。骆驼毛尤良[4]。

【注释】

[1] 六畜毛蹄甲：指牛、羊、猪、马、鸡、狗六种动物带毛的蹄爪。主治鬼疰、蛊毒、寒热、惊痫、癫痓、狂走等病。六畜毛蹄甲在古代记述虽不完全一致，但都不包括骆驼，而《神农本草经》则说骆驼毛尤良，说明本品中自当有骆驼毛蹄。

[2] 鬼疰：病名，痨瘵，又名传尸、鬼注等，因过劳伤正而感染痨虫所致。症见咳嗽、咯血、胸痛、潮热、盗汗、消瘦、乏力等，死后还可传染他人。"人先天地痛，忽被鬼邪所击，当时心腹刺痛，或闷绝倒地，如中恶之类。其得瘥之后，余气不歇，停住积久，有时发动，连滞停住，乃至于死。死后注易旁人，故谓之鬼注也"（《太平圣惠方》卷五十六）。谓患者死后传染他人。疰，传染。

[3] 痓：痉。抽搐，痉挛。

[4] 骆驼毛尤良：带毛的骆驼蹄子药用效果更好。

【导读】《本草纲目》记载："弘景曰：六畜，谓牛、羊、猪、马、鸡、狗，亦不必出此矣。时珍曰：此系《本经》一品，姑存以见古迹。"有人治疗癫痫时用六头小牛的新鲜蹄甲焙干研末，装入胶囊，分为 30 份，每日 2 次，用 10 ~ 20 毫升黄酒送服，有一定疗效。

燕　屎

【原文】燕屎[1]，味辛，平。主蛊毒，鬼疰。逐不祥邪气。破五癃[2]，利小便。

【注释】

[1] 燕屎：胡燕干燥粪便。燕肉、燕卵、燕毛均入药。主治蛊毒、鬼疰、破五癃、利小便。煎汤浴洗，治小儿惊风。《本草经集注》认为："燕有两种：有胡，有越，紫胸轻小者，是越燕，不入药用；胸斑黑，声大者是胡燕。"

[2] 破五癃：治疗五种淋证。五淋有热淋、石淋、膏淋、血淋、气淋五者。

【导读】本品性味辛平，可通利九窍、入脾利湿，有清热解毒，祛邪除湿的作用。祛邪除湿后则正气充盈畅通，因而燕屎还可以治疗小儿惊悸。又因燕屎入肺经，能通水道，疏膀胱，所以还可治疗小便不通、五淋等病证。临床多外用治疗骨瘤、脂瘤、石瘤、肉瘤、血瘤、息肉等。

天鼠屎

【原文】天鼠屎[1]，味辛。寒。主面痈肿，皮肤洗洗[2]时痛，腹中血气[3]。破寒热[4]，积聚。除惊悸[5]。一名鼠法，一名石肝。

【注释】

[1] 天鼠屎：夜明砂，又名蝙蝠屎，蝙蝠科动物蝙蝠的干燥粪便。有清肝明目，散血消积之功效。可治肝热目赤，白睛溢血，青盲，雀目，白内障，角膜薄翳，疳积，跌打损伤等。

[2] 洗洗（xiǎn xiǎn）："洗"同"洒"，寒栗貌。《玉篇·水部》："洗，今以为洒字。"

[3] 腹中血气：腹内因血气失常所致的病证。

[4] 寒热：病证名。

[5] 惊悸：病证名。惊骇而心悸，或心悸易惊，恐惧不安的病证。可因心虚、心热、痰热而致。

【导读】本品自《日华子本草》之后始称夜明砂，有清肝明目，散瘀消积功效。主治肝热目赤，白睛溢血，青盲，雀目，白内障，角膜薄翳，疳积，瘰疬，疟疾，跌打损伤。

鼺　鼠

【原文】鼺鼠[1]，主堕胎，令产易[2]。

【注释】

[1] 鼺（léi）鼠：又名耳鼠、鼯鼠、飞鼠等，为鼺鼠科动物棕鼺鼠的干燥全体。咸，温，有毒。具有催生之功效，治疗堕胎或难产。

【导读】本品主要用以处理难产、堕胎，孕妇慎用。

伏　翼

【原文】伏翼[1]，味咸，平。主目暝[2]。明目，夜视有精光[3]。久服令人熹乐[4]，媚好[5]，无忧。一名蝙蝠。生太山[6]川谷。

【注释】

[1] 伏翼：蝙蝠，又名天鼠、仙鼠、夜燕等，药用其肉或干燥的全体。治疗目痒痛、五淋证、女子带下、久咳上气、久疟、瘰疬、金疮等。

[2] 目暝：眼睛昏花。《字汇·目部》："暝，目不明。"

[3] 夜视有精光：有较强的暗视能力。精光，指视力。

[4] 熹乐：心情愉快、快乐。"熹"，同"喜"。

[5] 媚好：面容娇美。言此物有美容作用。

[6] 太山：大山。太，大也。

【导读】本品治疗"目暝"，有"明目"功效，但并非因为其有补益作用，而是因其可活血故能明目。《李当之药录》认为本品能"主女子余疾、带下病、无子"可证。《本草纲目》认为，"蝙蝠性能泻人，观治金疮方，皆致下利，其毒可知"。瞑作闭目解,目闭则不见物,引申为眼瞎或眼昏瞑,又可为多眠证。陈藏器认为"取其血滴目。令人不睡,夜中见物",据此,亦可探讨其是否具有醒神的作用。

虾蟆

【原文】虾蟆[1],味辛,寒。主邪气[2],破癥坚血[3],痈肿,阴疮[4]。服之不患热病。

【注释】

[1] 虾蟆(há ma):又名蟾蜍、癞蛤蟆,为蟾蜍科动物中华大蟾蜍的全体。具有解毒消肿、止痛、利尿的功效。可治慢性气管炎、痈疖、疔疮、瘰疬、咽喉肿痛、水肿、鼓胀、小便不利、小儿疳积。

[2] 邪气:一切致病因素。

[3] 坚血:顽固的瘀血。坚,指坚固、牢固、顽固。

[4] 阴疮:病名。女子阴部所生的疮疡。《诸病源候论·阴疮候》:"阴疮者,由三虫、九虫动作侵食所为也。"

【导读】现代药理研究表明,本品有抗癌、抑杀癌细胞的作用。虾蟆,有人认为是蟾蜍,也有人认为是青蛙。但青蛙历代无治"破癥坚血"的记载,蟾蜍却不乏其证,况且《本草图经》曰:"《本经》云,一名蟾蜍。"另,《证类本草》所附之图亦为蟾蜍。据此,虾蟆不是青蛙。其功用为清热解毒、祛瘀消肿。

马刀

【原文】马刀[1],味辛,微寒。主漏下赤白,寒热[2]。破石淋,能杀禽兽贼鼠。

【注释】

[1] 马刀:又名马蛤、齐蛤、蜌、蝏蜋等,生于海边滩涂,其肉可药食两用,以贝壳入药。主治妇人漏下赤白、寒热病,也可治石淋。能消除五脏热邪,能补中,止烦满,去厥痹,消水瘿、气瘿,可治疗痰饮病。

[2] 寒热:一指恶寒发热症状;二指外感病的总称,以外感病表证阶段多有恶寒发热症状故;三指疟疾,以疟疾有寒热往来特征故;四指引起瘰疬的病因;五指寒热邪气及其所致的病证。

【导读】本品具有散结消痰、通淋除热、凉血止血、平肝息风的功效。临床主治瘿瘤、痰饮、淋病、崩漏、吐血、衄血、眩晕及耳鸣诸疾。

蟹

【原文】蟹[1]，味咸，寒。主胸中邪气，热结痛[2]，喎僻[3]，面肿，败漆[4]烧之致鼠。

【注释】

[1] 蟹：又名螃蟹，为方蟹科动物中华绒螯蟹的肉或全体。入肝、胃经。具有清热、散血、续绝伤之功效。可治疗跌打损伤，骨折、耳聋，咽肿喉痹。捣敷外用治疥癣、漆疮、烫伤。可清热活血而止痛，又能治漆过敏者，《本草图经》记载："其黄能化漆为水，故涂漆疮用之。"其

烧之后腥臊之味可引来老鼠。

[2] 主胸中邪气，热结痛：《医心方》作"主胸中邪热气结痛"，可从。即蟹能治疗因热邪滞留胸中而引起疼痛的病证。

[3] 喎（wāi）僻：口眼歪斜。

[4] 败漆：漆疮。一指因接触漆过敏所导致的溃破感染。二指蟹可使漆失去效力，故《千金翼方》云能"散漆"，《本草纲目·介部》言"能败漆"。三指破败的漆器，如森立之本云"败漆，《万安方》作义与败漆器合"。

【导读】本品具有清热、散瘀、消肿解毒的功效。临床用于治疗湿热黄疸、产后瘀滞腹痛、筋骨损伤、痈肿疔毒、漆疮、烫伤诸疾，如《濒湖集简方》中治湿热黄疸。

蛇 蜕

【原文】蛇蜕[1]，味咸，平。主小儿百二十种惊痫，瘛疭[2]，癫疾[3]，寒热，肠痔，虫毒，蛇痫[4]。火熬之良。一名龙子衣，一名蛇符，一名龙子单衣，一名弓皮。

【注释】

[1] 蛇蜕：又名蛇衣、蛇退、蛇壳，指游蛇科动物黑眉锦蛇等多种蛇类蜕下的干燥皮膜。入肝经。具有祛风定惊、解毒消肿、退翳杀虫之功效。可治惊风、抽搐、癫痫、喉痹肿痛、小便不

通、疮疥、乳糜尿、风疹、角膜薄翳等。

[2] 小儿百二十种惊痫，瘛疭：泛指多种疾病引起的小儿惊风和抽搐。

[3] 癫疾：病名。精神失常的疾病。多因思虑太过，损伤心脾，或瘀阻心包，痰蒙心神所致。症见精神抑郁、表情淡漠、或歌或哭、默默不语等。

[4] 蛇痫：病名，痫证之一。患者发作时，吐舌、双目直视如蛇之状而得名。《婴童宝鉴》中有"蛇痫，身软，举头，吐舌视人"。

【导读】本品具有祛风、定惊、解毒、退翳之功效，用于治疗小儿惊风、抽搐痉挛、翳障、喉痹、疔肿、皮肤瘙痒。临床治疗喉痹肿痛时，用蛇蜕揉碎烧出烟，由竹筒吸放喉内，或用蛇蜕裹白梅一枚嗽咽。治疗小儿头面生疮时，将蛇蜕烧灰，

调猪油敷涂。

猬 皮

【原文】猬皮[1]，味苦，平。主五痔[2]，阴蚀[3]，下血赤白，五色血汁不止。阴肿，痛引腰背。酒煮杀之。

【注释】

[1] 猬（wèi）皮：刺猬皮，又名猬皮，为刺猬科动物刺猬的皮。入胃、大肠经。具有行气止痛、固精缩尿、化瘀止血的功效。可治胃脘痛、反胃、遗精、遗尿，也治痔疮出血、肠风下血、脱肛等。

[2] 五痔：病名。牡痔、牝痔、血痔、肠痔、脉痔五者。

[3] 阴蚀：肝、脾湿热下注，致使女性外阴溃烂生虫、痒痛、伴有赤白带下的病。

【导读】《证类本草》对本品治"五痔……下血赤白，五色血汁不止"注云："主肠风泻血，痔病有头，多年不瘥者，炙末，白饮下方寸匕。"《肘后备急方》认为"治蛊毒下血，猬皮烧末，水服方寸匕，当吐蛊虫"。《简要济众方》指出"治肠痔，下部如虫啮。猬皮烧末，生油和傅之，佳"。也有人认为刺猬皮及肉主治反胃，炙黄食之。此虽与经文所治病证不合，但其能治"蛊毒下血"，似与"五色血汁不止"有极为密切的关系。

蠮 螉

【原文】蠮螉[1]，味辛。主久聋，咳逆，毒气[2]，出刺，出汗。

【注释】

[1] 蠮螉（yē wēng）：别名土蜂、细腰蜂、果蠃（luǒ）、蒲芦，膜翅目泥蜂科昆虫，今北方有的地方多称为细葫芦。

[2] 毒气：言邪气伤人凶狠所致的病证。毒，凶狠。

【导读】本品主治咳嗽、呕逆、痈肿、蜂螫。

蜣 娘

【原文】蜣娘[1]，味咸，寒。主小儿惊痫，瘈疭，腹胀，寒热。大人癫疾，狂易[2]。一名蛣蜣。火熬之良。

【注释】

[1] 蜣娘：又名蜣螂、推丸、推车客、黑牛儿等，为金龟子科昆虫屎壳郎的干燥全体。入

肝、胃、大肠经。具有定惊、破瘀、通便、攻毒之功效。

[2] 狂易：病证名，即狂证。精神躁狂失常的病证。有外感和内伤两类，多为痰热窜心神所致。

【导读】 临床常用以治疗小儿惊痫、癥疵、腹胀、癫狂、小儿疳蚀，能堕胎。焙干研末油调外用治疗疮疡、痔漏。实验研究证明，本品提取物能增加冠状动脉血流量，增强心肌收缩力。《金匮要略》鳖甲煎丸用之，治病疟日久结为疟瘕，可见其具有破癥开结之功用。

蛞蝓

【原文】 蛞蝓[1]，味咸，寒。主贼风喎僻[2]，轶筋[3]及脱肛，惊痫，挛缩[4]。一名陵蠡。

【注释】

[1] 蛞蝓（kuò yū）：又名蜒蚰、鼻涕虫，为蛞蝓科动物蛞蝓的全体。具有清热、祛风、破瘀、通络、解毒、消肿的功效。临床常用以治疗中风喎僻、筋脉拘挛、惊痫、喘息、喉痹、咽肿、经闭、癥瘕。外敷治疗痔疮、脱肛、痈肿。

[2] 喎僻：病证名，亦称口僻，口喎。口眼歪斜于一侧的症状。多由邪风阻滞经脉所致。

[3] 轶筋：筋突出。轶，超过、超越。

[4] 挛缩：肢体筋肉拘挛紧缩。

【导读】 本品具有清热祛风、消肿解毒、破瘀通经之功效。临床主治中风歪僻、筋脉拘挛、惊痫、喘息、喉痹、咽肿、痈肿、丹毒，经闭、癥瘕、蜈蚣咬伤诸证。《中华本草》记载，本品可治阳火躁扰、阴血亏竭、贼风乘虚中人经络，至成口歪身僻，四肢挛缩者（《方氏脉症正宗》），亦可治一切痰火风喉症（《种福堂公选良方》）、闭经瘀血作痛病治（《泉州本草》）、痔热肿痛病证（《妇人大全良方》）。

白颈蚯蚓

【原文】 白颈蚯蚓[1]，味咸，寒。主蛇瘕[2]，去三虫，伏尸[3]，鬼疰，蛊毒。杀长虫[4]。仍白化作水。

【注释】

[1] 白颈蚯蚓：地龙的俗称，又名曲蟮，为巨蚓科动物参环毛蚓的干燥全体。入肝、脾、肺经。具有清热、镇痉、平喘、通络、利尿、降压的功效。可治高热烦躁、惊风抽搐、喉痹、慢性气管炎、哮喘、风湿痹痛、半身不遂、水肿、黄疸、小便不利、高血压等。外敷治疗流行性腮腺炎、下肢溃疡、丹毒、湿疹、烧烫伤、骨折等。白颈，为老蚯蚓的标志。

[2] 蛇瘕：古病名，癥瘕病之一。《诸病源候论·癥瘕病诸候》："人有食蛇不消，因腹内生蛇瘕也。亦有蛇之精液误入饮食内，亦令病之，其状若常饥，而食则不下，喉噎塞，食至胸内即吐也。"

[3] 伏尸：突然昏倒，不省人事，状若死尸的病证。认为患者死后可染他人之疾患。

[4] 长虫：蛔虫。

【导读】有人认为本品具有清凉开窍、镇肝息风之功效。有用以治疗乙型脑炎高热、惊厥、神志昏迷、面赤气粗、唇干齿燥、抽搐频作者；有用以治疗热极生风所致的神明扰乱之证者；有用以治疗急黄热毒内陷，黄疸急起加深，高热烦渴，躁动狂乱，抽搐神昏者，犀角地黄汤加本品可直泄三焦燎原之火；还有用以治疗精神分裂症、狂躁之肝热瘀血痰火证，例如将干地龙随症加入礞石滚痰丸、无极丸、泻心汤诸方中可治疗本病。

蛴 螬

【原文】蛴螬[1]，味咸，微温。主恶血[2]，血瘀痹气[3]，破折[4]，血在胁下坚满痛，月闭[5]，目中淫肤[6]，青翳[7]，白膜[8]。一名蟦蛴。

【注释】

[1] 蛴螬（qí cáo）：又名老母虫、土蚕、核桃虫等，为金龟子科昆虫朝鲜黑金龟子或铜绿金龟子的幼虫。入肝经。具有活血、行瘀、解毒之功效。可治癥瘕积聚、折损瘀痛、闭经、破伤风、喉痹、历节风。研末外敷可治疗丹毒、痈疽。取水滴眼治目翳。

[2] 恶血：瘀血。

[3] 血瘀痹气：因血瘀而闭阻气机。痹，闭也。

[4] 破折：外伤破损及骨折。

[5] 月闭：病名。女子月经闭止，不能按期而至，即闭经。

[6] 目中淫肤：胬肉攀睛。

[7] 青翳：青盲伴有目翳。《诸病源候论·目病诸候》云："白黑睛无有损伤，瞳子分明，但不见物，名为青盲，更加以风热乘之，气不外泄，蕴积于睛间，而生翳似蝇翅者，覆瞳子上，故为青盲翳也。"

[8] 白膜：白眼生翳膜。

【导读】《中华本草》介绍，本品用于治疗破伤风，将蛴螬倒置（头向下），让其自然吐出黄水（如急用，可剪去蛴螬尾，黄水随即流出），取黄水搽在伤口上（可使伤口麻木，身上出汗）。重症者可将黄水滴入酒中，炖热内服，以使出汗。牙关紧闭者，可用蛴螬水涂擦牙龈，亦可将蛴螬捣烂如泥，外敷伤口，干后即换，或以蛴螬10个，焙干为末，分两次用黄酒送服（小儿酌减）。上述方法多合并使用。

石　蚕

【原文】石蚕[1]，味咸，寒。主五瘕[2]，破石淋[3]，堕胎，肉解结气[4]。利水道，除热。一名沙虱。

【注释】

[1] 石蚕：石蚕有两种，一为植物药，一为虫类药。依据内容，此处当指虫类药物中的"石蚕"。

[2] 五瘕：因热、石、气、劳、血等原因所致的癃闭不通之证。

[3] 石淋：五淋之一，尿中有砂石之淋证。

[4] 肉解结气：其肉质部分能疏解郁结之气。

【导读】《中药大辞典》认为，石蚕为石蚕科昆虫石蛾或其近缘昆虫的幼虫，又名沙虱、石蠹虫、石下新妇等。咸，寒，有毒。主治五瘕、石淋，可堕胎。其肉，能解郁气、利水道、除热邪。李时珍《本草纲目》中有"石蚕连皮壳用也。肉则去皮壳也""今川、广多有之。其草根之似蚕者，亦名石蚕，出福州"。

《全国中草药汇编》所载"石蚕"，又称"石上藕"，兰科斑叶兰属植物偏花斑叶兰全草。甘，淡，凉。有祛风湿、散血凉血、解毒止痛之功效。可治风湿关节炎、腰痛、肝炎、吐血、便血、尿血。外敷可治扭伤、乳痈、丹毒。

雀　瓮

【原文】雀瓮[1]，味甘，平。主小儿惊痫[2]，寒热，结气[3]，蛊毒[4]，鬼疰[5]。一名躁舍。

【注释】

[1] 雀瓮：别名雀儿饭瓮、蛄蟖房、蚝虫窠、天浆子等，为刺蛾科动物黄刺蛾的虫茧。主治寒热结气、蛊毒、鬼疰、小儿惊痫、小儿撮口风等。

[2] 惊痫：病证名。一指因惊所致的痫病。如《素问·奇病论篇》所载之胎癫疾；二指因惊而诱痫证发作。

[3] 结气：气机郁结所致之证。

[4] 蛊毒：病名。病情变化多端，危重，预后凶险的病。也指恙虫病、毒痢等所致的病证。

[5] 鬼疰：古病名，即痨瘵。因劳伤正而感染痨虫。症见咳嗽、胸痛、咯血、潮热、盗汗等，死后还可传染他人。

【导读】本品于临床可治小儿慢惊（《本草图经》）；也能治小儿急惊风搐搦（《太平圣惠方》）。

樗　鸡

【原文】樗鸡[1]，味苦，平。主心腹邪气，阴痿[2]，益精[3]，强志，生子[4]。好色[5]，补中，轻身。

【注释】

[1] 樗（chū）鸡：红娘子、红娘虫的别称，为蝉科动物红娘子的干燥全体。入肝经。具有活血破瘀、攻毒散结之功效。古人用以补肾阳，治阳痿、不孕不育症。今多用以治疗瘰疬、疥癣、血瘀经闭等。经研究发现，本品能抑制癌细胞生长。内服能损害肾脏功能，接触可致黏膜水肿。

[2] 阴痿：病证名，又称阳痿。男子性功能障碍之阴茎不能勃起，无法完成性交活动的病证。多由肾阳不足所致，亦可见之于肝郁及湿热侵犯于肝者。

[3] 益精：填补肾精。

[4] 生子：治疗不孕不育症，可使人恢复生育能力。

[5] 好色：壮阳，使人性功能亢进。也有释为具有使人面容姣好的功效。

【导读】《中华本草》中用本品治疗女子宫寒不孕症，认为"妇人无子，由子宫虚寒，下元虚，月水不调，或闭或漏，或崩中带下，或产后败血未尽，内结不散"。《卫生易简方》应用本品治疗瘰疬结核。

斑　猫

【原文】斑猫[1]，味辛，寒。主寒热，鬼疰，蛊毒，鼠瘘，恶疮[2]疽。蚀死肌[3]，破石癃[4]。一名龙尾。

【注释】

[1] 斑猫：又名斑蝥、花斑毛等，为芫青科昆虫南方大斑蝥的干燥全体。入大肠、小肠、肝、肾经。具有攻毒、散瘀、发泡的功效。泡酒外敷治疗银屑病、神经性皮炎。外涂治疗口眼歪斜，按穴位外涂治疗风湿关节痛。外用可治疗瘰疬、狂犬咬伤和肝癌。穴位敷贴局部易出现小水泡。

[2] 恶疮：疮疡初起即见红肿灼痛，溃破后久不敛口，脓水浸渍不断的疮疡。

[3] 蚀死肌：外用可腐蚀坏死的肌肉。

[4] 石癃：即石淋。尿中夹杂有砂石之淋证。

【导读】本品今处方名为"斑蝥"，临床用以治疗风湿痛、神经痛等。用斑蝥贴敷穴位治疗四肢关节、腰背部的风湿痛（包括职业性良性关节炎、肌纤维炎、风湿性关节炎、因神经血管疾病或外伤而引起的关节疼痛等）、神经痛（肋间神经痛、三叉神经痛、手术或外伤瘢痕区的反射性神经痛等）、传染性肝炎恢复期的肝区痛等，均有一定的疗效。

从斑蝥中提取的斑蝥素，对治疗普通型原发性肝癌前期有一定疗效，表现为治疗后癌块缩小、自觉症状改善、生存时间延长，但对黄疸、腹水型肝癌的疗效较差。此外，斑蝥原生药制成的药片可治疗肺癌、肝癌、乳腺癌、宫颈癌等。

蝼 蛄

【原文】蝼蛄[1]，味咸，寒。主产难，出肉中刺，溃痈肿，下哽噎[2]，解毒，除恶疮。一名蟪蛄，一名天蝼，一名螜。夜出者良。

【注释】

[1] 蝼蛄（lóu gū）：又名土狗、地狗、地牯牛、拉蛄等，为蝼蛄科昆虫蝼蛄的干燥全体。入胃、膀胱经。有利水退肿之功效。可治水肿、小便不利、鼓胀等。与甘草研末外敷，可治疗小儿脐疮。孕妇忌用。蝼蛄，仅"出肉中刺"有证，如《本草经集注》云："主下大小便，若出拔刺，多用其脑。"《外台秘要方》用此药"治鲠，蝼蛄脑一物吞，亦治刺不出，敷之即出"。

[2] 哽噎：又名噎膈。病名。食入阻膈，未曾入胃即吐出者。也指反胃。临床应辨明寒热虚实。

【导读】本品具有利水通淋、消肿解毒之功效。临床用以治疗小便不利、水肿、石淋、瘰疬、恶疮等疾。如《太平圣惠方》中用以治水病肿满喘促、不得眠卧者。

蜈 蚣

【原文】蜈蚣[1]，味辛，温。主鬼疰，蛊毒。啖诸蛇、虫、鱼毒[2]，杀鬼物老精[3]，温疟[4]。去三虫[5]。

【注释】

[1] 蜈蚣：别名百脚虫，大蜈蚣科动物少棘巨蜈蚣的干燥全体。具有祛风、定惊、攻毒的功效。可治中风、惊痫、痉挛抽搐、破伤风、面神经麻痹、风湿疼痛、百日咳等。外用可治疮疡肿毒、瘰疬、瘘管。

[2] 啖（dàn）诸蛇、虫、鱼毒：能消除蛇肉、虫类及鱼类食品之毒。啖，吃，引申为消除。

[3] 杀鬼物老精：言此物可祛除不明原因的病邪，或有避邪作用。古人因条件所限，常将引起人体奇异症状的病因谓之"神""鬼""精""怪""魅"等。

[4] 温疟：以发热为主的一类疟疾。

[5] 三虫：长（蛔）虫、赤（绦）虫、蛲虫三种肠道寄生虫。

【导读】有药理研究证明，本品注射液对移植性小鼠肉瘤、艾氏腹水癌、白血病、肝癌瘤体等癌细胞均有抑制作用，对网状内皮细胞功能有增强作用；小鼠口服其散剂3~9天后，对本品中戊四氮、纯炳碱引起的惊厥有对抗作用；蜈蚣水浸剂

（1:4）在试管内对堇色毛癣菌、许兰黄癣菌、奥杜盎小芽孢癣菌、腹股沟表皮癣菌、红色表皮癣菌、紧密着色芽生菌等皮肤真菌均有不同程度的抑制作用。临床可用其治疗中风抽搐及破伤风后抽搐者（《医学衷中参西录》逐风汤）。

马　陆

【原文】马陆[1]，味辛。温。主腹中大坚癥，破积聚[2]，息肉[3]，恶疮[4]，白秃[5]。一名百足。

【注释】

[1] 马陆：又名千脚虫、大草鞋虫，为圆马陆科动物约安巨马陆的全虫。具有破积、解毒之功效。可治癥瘕、痞结。外用可治痈肿、恶疮。内服宜慎。

[2] 积聚：病证名。腹内结块，或胀或痛的病证。积块明显，痛胀较甚，固定不移为积；积块隐现，攻窜作胀，痛无定处为聚。

[3] 息肉：肌肤或内脏处凸起的赘肉。

[4] 恶疮：指疮疡表面红肿灼痛，溃烂后浸淫不休，经久不愈者。

[5] 白秃：病名。头皮癣之一。由风邪袭入头皮腠理，聚结不散，或由接触传染而发病。

【导读】《中华本草》认为，本品具有破积、解毒、和胃的功效。临床用以治疗癥积、痞满、胃痛食少、痈肿、毒疮等。

地　胆

【原文】地胆[1]，味辛，寒。主鬼疰，寒热，鼠瘘[2]，恶疮，死肌[3]。破癥瘕，堕胎。一名蚖青。

【注释】

[1] 地胆：又名蚖青、杜龙，为芫青科昆虫地胆的干燥全体。具有攻毒逐瘀之功效。外治恶疮、息肉。内服丸剂治瘰疬、癥瘕。

[2] 鼠瘘：瘰疬溃破、流脓、久不敛口的窦道。

[3] 死肌：一指疮疡内坏死的肌肉。二指肌肤麻木，丧失知觉，如同失去活力的肌肉。

【导读】本品具有攻毒、逐瘀的功效。外用治恶疮、鼻息肉；内服治瘰疬。如《圣济总录》地胆丸治瘰疬成疮有脓。《黄帝素问宣明论方》用以治疗小肠气痛。

萤　火

【原文】萤火[1]，味辛，微温。主明目，小儿火疮[2]。伤热气[3]，蛊毒，鬼疰。通神精。一名夜光。

【注释】

[1] 萤火：别名夜光、夜照、救火等，今多称萤火虫。有明目的功效。可治青盲、小儿火疮伤、热气、蛊毒、鬼疰等。

[2] 火疮：病名。一指烧伤合并感染之疮疡。二指火热邪毒所致之疮疡。局部有如火烧火燎的灼痛，红肿明显。

[3] 伤热气：被热邪之气所伤。

【导读】临床很少应用本品，据《太平圣惠方》所载，本品可以治疗劳伤肝气、目暗之疾。取萤火虫二七枚，用鲤鱼胆二枚，纳萤火虫于胆中，阴干百日，捣为末，每用少许点之。

衣　　鱼

【原文】衣鱼[1]，味咸，温。主妇人疝瘕[2]，小便不利，小儿中风[3]，项强背起[4]，摩之。一名白鱼。

【注释】

[1] 衣鱼：又名白鱼、蟫（yín）鱼、蛃（bǐng）鱼等，为衣鱼科动物衣鱼的全体。指衣服或书籍所生的蛀虫。主治妇人疝瘕、小便不利、小儿中风项强等。亦可治淋证、瘢痕、风瘸、口祸、重舌、目翳、小便不通等。外涂可治疮疡。其蚀书画衣帛，由此而得名。《本草经集注》解释其治"小便不利"时指出，能治"小儿淋闭，以摩脐及小腹，即通也"。《太平御览》引《范汪方》："治小便不利，取白鱼二七捣之，令糜烂，分为数丸，顿服之即通也。"

[2] 疝瘕：疝病之一。少腹疼痛连及外阴的病。

[3] 中风：风邪伤犯太阳经而致的"太阳中风证"。症见发热、恶风、汗出、脉浮缓，方用桂枝汤，故称此证又为桂枝汤证。

[4] 起：引动。

【导读】《本草纲目·虫部》认为"衣鱼乃太阳经药，故所主中风项强、惊痫、天吊、目翳、口祸、淋闭，皆手、足太阳经病也"。并传载《金匮要略》滑石白鱼散"治小便不利"，及《太平圣惠方》"治小儿撮口发噤"。

鼠　　妇

【原文】鼠妇[1]，味酸，温。主气癃[2]，不得小便。妇人月闭，血瘕[3]，痈痓[4]，寒热。利水道。一名眉蟠，一名蚼螭。

【注释】

[1] 鼠妇：古今名称各异，今有的地方称之为潮虫子。其多生于水瓮下。其功用为利水通淋、活血祛瘀、止痓。《备急千金要方》中取鼠妇七枚，熬为屑，作一服酒调下，治疗产后小便

不利。《太平圣惠方》用本品"治小儿撮口及发噤，鼠妇赖虫，绞取汁，与儿少许服之"。

[2] 气癃：病证名，气淋证。因气虚或气滞而致的淋病。《诸病源候论·淋病诸候》："气淋

者……膀胱小便皆满，尿涩，常有余沥是也，亦曰气癃。"

[3] 血瘕：病名。八瘕之一。

[4] 痫痉：痫病发作时的抽搐痉挛。

【导读】《全国中草药汇编》认为，本品具有利咽止痛、破瘀利水之功效。用于治疗慢性气管炎、术后疼痛、牙痛、口腔炎、鹅口疮、咽喉肿痛、小便不利、闭经等病证。治疗前列腺增生可用复方鼠妇丸。本品也可用于治疗骨质增生及骨刺等，疗效显著。在配伍的药物中，鼠妇的比重一般占 10% ~ 30%。

水　蛭

【原文】水蛭[1]，味咸，平。主逐恶血[2]，瘀血月闭[3]。破血瘕，积聚，无子[4]，利水道。

【注释】

[1] 水蛭：又名马蜞、蜞、水麻贴、蚂蟥等，水蛭科动物日本蛭或宽体金钱蛭等的干燥全体。入肝、膀胱经。具有破血祛瘀，通经消癥之功效。

[2] 恶血：瘀血，又称死血。

[3] 瘀血月闭：瘀血所致的闭经。

[4] 无子：不育不孕症。

【导读】《本草纲目》对水蛭的药理疗效及使用方法做了较全面记载。其主要用来治疗跌打损伤、漏血不止，以及产后血晕等症。《中国药典》上记载水蛭的功能是破血通经、消积散癥、消肿解毒等。其有抗凝固、破瘀血的功效，主治血管栓塞性疾病、血管病、瘀血不通、无名肿毒、淋巴结核等症。近年来，试验用活水蛭与纯蜂蜜加工制成外用药水和注射液，可治疗角膜斑翳、老年白内障膨胀期，能使混浊体逐渐透明。水蛭素还能缓解动脉的痉挛，降低血压的黏着力，所以能显著减轻高血压的症状。也有人以水蛭配其他活血、解毒药，用于治疗肿瘤。

蝱　虫

【原文】木蝱[1]，味苦，平。主目赤痛，眦伤泪出，瘀血血闭[2]，寒热，酸㼐[3]，无子[4]。一名魂常。

【注释】

[1] 木蝱（méng）：又名蜚蝱、牛蝱、蟠蠓（hé měng）等，蝱类中最大者，《本草图经》云："木蝱，最大而绿色，几若蜩（tiáo）蝉。蜚蝱，状如蜜蜂黄色。"为蝱科昆虫中华蝱或其他同属近缘昆虫的雌虫干燥全体。入肝经。具有逐瘀血、消癥结之功效。可治疗瘀血闭经、

癥瘕寒热、跌打损伤。孕妇忌用。处方用名"虻虫"。

[2] 瘀血血闭：瘀血所致的闭经证。

[3] 酸㾓：疼痛。㾓，《集韵·支韵》注："㾓，栗也。"

[4] 无子：不能生育，即不孕不育症。

【导读】药理研究证明，本品具有抗凝血、抗炎、镇痛的作用。《中华本草》认为其有破血通经、逐瘀消癥之功效。临床主治血瘀经闭、产后恶露不尽、干血痨、少腹蓄血、癥瘕积块、跌打伤痛、痈肿、喉痹诸疾。《伤寒论》中的抵当汤，《妇人良方大全》中的地黄通经丸等中均有本品。

蜚虻

【原文】蜚虻[1]，味苦，微寒。主逐瘀血、破下血积、坚痞、癥瘕、寒热。通利血脉及九窍。

【注释】

[1] 蜚虻：虻虫之别名。参见木虻。

【导读】药用蜚虻与木虻都属"虻"类昆虫的干燥制品，其临床功效、主治、宜忌均相同。

蜚蠊

【原文】蜚蠊[1]，味咸，寒。主血瘀，癥坚，寒热。破积聚，喉咽闭，内塞无子[2]。

【注释】

[1] 蜚蠊（fěi lián）：又名石姜、卢蜰（féi）、负盘等，俗名蟑螂，为东方蠊昆虫。临床常用以治疗瘀血、癥坚、寒热病、积聚、咽喉痛。可通利血脉。李时珍认为"此物乃血药，故

宜于妇人"（《本草纲目·虫部》）。

[2] 内塞无子：将本品塞入阴道能令人无子，即有绝育作用。塞，原本及诸本均作"寒"，尚志钧据文意改为"塞"，为允。一是本品性寒，不可能再治寒性"无子"证。二是本品具有"主血瘀，癥坚""破积聚"之功效。故从之。

【导读】本品具有通利血脉、养阴生肌、提升免疫、散结消积的功效。内服可用于治疗瘀血阻滞，胃癌出血，胃、十二指肠溃疡，且可以对阴虚肺痨、肺结核、肝病、肿瘤等进行辅助治疗。外用治疗金疮、溃疡、瘘管、烧伤、烫伤、压疮。

䗪 虫

【原文】䗪虫[1]，味咸，寒，主心腹寒热洗洗[2]，血积癥瘕。破坚下血闭[3]，生子，尤良。一名地鳖。

【注释】

[1] 䗪（zhè）虫：又叫土鳖虫、土元，俗称颠蕌虫，为鳖蠊科昆虫地鳖雌虫的干燥全体。入肝经。有活血祛瘀、通经止痛之功效。可治癥瘕积聚、闭经、痛经、产后瘀血腹痛、跌打损伤等。其能清热、活血祛瘀，以后者为主，《本草衍义》认为，其可以治疗"乳脉不行，研一枚，水半合，滤清，服。勿使服药人知。"

[2] 洗洗（xiǎn xiǎn）：通"洒洒"，寒栗貌。

[3] 血闭：女子闭经。

【导读】本品味咸，入血而软坚，为强有力的破血逐瘀、消癥散结药。尤长于续折疗伤，对骨折瘀滞肿痛及瘀结不散的各种疾患，最为适宜。可用以治疗异位妊娠腹痛、腹部包块不消及慢性肝炎之肝肿大、肝硬化、肝区刺痛、肝癌、子宫肌瘤、卵巢肿瘤、乳腺增生、前列腺增生、结缔组织病、硬皮病、红斑狼疮等。由于本品具有堕胎作用，故孕妇忌用。

由本品组成的方剂，如大黄䗪虫丸、土瓜根散、鳖甲煎丸均为能体现本品功效和临床主治病证的名方。

贝 子

【原文】贝子[1]，味咸。主目翳[2]，鬼疰，蛊毒，腹痛，下血，五癃[3]，利水道[4]。烧用之良。

【注释】

[1] 贝子：贝子，历代记述不一，或为紫贝，或为白贝。《证类本草》认为二者并存。其治"目翳"应当"烧作细屑末，以吹眼中，疗翳良"。

[2] 目翳：病证名。指眼内所生遮蔽视线之目障，多因外感风邪，肾水不足或气血郁滞所致。

[3] 五癃：病名，指五淋。热、石、气、劳、血五种小便癃闭不通的病。

[4] 利水道：通利水液运行的道路，即利水作用。水道，当指三焦。

【导读】本品药食两用。《千金翼方》认为其能"去目翳"，《太平圣惠方》用其治"鬼疰、蛊毒"，记载为："治射冈在诸肉中有毒。及漏脯毒。上用贝子末，水服半盏效，食面中毒，亦同用之。"

参 考 文 献

［1］齐梁·陶弘景．本草经集注［M］．上海：群联出书社，1955 年影印．

［2］唐·苏敬．新修本草［M］．上海：群联出书社，1955 年影印．

［3］唐·孙思邈．备急千金要方校释［M］．李景荣，校．北京：人民卫生出版社．1998.

［4］唐·孙思邈．千金翼方校释［M］．李景荣．校．北京：人民卫生出版社，1998.

［5］宋·唐慎微．重修政和经史子集证类本草［M］．北京：人民卫生出版社，1957.

［6］刘衡如，刘山永，钱超尘，等．《本草纲目》研究［M］．北京：华夏出版社，2009.

［7］明·缪希雍．神农本草经疏［M］．郑金生，校注．北京：中国古籍出版社，2002.

［8］清·孙星衍．神农本草经［M］．孙冯翼，辑．北京：人民卫生出版社，1963.

［9］尚志钧．神农本草经校点［M］．合肥：皖南医学院科研处印，1981.

［10］全国中草药汇编编写组．全国中草药汇编［M］．北京：人民卫生出版社，1976.

［11］南京中医药大学．中药大辞典［M］．上海：上海科学技术出版社，2006.

［12］宋立人．中华本草［M］．上海：上海科学技术出版社，1999.

［13］李经纬．中医大辞典［M］．第二版．北京：人民卫生出版社，2005.

［14］孙理军，张登本．诸病源候论点评［M］．北京：中国医药科技出版社，2018.

［15］张登本．全注全译神农本草经［M］．北京：新世界出版社，2009.

［16］张登本，孙理军．王焘医学全书［M］．北京：中国中医药出版社，2006.

［17］张锡纯．医学衷中参西录［M］．石家庄：河北人民出版社，1974.

药名笔画索引